改訂2版

"中堅どころ"が知っておきたい

医療現場のお金の話

JN000681

イラストでわかる

病院経営・医療制度のしくみ

中西康裕 著
奈良県立医科大学 公衆衛生学講座 博士研究員
国立保健医療科学院 医療・福祉サービス研究部 研究員

今村知明 著
奈良県立医科大学 公衆衛生学講座 教授

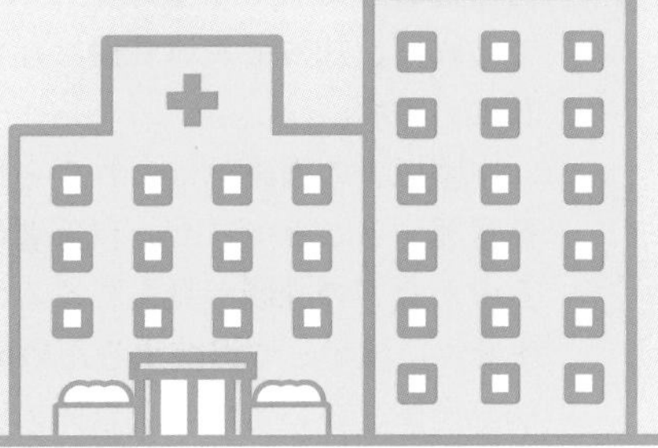

次世代リーダー・
マネジャーの
正しい知識が
病院経営を左右する!

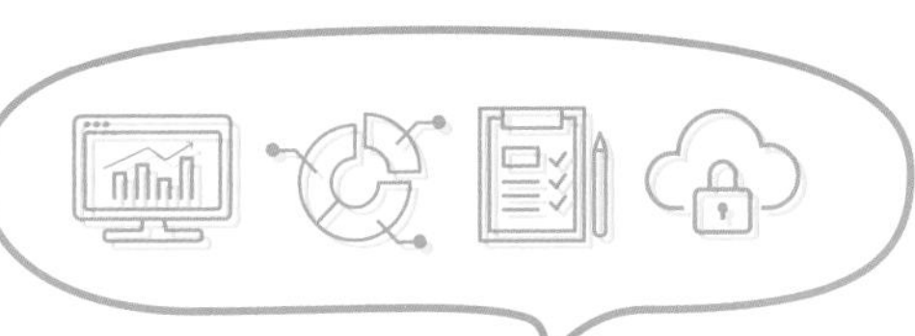

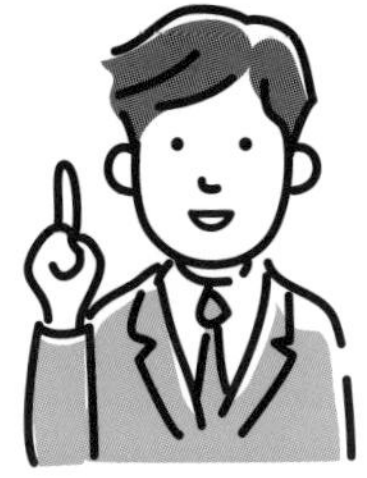

MC メディカ出版

推薦のことば

「もっと若い時に読んでいれば……そう思わずにはいられませんでした」。あるベストセラー本の帯に書かれてあった一文ですが、本書を拝読したときの率直な感想です。

医療とお金。病院とお金。病院の中でのお金の流れは一見、見えにくいものです。病む人にケアを提供する私たち看護師にとって、お金の話はタブーであるという感覚も捨てきれていません。

しかし現実には、医療サービスの提供と同時に、お金が動いています。たとえばサービスの対価として医療費が支払われます。患者さんは窓口で2割ないし3割の自己負担分の医療費を払っています。では残りはどのように支払われるのでしょうか。疑問に思った方は、本書をめくってみてください。2章で診療報酬について詳しく、実にわかりやすいイラストとともに解説されています。看護師にとって関係深い「入院基本料」や「看護配置」などのポイント解説もあります。「入院基本料①概要と展望、看護配置」の副題には「看護師がリストラになる？ 時流をよんで生き抜くべし」とあり、内心ハラハラしながらつい先に読んでしまいそうです。

というように、本書は興味をもった章から読み進めていただいていいと思います。全体像としては、「1章 医療経営のリアル」「2章 診療報酬のしくみ」「3章 病院収支のしくみ」「4章 将来人口・超高齢社会のゆくえ」の全4章から構成されます。対象とする「すでに経営に携わっている中堅以上の人、さらにはこれから医療経営を学びたいと考えている人」であれば、知っておいて損はない、いや知っておいてほしいと思うポイントがちりばめられています。

中堅以上の看護師はこれから病棟経営の一端を担っていきます。病院内でのお金の流れを意識することで、今、自部署のスタッフは何をしているのか、何にコストがかかっているのかなどの課題が見えてくるでしょう。患者さんの満足も無償で得られるものではありません。満足して退院するためにはコストがかかるということ。それは病棟にとどまらず、病院全体、ひいては社会全体の医療費、国民の負担にまでつながるのです。コストを考慮しつつ、いかに最善の医療・ケアを提供するか―この永遠の課題をクリアするために、本書は必携の書となるでしょう。私が若き看護管理者だったころ、こんな本があればと思わずにはいられません！ お金の流れを意識しながら、よりよいケアを考えるために、本書をぜひ手にとっていただきたいと思います。

東京医療保健大学 医療保健学部 看護学科 教授・副学長

坂本すが

はじめに

いま日本の医療は大きな転換期を迎えています。2025年を見据え、総人口は減少しているにもかかわらず、慢性的な疾患を抱える高齢者や要介護人口は近年10年足らずで1.5倍という凄まじい速さで増加します。人もお金もなく、この課題にどう対応するかが日本にとっても病院にとっても最大の問題となると考えています。

さらに2020年に入ると予想すらしなかったことが発生しました。新型コロナウイルス感染症（COVID-19）の発生です。新たなウイルスの脅威を前に人々の日常生活は大きく変化し、医療体制だけでなく産業や行政、あらゆる面が変わりつつあります。病院の経営もこれらの変化からのがれることはできません。病院がいかにこの変化をとらえて舵を切るかが病院の命運を決める時代になってきたと考えます。

本書では、「医療」を制度・経営・経済の観点から解説します。想定する読者は、医療現場で「中堅」のポジションにある人を中心に据えていますが、すでに経営に携わっている中堅以上の人、さらにはこれから医療経営を学びたいと考えている人にも読んでいただける内容となっています。

「中堅」にあたる人たちは、医療従事者として現場で年々経験を積み、徐々に部下のマネジメントや病院の経営的な視点が求められるようになるなかで、基本的な医療制度や経営の知識は欠かせないものとなります。

近年、多くの病院では苦しい経営状況が続いており、改善に向けたさまざまな方策が求められています。医療経営に関するセミナーや講演会は多数開催されており、世の中の関心の高さがうかがえます。特に2 年に1 度の診療報酬改定の際は、その傾向が最高潮に達します。改定時の資料は数千ページにも及び、改定内容も年々踏み込んだものになっているため基礎知識なしにはこれを読むことさえできません。病院を良くしてゆくためにも、この詳細を理解することは不可欠です。

本書では、医療の質を担保しながら、なおかつ経営を安定化させるため、診療報酬の基礎知識を習得し、どのようにすれば赤字を回避し、適切な「利益」を確保できるのか、具体的に解説していきます。医療経営は一般的な会計ルールや法的な縛りだけでなく、複雑な医療独自の制度と密接な関係にあり、深い制度理解なしには思わぬ落とし穴にはまってしまう可能性があります。また、特に公立病院においてみられる特徴として、赤字部門であるからといって切り捨てるわけにはいかず、地域医療体制の確保と経営を成り立たせるという狭間で苦しむことになります。

一般企業の目的が「利益の最大化」であるのに対して、医療経営は「営利を目的としない」という前提のもと、医療の質と安全を維持し、さらには向上させることのできる経営基盤の確立が求められます。別の言い方をすれば、医療経営とは「つぶさない」ための経営であるともいえます。本書はあくまでこうした視点に立ち、医療経営の問題を扱います。医療経営に関心のある方々にとって、本書がさらにその関心と理解を深める一助になれば幸いです。

2022年7月

奈良県立医科大学 公衆衛生学講座 教授

今村知明

改訂2版 “中堅どころ”が知っておきたい

医療現場のお金の話

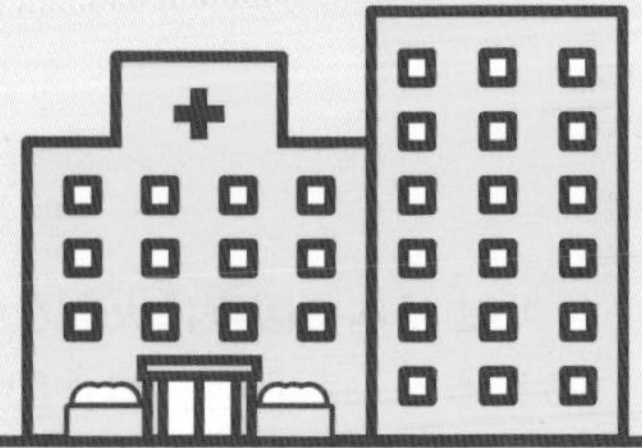

CONTENTS

本書の説明

診療報酬点数について

本書に記載の診療報酬点数は、過去の事例を扱った分析やシミュレーションを除き、基本的に**2022（令和4）年度改定後**の点数を掲載しています。

関心のあるところから読もう

ポイント形式なのでどこから読み始めてもOK！

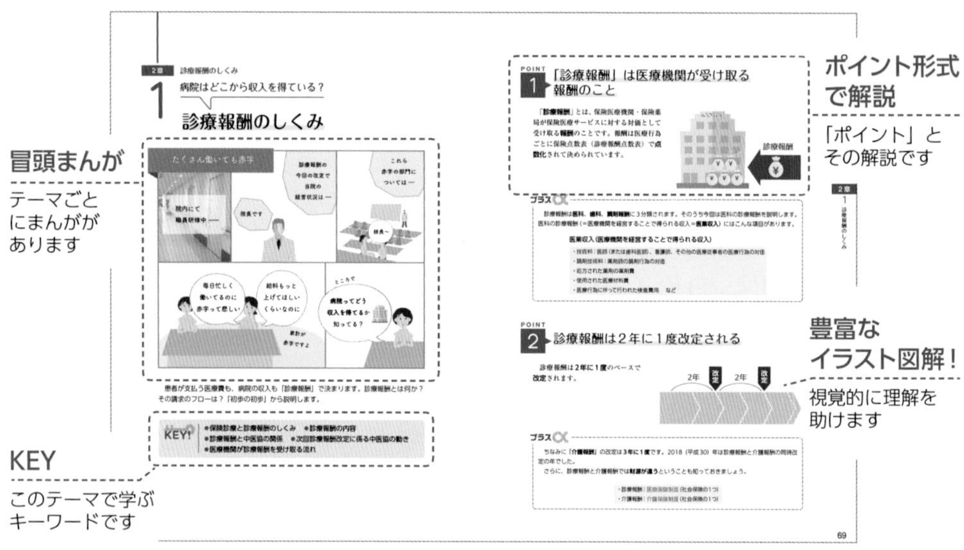

さまざまな職種にあてはめよう

まんがの登場人物は看護師を中心にしていますが、ほかの職種の方は自身の職種にあてはめて読んでください。

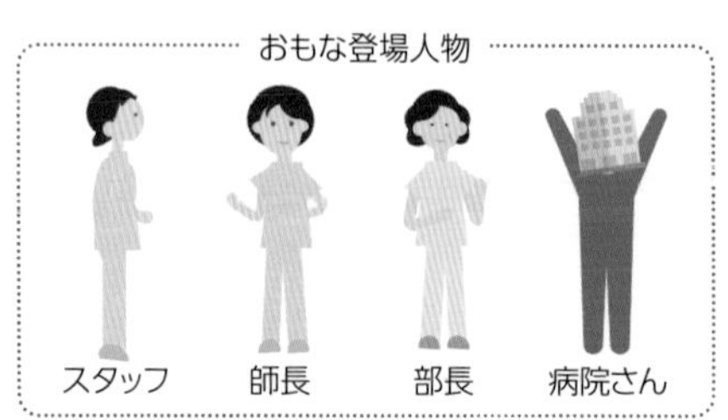

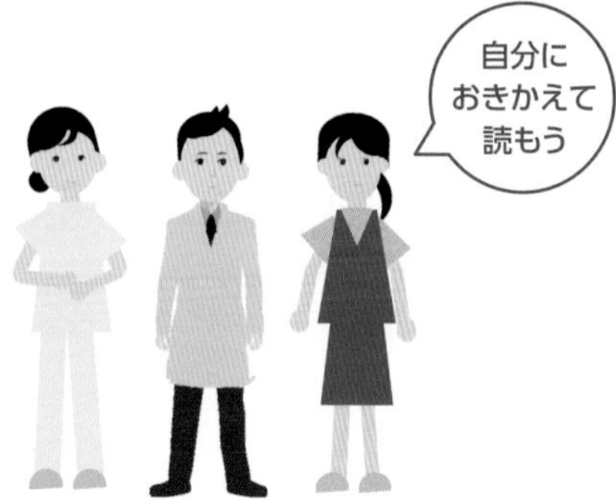

1章

医療経営のリアル

1章　医療経営のリアル

1 医療機関の経営悪化が止まらない！

医療機関の経営難

うちの病院はつぶれそう？
通っていた近所の病院が倒産しまして…
考えたことなかったけど…
病院って倒産するの？
病院がつぶれたら私たちどうなるの？
患者さんもだけど
おだいじに
うちも赤字だし他人ごとじゃないよね
え！
赤字とか何を調べればわかるんですか？
知っておかないと
赤字
院長がよく言ってるからさ
お金のことは僕もわからない

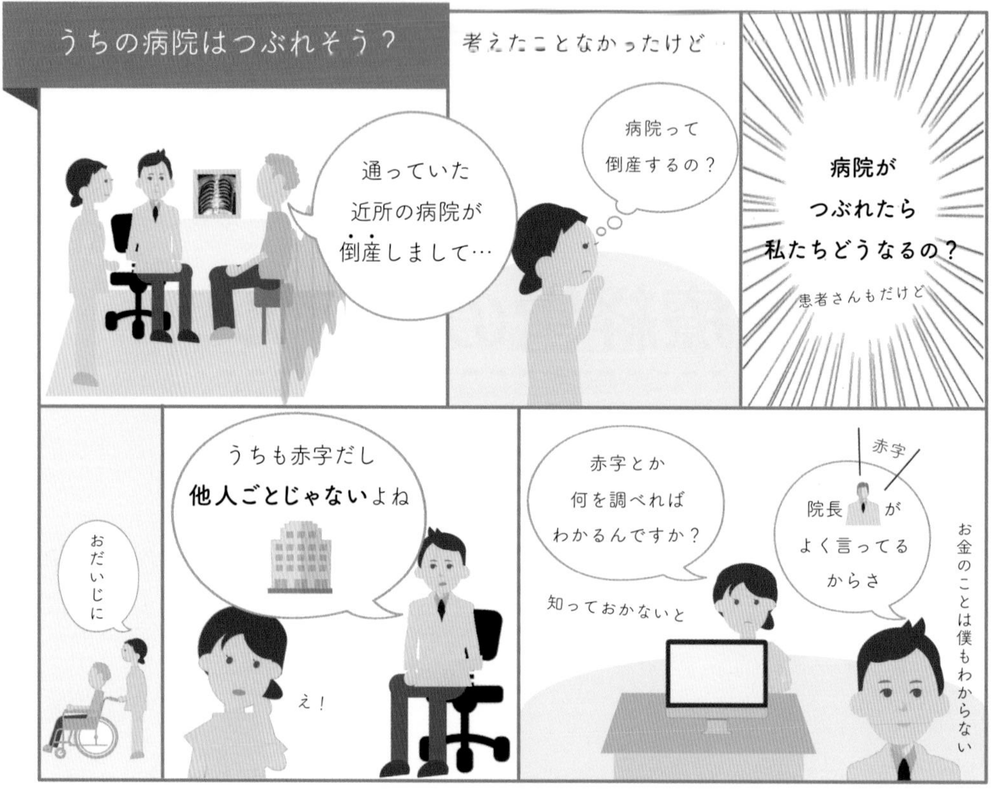

現在、多くの医療機関がいかに危機的な経営状況に追い込まれているかを解説します。病院の経営状態がきびしくなる要因はどこにあるのか考えてみましょう。

KEY!

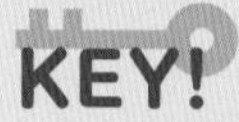

●病院経営悪化の要因は人件費増　●人件費増の理由は医療従事者の増加　●医療機関の経営状態は「損益差額」「損益差額率」でみる　●公立病院の経営状態の悪さが際立つ　●大病院倒産は地域医療崩壊につながる

POINT 1

大病院の閉院による、地域医療の崩壊が懸念される

大きな病院が事実上**倒産**する事例が発生しています。病院の倒産により最も懸念される事態は、**地域医療の崩壊**です。特定の地域に病院がなくなると、その地域の人々に対する**医療提供体制は急速に悪化します**。特に**急性期医療**が崩壊してしまわないかとの懸念があります。**救急**医療・**産科**医療・**小児科**医療などは、多くの場合、公立病院や大病院が中心的な役割を担うので、急性期病院の建て直しが急務と考えられます。

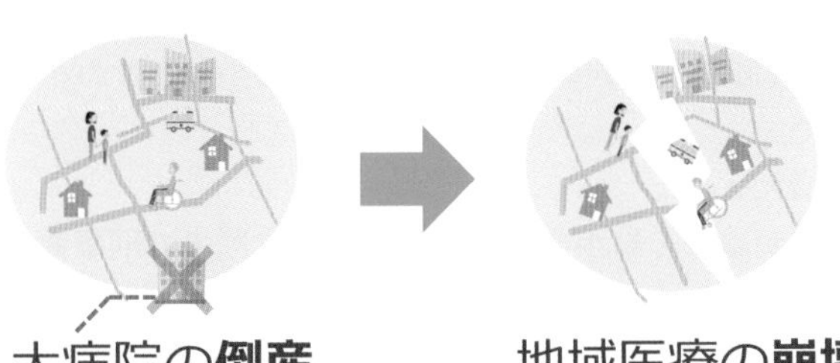

プラスα

閉院に追い込まれた事例をみてみよう

ここに示す事例では閉院の理由として、施設の老朽化、耐震面の危険性、医師確保の問題、経営状況の急速な悪化、市の財政支援の困難などがあげられています（図1）。

市民説明会　　△年△月△日

市立○○病院の閉院について

市民の皆様、市立○○病院の閉院について、本日説明会を開催させていただきます。

御参加いただきましたことに、御礼申し上げます。

開設以来 50 年を超える、歴史ある市立○○病院の幕を閉じることは、断腸の思いでございます。しかしながら施設の老朽化や厳しい財政状況、医療を取り巻く様々な問題のなかで、○○市の将来を含め総合的に判断し、やむなく△年△月△日をもって、閉院することを決断いたしました。このことについて、現在市議会でご審議をお願いしております。本日の市民説明会では、閉院に至った理由や○○市の財政状況など、できる限り説明させていただき、ご理解とご協力を賜りたいと考えております。よろしくお願い申し上げます。

○○市長　△△△△
市立○○病院　院長　△△△△

今後の対応は

1. 地域医療の確保に努めます

○○市医師会など関係機関と協議し、小児や周産期の救急医療体制や、市内での病床数の確保など、地域医療の確保に努めてまいります。また広域圏での医療体制の再編に他市とも連携して取り組んでいきます。（以下略）

図1 公立病院の閉院にあたり公開された文書

市立病院閉院後の対応として、市は地域医療の確保に努める旨が記載される。

［松原市 市民説明会資料[1]より］

POINT 2

大病院の経営状態がきびしくなった5つの理由

なぜ多くの公立・公的病院が経営難へと追い込まれるのか。理由を5つあげます。

①診療報酬の連続マイナス改定

採算性の悪い診療科は、大変な**激務**にもかかわらず、待遇改善がなされなかったため、多くの医師が最前線を立ち去りました。

②医師臨床研修の必修化

2004年に「新医師臨床研修制度」が導入されてから、**医師の需給バランス**は崩れたといえます。2年間新規の医師の供給が事実上絶たれたため、医師数の相対的に少ない診療科があおりを受けました。

③医療訴訟リスクの増大

リスクの高い診療科が診療を縮小するケースや、通常医療で**刑事責任**を問われる可能性の高い産科などが、診療をやめるケースが相次ぎました。

④看護師の不足

夜勤の看護配置基準が厳しくなったことや、7対1看護体制導入によって、**人件費の増加**が大きな経営上の負担となりました。

⑤公立・公的病院の独立採算制の流れ

自治体などの財政状況が厳しくなるなかで、公立・公的病院においても健全な経営が求められるようになり、本格的な経営の経験がないまま公立・公的病院は**独立採算**を目指すことになりました。その結果、多くが行きづまる事態が起きました。

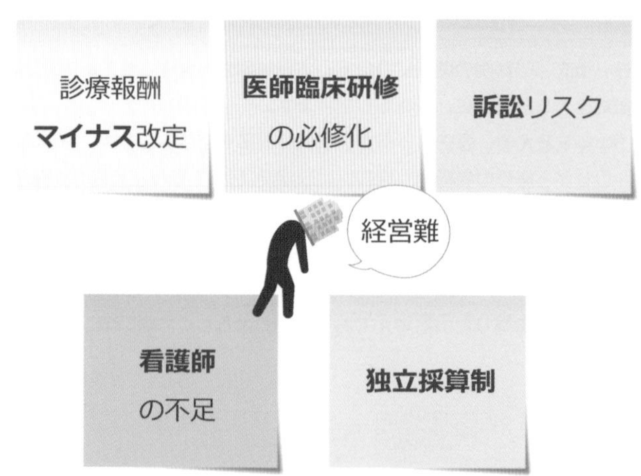

プラスα

これらの傾向は公立・公的病院ほど顕著で、**医師・看護師の確保ができない**診療科・病棟を閉鎖、**救急を取りやめる**病院が続出しました。また、設置母体の財政負担が難しくなった時点で、**公立・公的病院の売却や廃止**を決定するケースが増えてきています。

POINT 3 医療機関の経営状態は「損益差額」「損益差額率」をみればわかる

医療機関の経営状態を把握する際のキーワード「**損益差額**」「**損益差額率**」について説明します。

損益差額は次のように求めます。

損益差額＝医業収益－医業関連費用

損益差額率は損益差額の構成比であり、次のように求めます。

損益差額率＝損益差額 ÷ 医業収益

つまり「**損益差額率が下がる**」ことは「**経営状態が悪化している**」ことを示します。

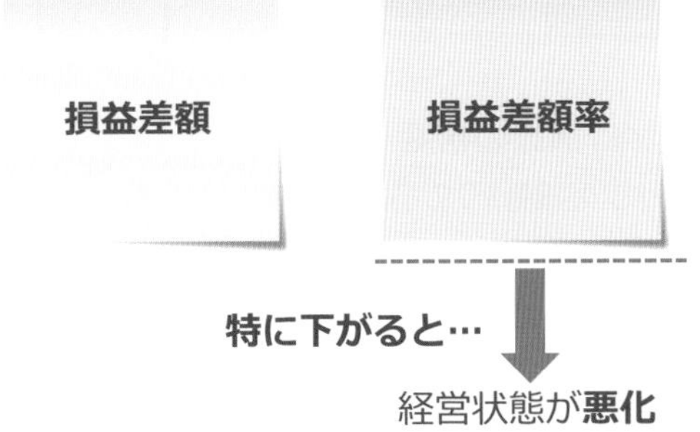

プラスα

「**収入（収益）**」と「**利益**」は混同してとらえられることがありますが、まったく別のものです。ここでは以下のように区別しています。誤解が生じないよう言葉の使い方に注意してください。

・**収入**：入ってくるお金のみを指す。「収益」と同じ意味
・**利益**：収入から費用を引いて残ったお金

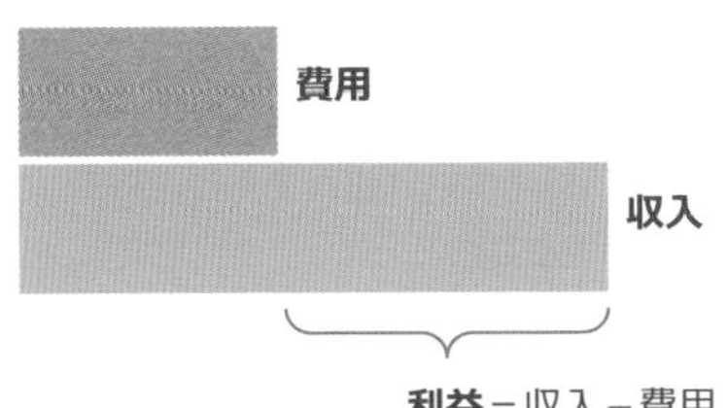

損益差額は介護収益や費用も対象にしますが、ここではわかりやすさを優先し、あえて触れていません。

POINT 4 病院の損益差額率は恒常的に良くなく、公立病院は際立って悪い

一般病院の損益差額率をみると、2020年度は、新型コロナウイルス感染症（COVID-19）の感染拡大により、医療機関の自助努力だけではほとんど改善が不可能となりましたが、新型コロナ関連の補助金により多くの病院で経営危機は回避されたと言えます（**図2**）。

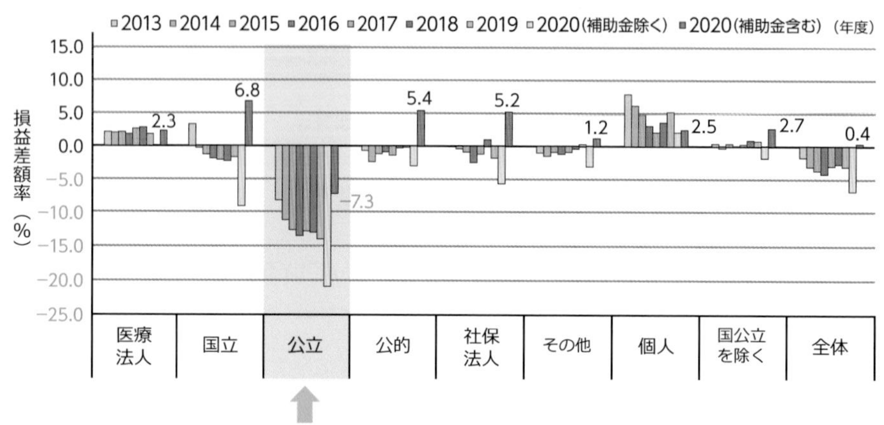

図2 一般病院（開設者別）の損益差額率の経年変化

［中央社会保険医療協議会総会（第502回）資料（総-4-1）[2]，p.4より］

プラスα

色々な切り口から見た医療機関の経営状態

損益差額率の経年変化を「病院機能別」「病床規模別」など色々な切り口で見たデータがあります。そこからいえることをあげてみます。

病院機能別でみると…（図3）

・療養病床を有しない病院やDPC対象病院は赤字が拡大傾向であったが、2020年度は補助金によりやや経営状況が改善した

・特定機能病院やこども病院は厳しい経営状態が続いており、2020年度は補助金によりやや改善したものの、赤字の状態が続いている

・療養病床60%以上の一般病院は、黒字を維持し続けている

病床規模別でみると…（図4）

・国公立を除く一般病院では、50〜199床の病院が2019年度まではぎりぎり黒字を保ってきたが、2020年度は経営が悪化し、特に50〜99床では補助金を含めても赤字となった

・200床以上の一般病院では、2020年度の補助金により近年で初めて黒字化した

コロナ入院患者等の受け入れ実績別でみると…（図5）

・コロナ入院患者を受け入れると経営が悪化してしまうが、補助金によってやや黒字化するまでに逆に経営状態は改善した

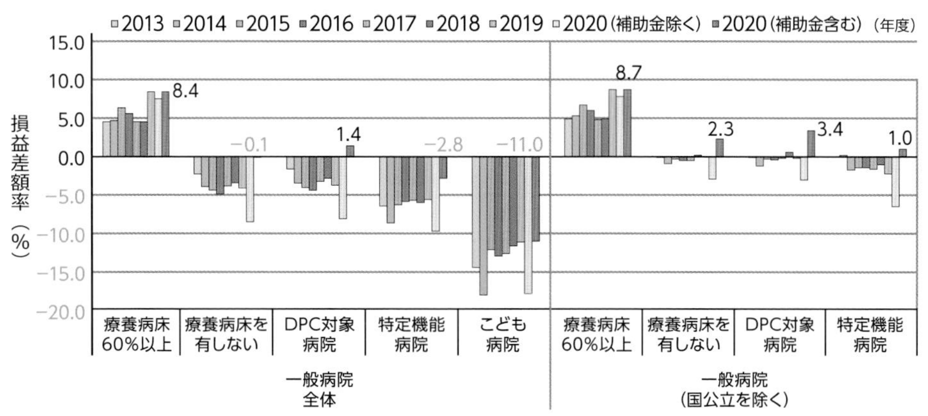

図3 病院機能別にみた損益差額率の経年変化

［中央社会保険医療協議会総会（第502回）資料（総-4-1）[2]，p.5より］

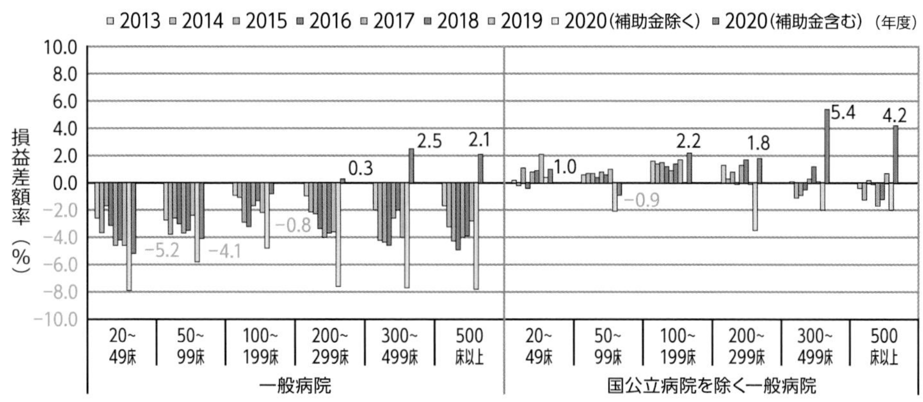

図4 病床規模別にみた損益差額率の経年変化

［中央社会保険医療協議会総会（第502回）資料（総-4-1）[2]，p.6より］

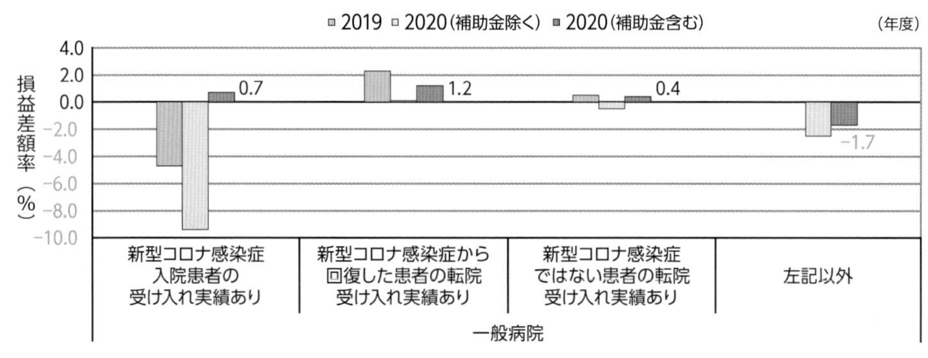

図5 コロナ入院患者等の受け入れ実績別 損益差額率の経年変化
（2019～20年度、一般病院）

［中央社会保険医療協議会総会（第502回）資料（総-4-1）[2]，p.7より］

POINT

5 病院経営悪化の大きな要因は人件費の上昇

病院経営が
悪化する
要因はー
ズバリ
人件費！
人件費って
そんなに
かかるの？

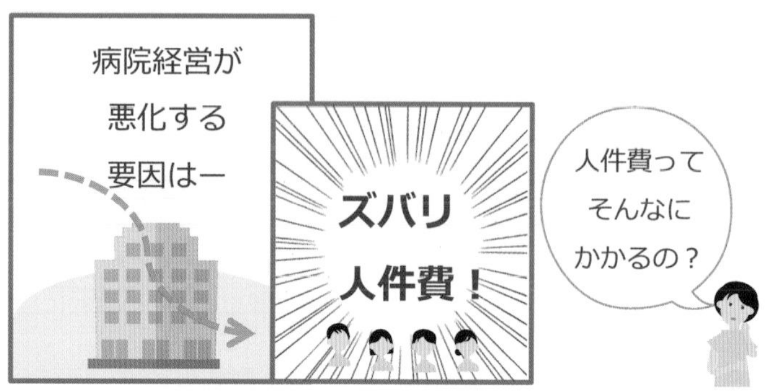

近年、医療機関の経営状態は非常に厳しい状態であるにもかかわらず、**医療の質確保、患者ニーズの多様化への対応などのため、さまざまな職種の医療従事者が増加しています。**そのことが人件費の増加・病院経営の逼迫（ひっぱく）につながっています。例えば2015～2016年の一般病院の1施設あたり職員数をみると、1年間で2.0%**増加**しています（**表1**）。

2020年度は、一般病院の給与費率がさらに上昇しました（収益に補助金を含まない場合）（**図6**）。給与費率とは、収益に対する給与費の割合を意味します。

表1 一般病院の1施設あたり職員数（人）

	2015	2016	伸び率（%）
医師	27.7	28.3	2.2
保健師	0.7	0.7	0.0
助産師	3.1	3.1	0.0
看護師	98.9	101.8	2.9
准看護師	13.6	13	−4.4
看護補助者	22.1	21.4	−3.2
理学療法士	9.5	10	5.3
作業療法士	4.7	5	6.4
診療放射線技師	5.8	5.9	1.7
臨床検査技師	7.2	7.3	1.4
介護福祉士	5.7	5.9	3.5
事務職員	27.6	28.4	2.9
その他	30.6	31.6	3.3
計	257.2	262.4	2.0

［中央社会保険医療協議会総会（第373回）資料（総-2-2）[3]，p.5より］

たしかに最近
いろんな職員が
増えているな

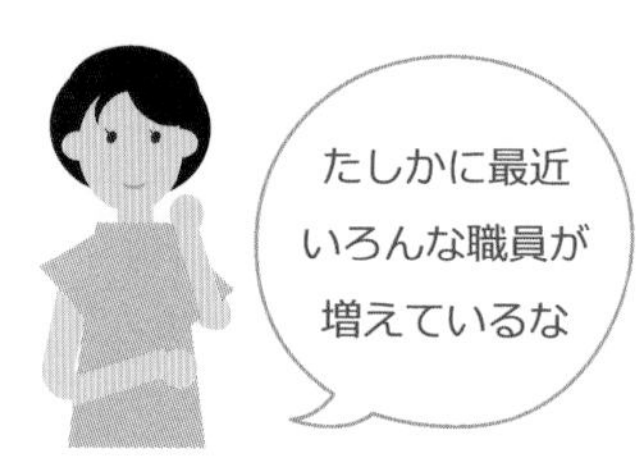

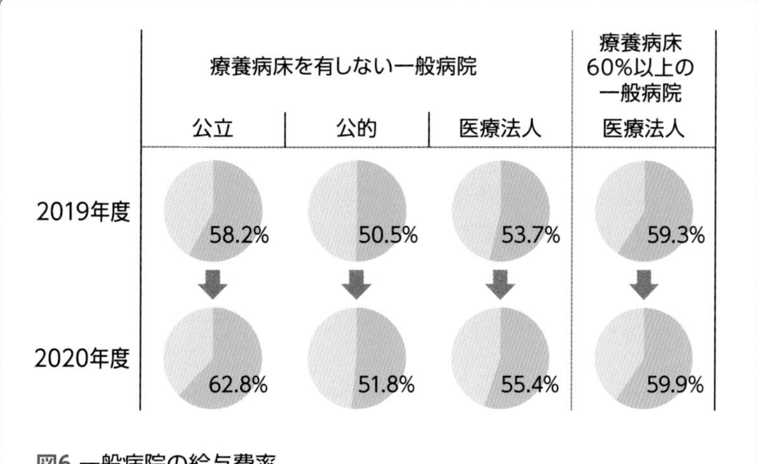

図6 一般病院の給与費率

［中央社会保険医療協議会．第23回医療経済実態調査（医療機関等調査）報告[4]，p.126，p.134-5をもとに作成］

プラスα

一般病院のおもな費用構成を知っておきましょう（図7）。

医療経済実態調査[5]から、一般病院の経営悪化（損益差額率の低下）について、①医療法人と公立ともに、特に**給与費率の上昇**が影響していること、②人件費が上昇しているといっても、個々の**職員の給料が増えているわけではないこと**、がわかっています。

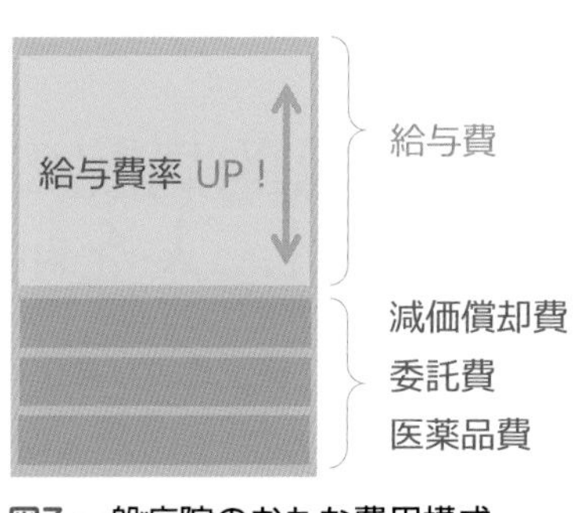

図7 一般病院のおもな費用構成

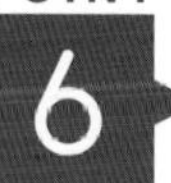

POINT 6 医療法人と公立病院の違い：人事管理

「経営状況がきびしい公立病院」は「黒字を保つ医療法人」と比べてどんな違いがあるのでしょうか。公立病院には、人事管理に関する経営上の難しさがあります。

①**公務員**の給与体系に基づいているため、若い看護師の単価は低いが、年齢が高くなるにつれ医療法人の看護師単価を上回る

②**労働組合**などとの関係で給与を下げられない

プラスα

医療法人は看護補助者を効率的に活用するなどして、人件費の抑制を図っていることが推察されます（表2）。

表2 100床あたり常勤職員数の医療法人・公立病院比較（2020年度）

	医療法人	公立病院
医師数	7.7人	16.4人（約2倍）
看護師数	52.4人	77.2人
看護補助者	14.4人（約3倍）	4.3人（少ない）
事務職員	17.0人	12.8人（約4分の3）

・公立の医師数は医療法人の2倍以上
・公立の事務職員数は医療法人の約4分の3
・看護補助者数が公立の4.3人に比べ、医療法人は14.4人と約3倍

［中央社会保険医療協議会総会（第502回）資料（総-4-1）[2]，p.31より］

POINT 7 医療法人と公立・公的病院の違い：赤字を理由に、部門・人を削れない

病院は**赤字を理由に人を削ってしまうと、経営をより悪化させてしまう**ことになります。人員削減となった診療部門の医師や看護師はさらに疲弊し、最後はその診療部門自体が成り立たなくなります。民間企業がリストラを行う際は、不採算部門を部門ごと削ることになりますが、公立・公的病院は**赤字になるからといって部門ごと削れるわけではありません**。そんなことをすれば地域医療が崩壊してしまいかねません。民間企業と病院の経営は、特にこの点において**根本的に違った考え方**をしなければなりません。こうした傾向は、当然ながら医療法人よりも公立・公的病院に強くあります。

離すわけには
いかないんだ！
不採算部門
公立・公的病院

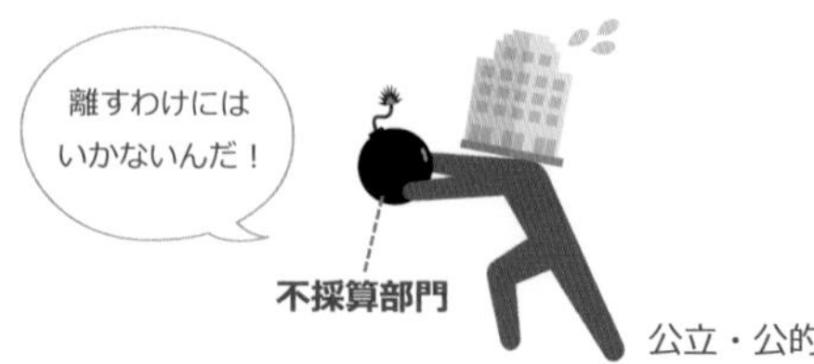

POINT 8 人件費を抑えつつ収入を伸ばす改善策を検討する

それではどうすればよいのでしょうか。方法としては、人を削るのではなく、逆に**若い人たちを増やして、ベテラン職員には給料に見合った働きをしてもらう**必要があります。医師や看護師の人員はできる限り余裕がもてるように配置したうえで、**人件費を抑えつつ、収入を伸ばし**経営改善を図るしかないのです。

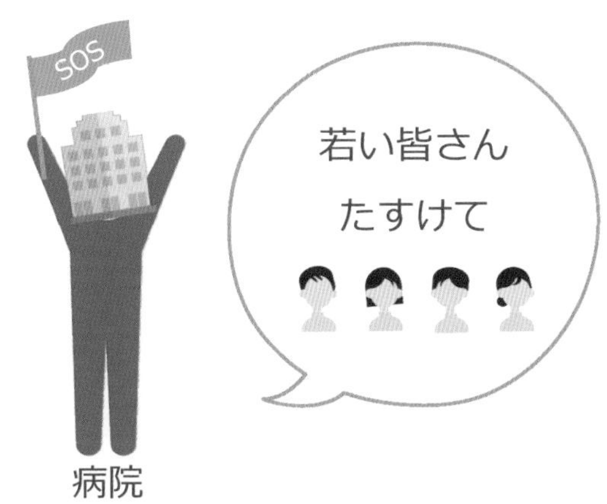

文 献

1) 松原市. 市民説明会資料. 2008年12月.
2) 健康保険組合連合会. 第23回医療経済実態調査結果報告に関する分析. 中央社会保険医療協議会総会(第502回)資料(総-4-1). 2021年12月3日, 4-7, 31.
3) 日本医師会.「第21回医療経済実態調査(医療機関等調査)報告－平成29年実施－」について. 中央社会保険医療協議会総会(第373回)資料(総-2-2). 2017年11月24日, 3-15.
4) 中央社会保険医療協議会. 第23回医療経済実態調査(医療機関等調査)報告－令和3年実施. 2021年11月, 126, 134-5.
5) 中央社会保険医療協議会. 第21回中医協医療経済実態調査(医療機関等調査)結果報告に対する見解. 中央社会保険医療協議会総会(第373回)資料(総-2-2). 2017年11月24日, 1-2.

ひとこと

「うちの病院は毎年赤字で苦しんでいる」などと聞くと、これから果たして大丈夫なのだろうかと職員は不安になります。経営陣に対して憤りを感じる職員も出てくるだろうし、院内に何となく暗い雰囲気が漂い出せば、組織の悪いところが色々目につくようにもなっていくことでしょう。しかし、世の中の病院経営事情を知ってみると、苦しんでいるのは自院だけではないことがすぐにわかります。特に、コロナ後の経営をどのように行っていけば良いかは、まだほとんどの人が見出せていないのが現状だと思います。嘆くだけでなく、その嘆きを糧に少しでも経営改善に参画できる人材が増えていくことを願っています。

2 やりかたを間違って「倒産への努力」をしていませんか？

経営改善の5つの方策

病院経営の基本とは
師長〜
病院経営のことが知りたいの？
ハイ
私も師長になって勉強中なんだ
部長が詳しいよ
へぇ
聞いてみよう
部長です
この病院がつぶれないか心配なのね
SOS
まずは…病院経営には5つの方策があるの
経営陣や職員がこれに正しく取り組んでいるか見てごらん
そうなんだ

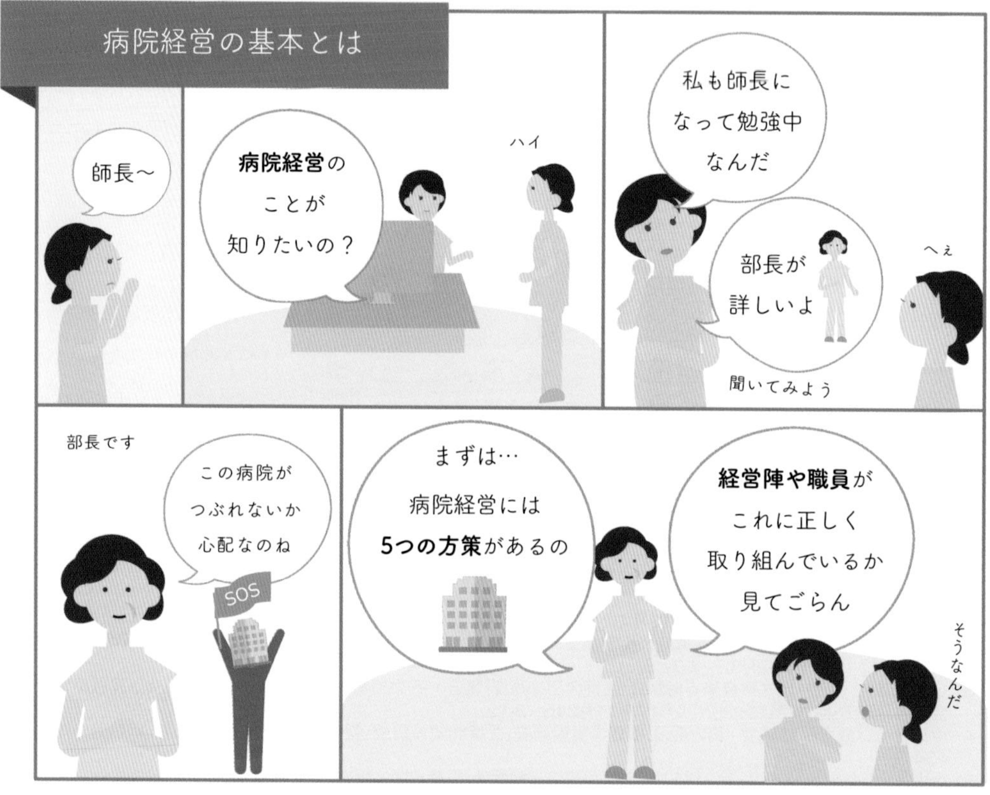

どの病院も経営状態について大小さまざまな問題を抱えています。改善策を考えるヒントとして、医療経営の基礎となる、「組織を強くする」「患者を増やす」「収入を増やして費用を抑える」方法について解説します。

KEY!

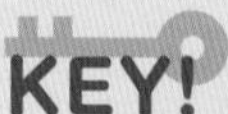

●組織を強くする　●患者を増やす　●収入を増やして費用を抑える
●経営改善の5つの方策（執行責任者の明確化／患者総数の増加／入院患者単価の増加／外来患者単価の増加／原価の低減）

POINT
1 経営改善には5つの方策がある

経営改善のヒントとなる**5つの方策**を紹介します。

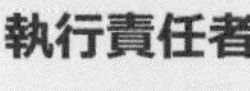

執行責任者の明確化

患者総数の増加

入院患者単価の増加

外来患者単価の増加

原価の低減

もちろん、この5つだけで経営改善が果たせるわけではないのですが、すべて**必ず着手しなければならない**ものです。特に大病院に効果的な方策が中心です。順に解説しましょう。

プラスα

経営状態の悪い病院とは？

病院ごとに事情はさまざまですが、たとえば次のような状態ではよい経営状態とはいえません。

- 組織としての体制が不安定
- 職員数が多く、しかも1人あたりの人件費の単価が高い
- 薬剤や材料費などの支出の割合が高い
- 負債が多い　など

POINT 2 執行責任者（病院長）が明確な組織をつくる（①執行責任者の明確化）

病院組織の執行責任者は**病院長が担う**べきものです。病院長が経営のリーダーシップを発揮するために必要なのは、①**経営に専念できる**体制があり、②人事権などを含む病院の**全権限と責任が、最終的に病院長に集約される**ことです。

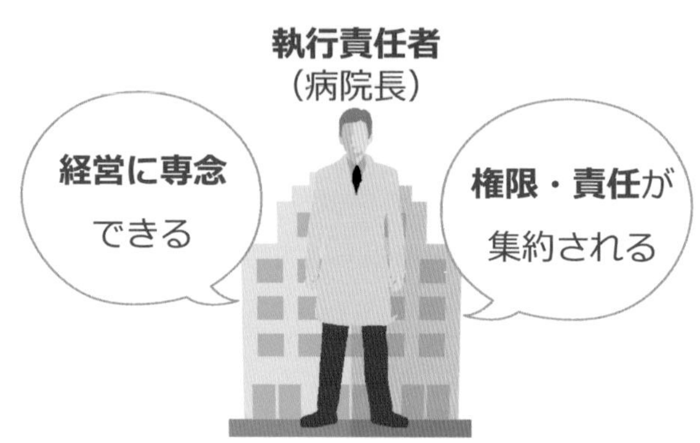

プラスα

病院機能には診療体制、病院管理体制、医事業務などがあり、多くの専門職員で分業しています。これらを一連の方向性をもって動かすために**企画・予算・人事**が重要です。

- 「今何をするか、将来どうするか」の方針決定（企画）
- そのうえで、今ある資金をどのように投資していくか(予算)
- そのために、人的資源をどのように配置するか（人事）

小規模な組織であれば、トップが企画・予算・人事の任務を集中的にこなします。大きな組織になると、企画・予算・人事を取り扱う**独立したセクション**（トップの支援組織）に分かれ、**各セクションの働きがいかに効果的に行われるか**が組織運営の鍵を握ります。とはいえ、大病院（特に大学病院）であるほど、病院長が執行責任を明確に担い、かつ病院の経営・運営においてリーダーシップを発揮するのは容易ではありません。

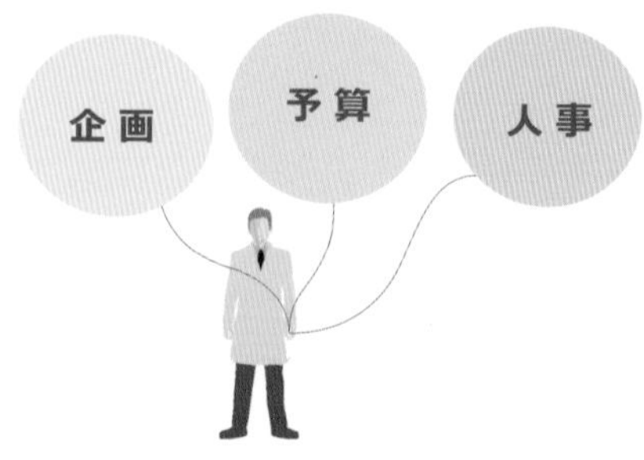

POINT 3 病院長直轄の「横断的な組織」をつくる（①執行責任者の明確化）

多くの利害が関わる意思決定を円滑に行うために、**病院長の指揮のもとに**外来・病棟・中央部門の運営を一手に管理する横断的な組織を整えます。

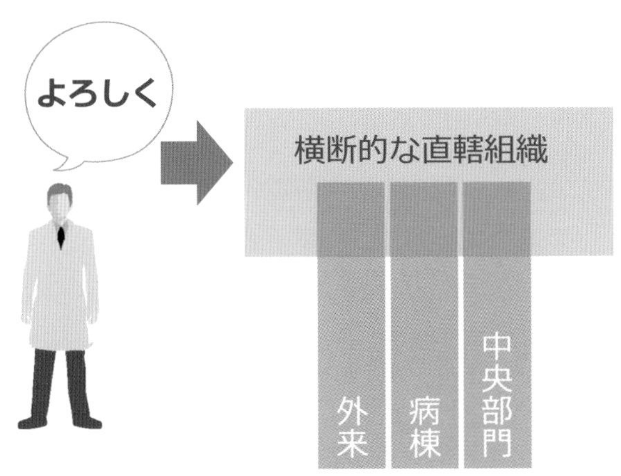

プラスα

病院におけるマトリックス組織の概念図を示します（**図1**）。病院執行部直属の組織として**診療運営組織**が設置されます。病院の財務を取り扱い、各科・部門からの要望をまとめ、予算を策定し、長期案を策定する**企画経営部**が独立して設置されます。**人事部**は必ず企画・経営とは切り離して設置されるべきです。そうしないと、単一の部門が権限を集中的に握ってしまいかねません。

近年は、医療事故を減らすための安全対策を徹底するために、病院長直轄で**医療の質・安全**を統括するセクションの必要性が高まっています。医療事故は一度起きれば病院経営の根幹を揺るがすことさえあります。これらの病院長直轄組織を実務的に機能させるために、**各科・部門から担当者を選任**します。担当者を通じて**情報を収集**するとともに、病院全体としての意思決定を各担当者に**伝達**し、**実施を義務づけ**ます。

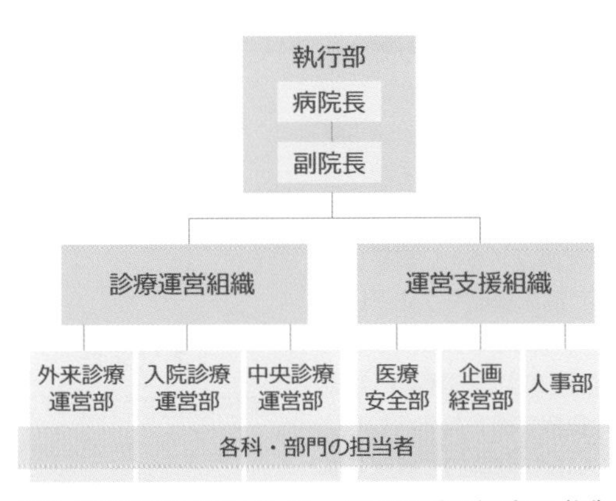

図1 病院におけるマトリックス組織の概念図（例）

［今村知明ほか．医療経営学 第2版．p.146[1)]を参考に作成］

POINT 4

入院患者を増やす（②患者総数の増加）

そもそも顧客（患者）がいなければ経営は成り立ちません。病院経営において、**患者数の増加**を図ることは必須の対策です。**入院患者数**を増加させるには、**病床の稼働率をいかに上げるか**が大きなポイントです。病床稼働率を上昇させるには次の方法があります。

- 各診療科での固有ベッドの削減と共通床の増加
- キープベッドの削減
- 外泊の削減
- 土日入退院と検査部の稼動
- 早期の退院決定と予定の伝達
- 同日入退院などの導入　など

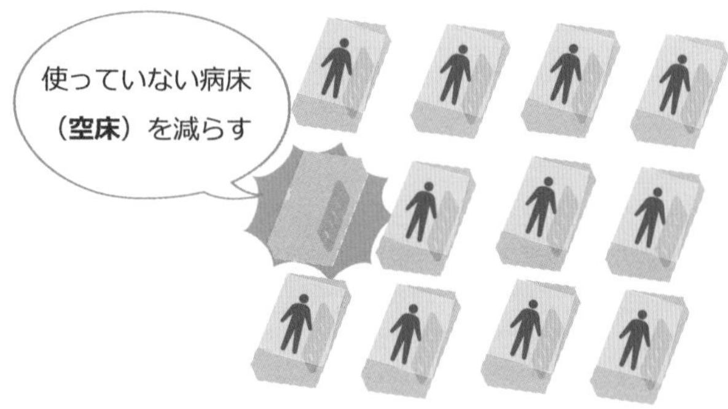

プラスα

「病床稼働率を上げる」とは、いかに**使っていない病床（空床）を減らすか**ということです。しかし、各診療科の医師や病棟師長にとっては、いつ緊急入院などがあるかわからないため、できる限り空いたベッドをキープしておきたいのが本音のはずです。他診療科と共同で病床を運営すると、調整など面倒なことも起こりえます。病床稼働率が低下しがちな**土曜・日曜**に平日並みの体制をとれるかも検討します。病棟や中央診療部門を土日も稼働させると、そのぶん**経費**や職員の**負担**が増すおそれもあります。**実現可能な範囲で、いかに効率的に病床を稼働できるか**は、経営上必須の検討事項です。

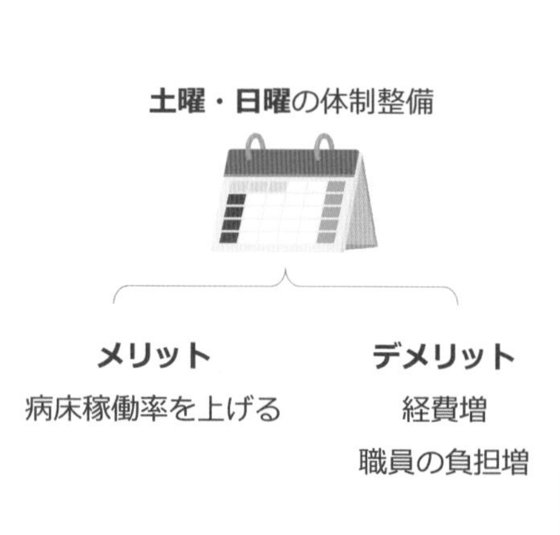

POINT 5 外来患者を増やす（②患者総数の増加）

外来患者数を増加させる対策として次のようなことが考えられます。

- 外来患者延べ数の増加
- 紹介患者率の増加
- 再来間隔の延長、他院からの紹介
- 時間外外来の積極的受け入れ　など

おーい
当院は
時間外外来も
やってますよ～
他院の皆さんは
患者さんを
紹介してね
病院

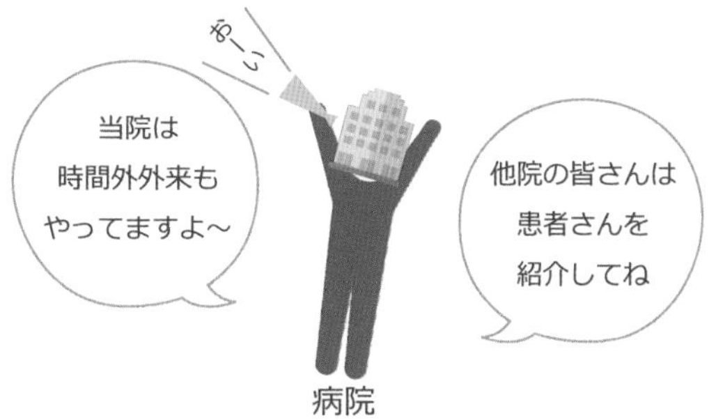

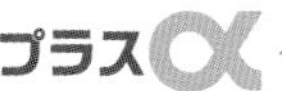

現在、国（厚生労働省）は病床の機能分化を進めるなかで、患者はまずかかりつけ医のいる診療所等を受診するよう政策誘導を行っていますが、外来患者の減少は**経営的には厳しい結果を及ぼす可能性があります**。外来患者が減ることで、入院患者の減少にもつながる可能性が考えられます。そうなると経営状態の悪い病院は、病床稼働率の低下、すなわち入院診療の収入の減少につながります。病診連携・病病連携を通して**紹介患者数を増加させる**など、**外来患者数が減少しないよう対策を続ける**ことが不可欠です。

POINT 6 入院患者単価を上げる（③入院患者単価の増加）

患者単価を上げることも病院経営では重要です。入院単価の増加対策の例にはこのようなものがあります。

- 施設基準獲得のための病院整備
- 手術件数の増加
- 集中治療室の増加
- 看護配置の増による加算
- 差額ベッド料金の値上げ　など

UP!
患者単価
アップ！
病院

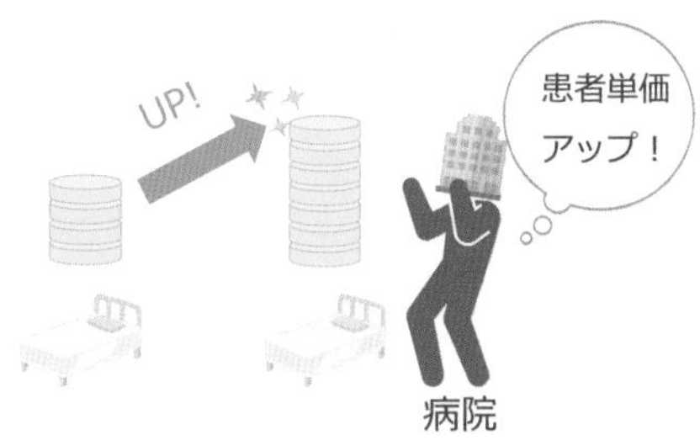

プラスα

診療報酬を獲得できていない、より多くの収益が望める**施設基準**があれば、人件費等を試算したうえで新たに申請を検討すべきです。**集中治療室の増加**も経営改善につながる可能性が大きいですが、集中治療室を増やすと**一般病棟の患者重症度が下がってしまう**ため注意も必要です。病院の評判が高まり患者数の増加が見込めるのであれば、**差額ベッド料金を上げる**ことも1つの方法です。

POINT 7 手術件数を増やす（③入院患者単価の増加）

手術件数の増加は経営の根幹に関わります。手術患者の治療には、手術室だけでなく、**ほぼすべての病院機能が関与しています**。外来診察、術前の検査、入院などで多くの人的・物的資源が投入されます。2008（平成20）年の診療報酬改定で、難易度の高い手術の診療報酬点数が大幅に引き上げられました（30～50%程度の増）。これにより経営的な観点からも手術に取り組むインセンティブが強化されました。

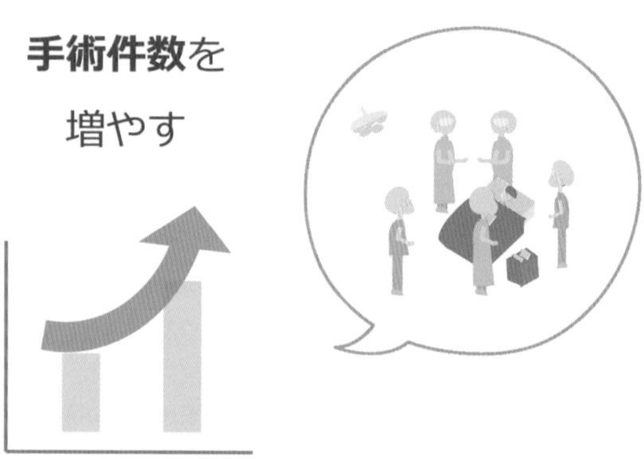

手術件数の「内的要因」と「外的要因」

手術件数を左右する要因にはどのようなものがあるか、「**内的要因**」「**外的要因**」に分けて紹介します。

内的要因

①手術室数の制約と麻酔科医の不足

たとえ手術の需要があり、執刀医が十分にいようとも、手術室数の制約があったり麻酔科医が確保できなければ、手術件数は抑制されます。

②病床数の制約

手術件数を増加させる場合、病棟への負担を考慮しなければなりません。現行の地域医療計画のもとでは、病床を増やすことは困難です。既存の病床数でより多くの手術患者を入院させるには、病床稼働率を上げ、平均在院日数を短縮しなければなりません。

③救急体制のレベル

救急体制のレベルを上げるほど緊急手術件数は増えますが、受け入れるための人員・体制を整備しなければなりません。そうでなければ、待機手術の先延ばしも起こりえます。救急患者を積極的に受け入れるかは病院運営の基本方針に関わる問題です。どう施策を進めるか、状況をよく見て判断することが必要です。

④医師の人材

高名な医師の退職によって手術件数が大幅に減少し、診療科全体のパフォーマンスが低下することはしばしばみられます。近年では、若手医師が外科系の診療科を避ける現象もみられ、これは長期的に外科医の供給に影響を及ぼす可能性が高いと思われます。

外的要因

手術件数を規定する外的要因には**外来患者数**、**手術待機患者数**、患者予備軍である**ハイリスク群の規模**があります。その背景には、医療圏の**人口構成**と**疾病構造**、**競合医療機関**の存在、**関連病院**の数と規模、**病診連携・病病連携**の浸透度合などが関係してきます。人口の高齢化はすでに必然的に有疾病患者・被医療人口の増加をもたらしています。

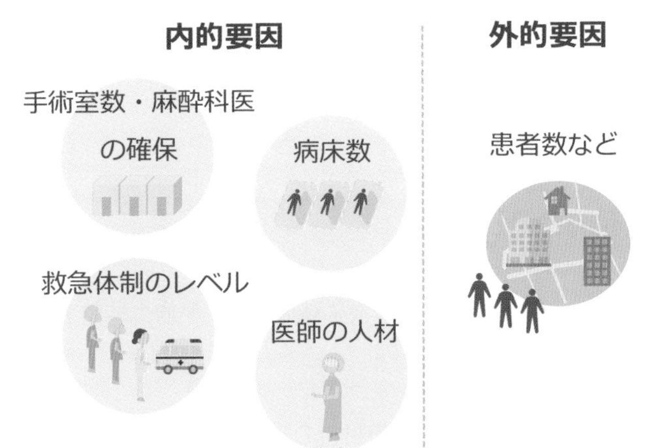

POINT 8 外来患者単価を上げる（④外来患者単価の増加）

外来患者単価の増加には、たとえば次のような方法があります。

- **紹介患者**の増加
- **外来化学療法**の体制整備
- **外来手術件数**の増加
- **外来検査**の徹底　など

プラスα

紹介患者をいかに増加させるかは、外来診療の経営改善方法の基本です。ニーズが高まり続けている**外来化学療法**の体制整備も、外来単価の増加に寄与します。外来手術であれば、入院手術と違って、手術室数による制約や病棟への負担の懸念は払拭されます。**外来検査**の徹底は、医療安全等の課題があるものの、DPC対象病院では経営上検討せざるをえない方策です。入院時の検査はDPC制度により包括算定されてしまい、外来で行っていれば診療報酬請求できたものが、入院時の実施では請求できなくなります。

POINT 9 院内処方により外来収入を確保する(④外来患者単価の増加)

もう1点、触れておきたいのは、**院内処方**による外来収入です。外来処方による薬剤料がそのまま病院の収入となり、**薬価差益**のぶんが利益となります。大病院の場合、特定の疾患に対応できる体制を整え、周辺医療圏で特権的にその疾患の治療を行うことができます。それが高額な薬剤を用いる疾患であれば外来単価は上昇します。

加えて、薬剤の**値引き交渉**を有利に進めることで、外来診療による利益はさらに確保できます。国としては院外処方を推進しているため、その方針とは異なりますが、患者ニーズに応えつつ病院経営の安定化にもつながる合理的な方策といえます。

POINT 10 原価を低減する(⑤原価の低減)

いかに**費用（原価）**を低減するかは重要な対策です。原価を低減するにはたとえば次のような方法があります。

- 薬剤や医療材料の値引き交渉
- 後発医薬品の導入
- 医療材料費上限管理制度の導入
- 委託費の削減
- 業務の外注化　など

プラスα

- 薬剤や医療材料の**値引き交渉**は、原価の低減を図る方法として代表的なものです。大病院においては、値引率が1%上昇するだけで、億単位の純利益が発生します。
- **後発医薬品**の導入も、大幅な薬剤経費の削減につながる可能性があります。
- 「**医療材料費上限管理制度**」というのは、診療報酬の算定ルールのなかで、診療報酬が算定できる範囲でのみ医療材料を使用するよう徹底することです。もちろん、医療の質とのバランスを考慮する必要がありますが、たとえばDPCの包括算定において、包括外となる医療材料の使い方はしないよう工夫する方法です。
- **委託費**の削減は、事務局において毎年見直しがなされているものですが、費用を削減しすぎることで「安かろう悪かろう」という事態を招くこともしばしばあります。一定の**質を担保しながら**いかに費用を抑えられるかは、なかなか難しい課題です。すでに多くの病院でさまざまな業務が**委託化**されています。たとえば、検体検査、清掃、滅菌・消毒、院内情報システム、患者給食サービスなどがその対象となっています。
- 業務の**外注化**は、委託費の削減とあわせて「**外注化するメリット**」をよく考慮したうえで、自前で行う場合との費用も比較し、着手する必要があります。

POINT
11 まずは利益の確保が大切

最後に、経営について真剣に考える際に陥りがちなのが、費用を抑えること（コストカット）に多大な労力を費やすあまり、収入を伸ばす意識が薄れてしまい、その結果、収入減少を招く、あるいは収入を伸ばすチャンスを逃すことです。重要なのは**利益の確保**です。できる限り**収入を伸ばし**、費用を少なくする「**利益ベース**」の思考が鉄則です。

収入を伸ばす？
費用を抑える？
だいじなのは
「利益」

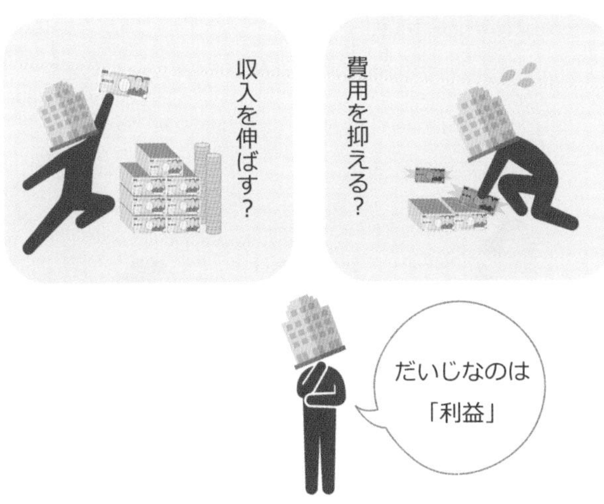

文献

1）今村知明ほか. 医療経営学 第2版：病院倒産時代を生き抜く知恵と戦略. 東京, 医学書院, 2011, 112-23, 144-6.

ひとこと

病院経営改善の５つの方策は、「経営状態をよりよくするための策」というよりは、「経営を失敗しないための策」と捉えてもらえればと思います。経営難に陥ってしまう要因として、経営上「してはならないことを知らずにしてしまった」あるいは「しなければならないことを知らずにしなかった」結果であることが多いのではないかと思われます。特に、コロナ後さらに厳しくなることが予想される経営環境下においては、まずはいかに失敗しないための方策を講じられるかが重要であると考えられます。

1章　医療経営のリアル

3 人手不足…なのに人件費増？ 病院人件費のしくみ

人件費ってそんなにかかるの？
休憩中──
家計簿？
つけてみたら
支出の半分が
食費でした
あ、部長
病院の**支出の半分**は
人件費よ
知ってた？
サッ
そんなに！
さぁ
休憩したら
しっかり働く～
給料分♪

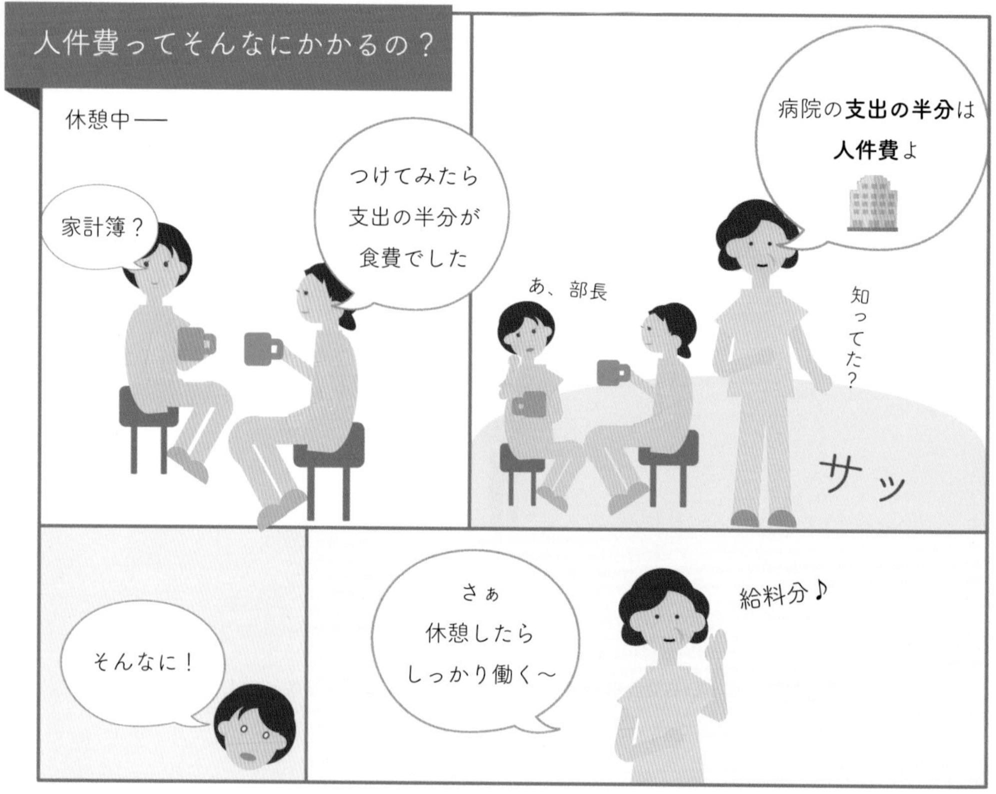

病院の支出の半分を占めるのが「人件費」で、看護師はほかの職種に比べて最も人件費がかかっています。病院経営に携わるにあたって、人件費の把握は必須です。まず基礎知識として、「人件費と支給額（賃金）の違い」「平均年齢が上がると人件費はどれだけ上がるか」など学びましょう。

KEY!

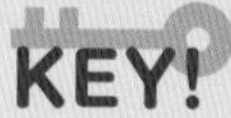

●病院人件費を正しく把握する　●支出の半分は人件費　●職種別では人件費の総額は看護師が最多　●平均年齢が増えると人件費が上がる

POINT

1 まずは病院の経営目的をおさえる

病院経営は、一般企業と経営上の**目的が異なる**ことをまずおさえましょう。一般企業の経営目的は「利益の最大化」が中心ですが、病院の経営目的は、①**営利を目的としない**という前提を堅持する、②十分な設備投資によって医療の質と安全を維持・向上させられるだけの**財政的基盤を確立する**、という両立の難しい目的を同時に実現することです。つまり**「つぶさない」ための経営**です。

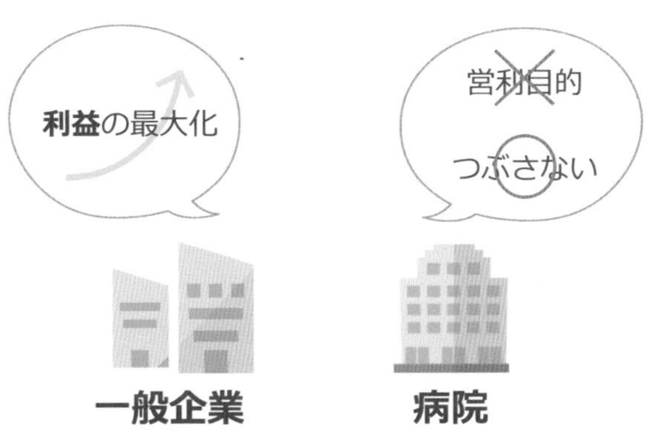

POINT

2 支出の半分は「人件費」である

病院における経営上の支出の半分近く、または半分以上が**人件費**です。病院における人件費の把握は、経営改善を進めるうえで大きな意味を持ちます。人件費は放っておけば**年々増える**もので、病院幹部にとって**人件費の抑制**は頭の痛い課題です。

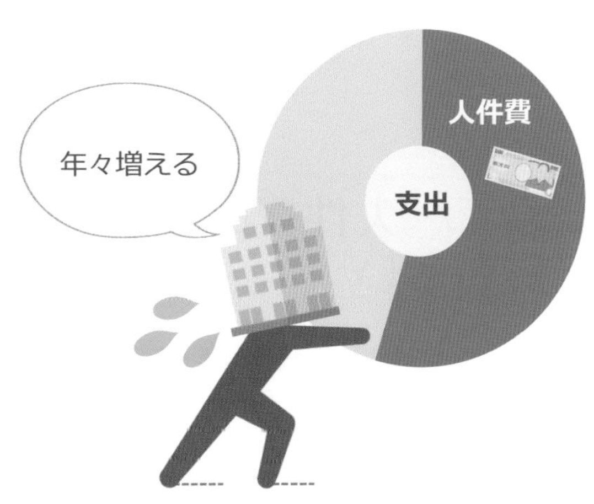

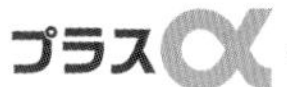

第23回医療経済実態調査[1]によると、病院の支出における人件費率の平均は次の通りです。

- 病院全体：58.3%
- 公立病院（都道府県立、市町村立、地方独立行政法人立）：63.8%
- DPC対象病院：56.1%
- 特定機能病院：43.2%

（2020年度データ）

特定機能病院で人件費の割合が少し小さい理由は、特定機能病院では一般の病院と比較して高度な医療が行われており、薬や材料費の割合が大きいためです。

POINT 3 「支給額（賃金）」と「人件費」は違う

支給額（賃金）と**人件費**の違いを理解しましょう。それぞれの計算方法です。

支給額＝基本給与＋賞与＋時間外勤務手当＋当直手当＋交通費手当等
人件費＝支給額＋退職給付引当金＋事業主負担の社会保険料等

人件費
支給額
＋
退職金
＋
社会保険料
いつも もらってる ぶん
これも 負担して るの

POINT 4 職種別にみて、人件費の総額は看護師が最も多い

病院で最も高額な給与を得ている職種は、周知の通り**医師**です。しかし、人数では圧倒的に看護師が多いため、人件費の**総額**としては**看護師**が最も大きくなります。事務職員はたいてい3番目に人数が多い職種ですが、色々な職種のなかで給与水準は最も低くなります。これは非正規職員が多いなどの理由によりますが、同一労働同一賃金のルール（「パー

トタイム・有期雇用労働法」および「改正労働者派遣法」）が2020年4月から適用されたことにより、今後状況は変化する可能性があります（大企業に先行して適用され、中小企業には翌2021年4月から適用）。

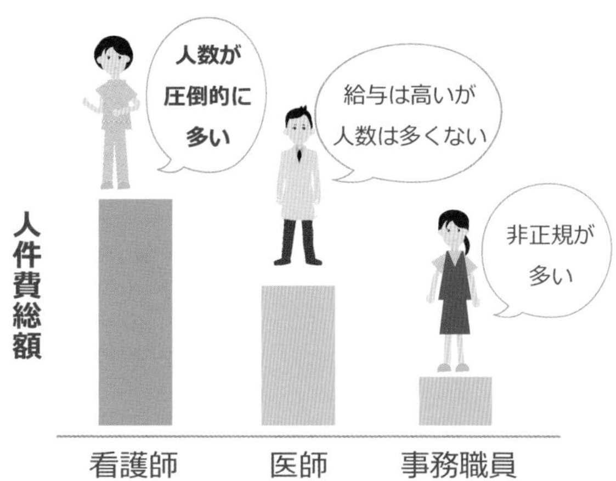

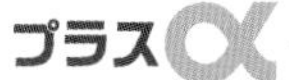

モデル大学病院でのシミュレーション

モデル大学病院の設定

- 公的大学病院
- 一般病床数800床
- 病院の総費用 約290億円、うち人件費 130億円程度
- 看護師890人程度（看護師860人、助産師30人）
- 医師470人程度（教員250人、医員220人）
- 事務職員180人程度（正規職員95人、契約職員85人）

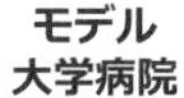

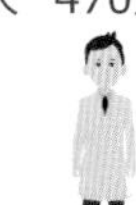

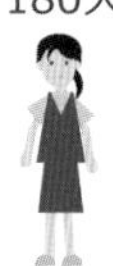

モデル大学病院における看護師・医師・事務職員の平均年齢、人件費総額、1人あたり平均人件費、平均支給額を算出するとこうなります（**地方公務員給与がベース**）（**表1**）。

表1 モデル大学病院の平均年齢、人件費総額、平均人件費、平均支給額（職種別）

	平均年齢（歳）	人件費総額（億円）	平均人件費（万円）	平均支給額（万円）
看護師	33.9	59.9	674	554
医師	39.5	36.7	779	683
事務	39.9	9.9	548	489

［中西康裕ほか．医療情報連合大会論文集 36[2]，p.571より］

POINT

5 平均年齢が上がると人件費が上がる

モデル大学病院において、全体の平均年齢が**1歳上がる**と、**1人あたり人件費の平均**は次のように上がります。

- 看護師では約14.6万円 上がる
- 医師では約21.7万円 上がる

看護師1人の年齢が1歳上がるごとに上昇する人件費の幅は、20〜30歳代が最も大きくなります。

プラスα

モデル大学病院（p.31）でのシミュレーション

看護師・医師の人数構成と平均人件費を、大学病院で年齢別にみるとこうなります（**図1、2**）。

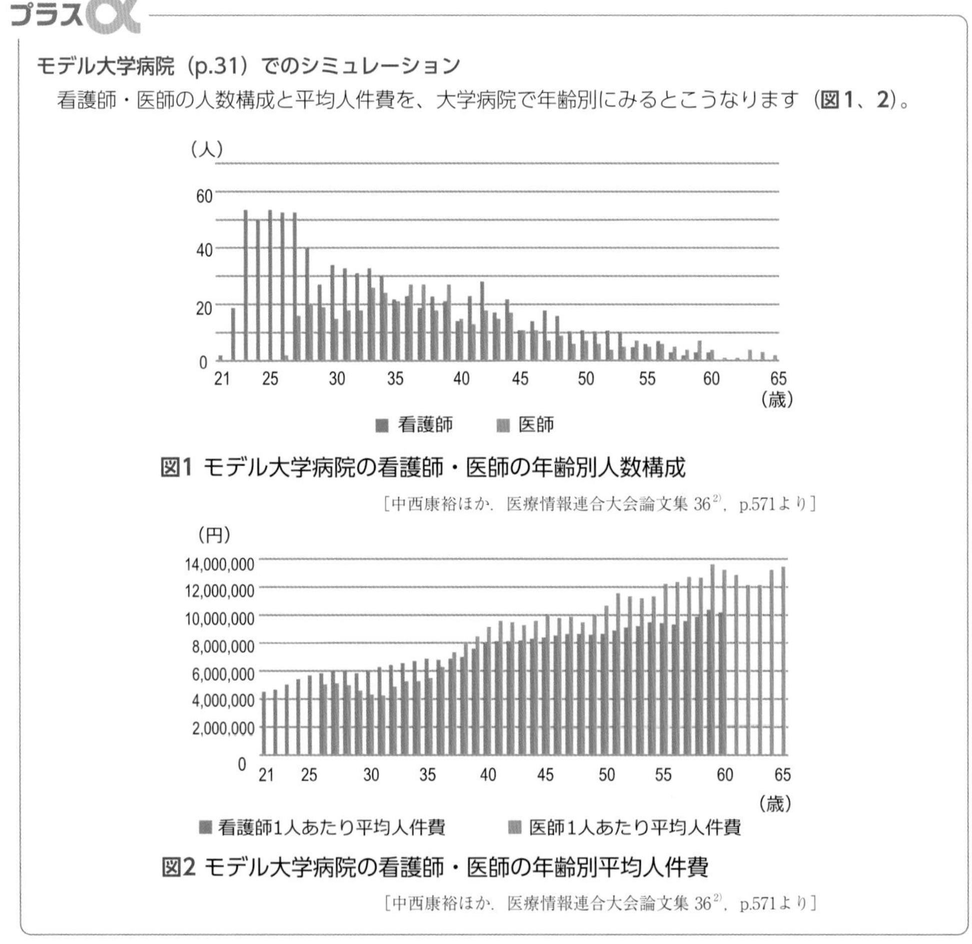

図1 モデル大学病院の看護師・医師の年齢別人数構成

［中西康裕ほか．医療情報連合大会論文集 36[2]，p.571より］

図2 モデル大学病院の看護師・医師の年齢別平均人件費

［中西康裕ほか．医療情報連合大会論文集 36[2]，p.571より］

図2で、医師の1人あたり平均人件費が看護師よりも低いのは、モデル病院が公的大学病院であることの特殊性です。大学病院には非正規職員の扱いとなる若い医師が多数います。

POINT 6 看護師の平均年齢は年々上昇している

平均年齢が上下すると、人件費も変化します。直近10年をみると、看護師の平均年齢は**3歳程度上昇**しています[3]。モデル大学病院においては年数が経過するだけで純損失となる**億単位の人件費が発生している**ことになります。看護師全体の年齢は確実に上昇しており、しかも、今後も平均年齢上昇の傾向は続いていくものと予想され、さらなる負担増が懸念されます。

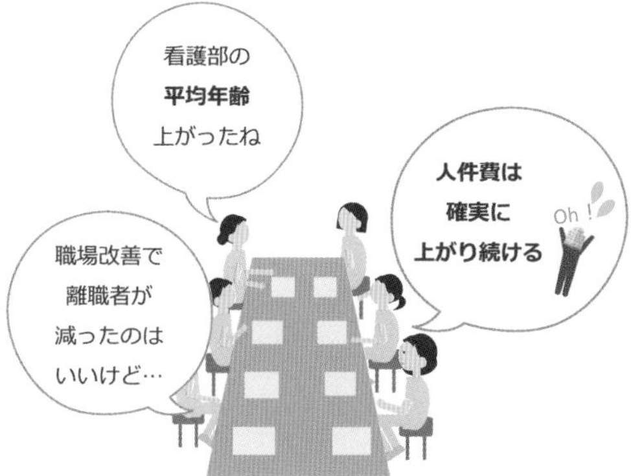

プラスα

モデル大学病院（p.31）でのシミュレーション

平均年齢がプラス・マイナス**1歳**変化するごとの人件費の増減額をみるとこうなります（病院の総費用が290億円規模の病院）[2]。

看護師の人件費総額は約1億～1.5億円
医師の人件費総額は約1億～1.4億円

看護師の平均年齢が**3歳**増減すると、**約3.6億～4.4億円**の損益が生じます。看護師の年齢別割合は次のように変化しています。(**図3**)。

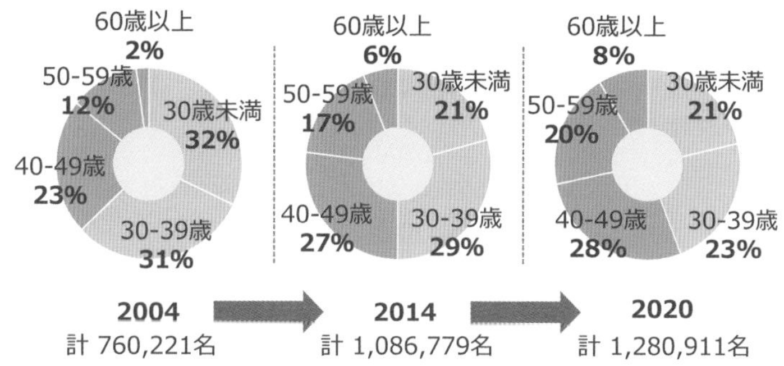

図3 看護師の年齢別割合

2004年から2014年までの10年間で30歳未満が10 %程度減少。代わりに、40歳以上の割合が上昇した。2014年から2020年には、特に30歳代の割合が減少し、50歳以上の割合が上昇した。

［厚生労働省．看護職員需給推計関係資料[4]，p6／令和２年衛生行政報告例（就業医療関係者）の概況[5]より］

POINT

7 看護師の人件費は他職種より高い

大学病院において、**人件費**は**看護師**のほうが高く、**支給額**は**医師**のほうが高くなっているケースがあります。大学病院には多くの若い医員が配置されており、看護師はほとんどが**常勤の正規職員**である一方、**医員は非正規職員**扱いのため、退職給付引当金や事業主負担のほとんどの社会保険料等が発生しません。その結果、医師のほうが明らかに高い支給額（賃金）を得ているにもかかわらず、人件費でみると、**医員にかかる人件費は低く**、医師全体の平均人件費を引き下げています。

プラスα

モデル大学病院（p.31）でのシミュレーション

看護師、医師、事務（正規職員のみ）の「1人あたり平均人件費」を年齢別に比較してみます（**図4**）。20歳代～30歳代半ばまで看護師の人件費が医師を上回るものの、36～37歳時点が分岐点となり、それ以降は医師の人件費が看護師を上回ります。

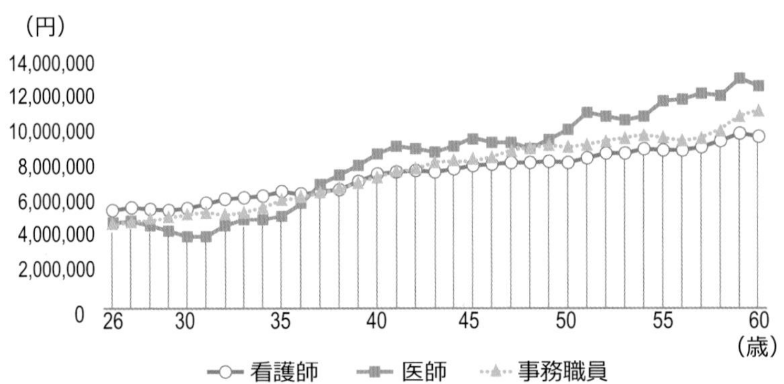

図4 1人あたりの平均人件費

［中西康裕ほか．医療情報連合大会論文集 36[2]，p.573より］

医師の年齢・人数構成を看護師に合わせて調整するとこうなります[2]。

・1人あたり平均**人件費**は、**看護師**のほうが医師より約3.5万円上回る

看護師	7,168,170円
医師	7,132,623円
看護師－医師	＋35,547円

・1人あたり平均**支給額**は、**医師**のほうが看護師より約49.5万円上回る

看護師	5,866,363円
医師	6,361,254円
看護師－医師	**－494,891円**

POINT

8 病院人件費を正しく把握しよう

ここまで説明したように、個人への**支給額**と、病院が負担する経営上の**人件費**には**乖離があります**。しかし、支給額と人件費にどの程度差があるのか、あまり認識されてきませんでした。これまで、病院における人件費の話になると、実際の人件費データをもとにした分析事例がほとんど存在しないため、国の賃金調査で把握できる平均賃金に1.2～1.3倍程度社会保険料等を見込むなどして、おおよその費用を算出するに留まっていました。人件費を考えるときには、支給額だけでなく、「退職給付引当金」や「事業主負担の社会保険料」等を必ず含めて考えなければなりません。「退職給付引当金」は、在職期間が長くなると跳ね上がることを知っておくのも重要です。病院経営に携わるにあたり、**人件費の把握**は必須です。ぜひ**自施設の状況を一度細かく確認してみて**ください。

プラスα

ここまでの解説で、理解していただけたでしょうか？
- 病院における「人件費」と、職員に支給される「賃金（支給額）」はどう違うか？
- 職種・年齢別にみて、人件費はどれくらいか？
- 職員の平均年齢が増減すると、人件費はどうなるか？

文献

1) 中央社会保険医療協議会．第23回医療経済実態調査（医療機関等調査）報告．2021，13-41．
2) 中西康裕ほか．看護師の人件費構造分析：年齢階級別モデルの構築と平均年齢の増減による損益シミュレーション．医療情報連合大会論文集．36，2016，570-3．
3) 厚生労働省．賃金構造基本統計調査．2016．
4) 厚生労働省．看護職員需給推計関係資料．医療従事者の需給に関する検討会 第3回 看護職員需給分科会資料（参考資料），2018年9月27日，6．
5) 厚生労働省．令和2年衛生行政報告例（就業医療関係者）の概況．統計表2：就業保健師・助産師・看護師・准看護師数，年齢階級，年次別．
6) 今村知明ほか．医療経営学 第2版：病院倒産時代を生き抜く知恵と戦略．東京，医学書院，2011，2．

ひとこと

看護師の人件費増大によって病院経営が逼迫（ひっぱく）していることを解説してきましたが、これからどうしていけばよいのでしょうか。もちろん、給与や人員を削減すればよいなどという話ではありません。そんなことをすれば、看護師不足に陥り苦しむことになるだけです。重要なことは、人件費の高い層にいかに人件費に見合った働きをしてもらえるかです。経営戦略的な人事の視点が重要になります。

4 平均在院日数を皆の努力で短くしたのに…逆に不利？

在院日数短縮の影響

在院日数を減らすと…
ため息ついて
どうしたの？
あ、部長
サッ
赤字だし
在院日数をどうすれば
もっと減らせるかな
と思って…
経営のこと
考えてくれて
いるのね
ありがとう
でも…
むやみに短縮すると
かえって経営に
マイナスになる
こともあるの
なんで？

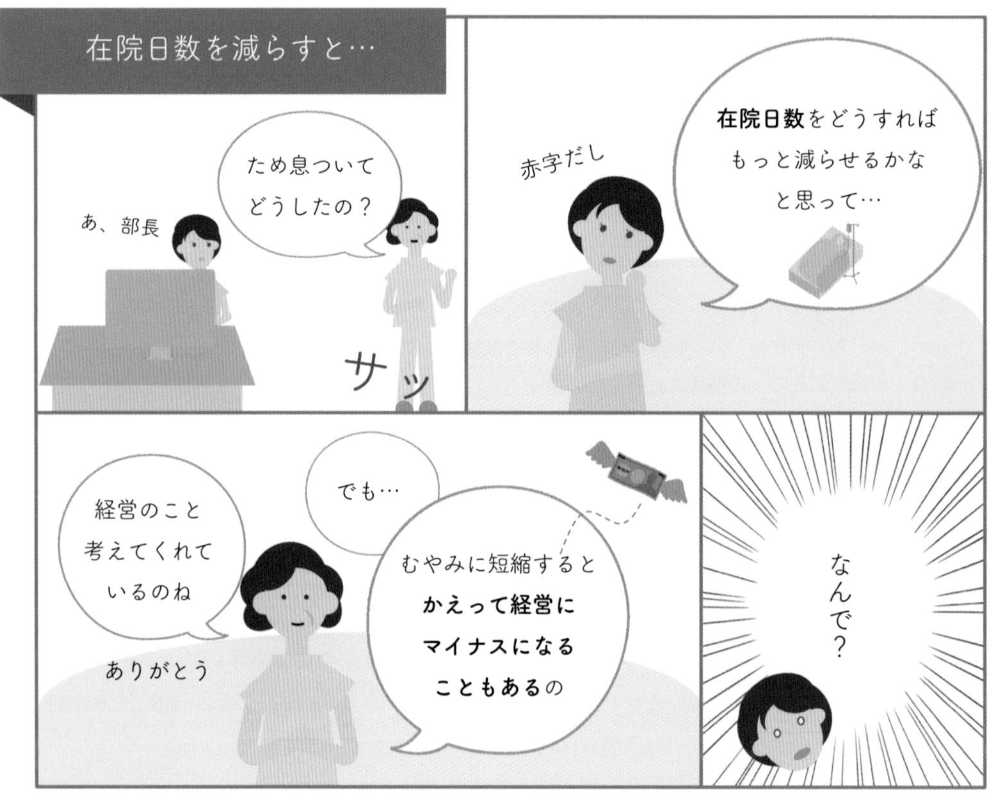

在院日数短縮は、はたして経営的に有利なのか不利なのか？ 必ずしも有利といえない現実があります。DPC対象病院における在院日数と病院経営の関係について解説します。

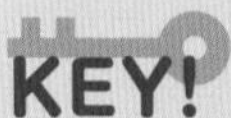

- 在院日数短縮の影響
- 在院日数と病院経営の関係
- 在院日数短縮による収支
- 在院日数短縮による国民医療費の削減
- 在院日数短縮は必ずしも経営的に有利とはいえない

POINT 1 在院日数短縮は必ずしも経営的に有利とはいえない

DPC制度のルール上、平均在院日数を越えないようにすることは当然の取り組みです。しかし、**在院日数短縮**を積極的に行うことで、不本意にも**経営にマイナスの影響を与えてしまう状況がある**ことを知っておきましょう。

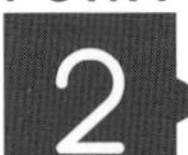

プラスα

在院日数短縮とは「経営のことを考えて在院日数を短縮し、**病床の回転率を上げる**」つまり「できる限り診療報酬の高い時点で退院させ、できる限り**多くの患者を入院させて**経営改善を図る」という考え方です。これが正しいかどうか、医療経営学の観点から見ると、**半分Yesで、半分がNo**です。患者があふれ待機患者が後を絶たない病院ではあてはまりますが、そうでない病院では**経営的にマイナスの結果を招いている**のが実際のところです。

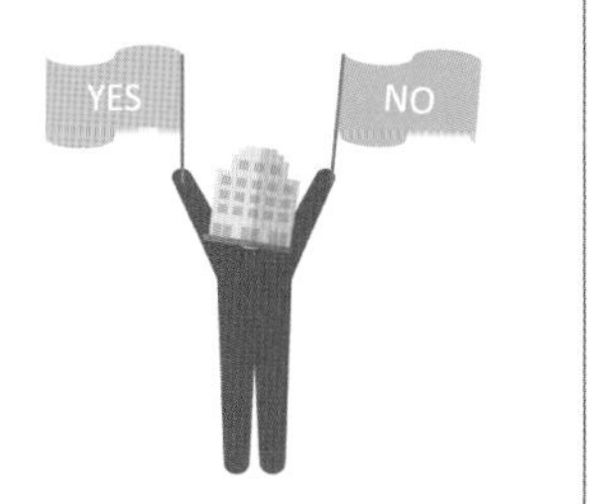

POINT 2 在院日数を減らしても材料費は減らない

大きな理由は**材料費**です。材料（医薬品、医療材料）は**入院初期に集中的に投入**され、退院が近づくにつれ減少します。少しデータは古くなりますが、T大学病院の実例（2004年実績）を見てみましょう（現在と比べ在院日数は長めです）（**図1**）。在院日数短縮を図る場合、退院日に近い期間が短縮の対象となります。材料を使っていない（特段の診療を実施していない）期間です。したがって、在院日数を短縮しても、1患者（1件）あたりの**材料費はほとんど減りません**。

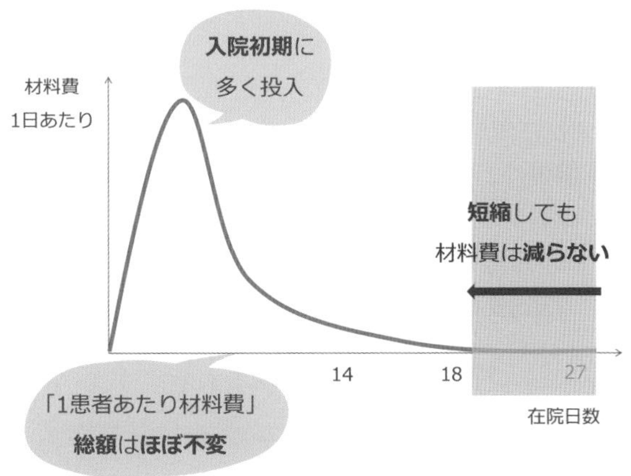

図1 入院病日ごとの1患者あたり材料費

［今村知明ほか．日本臨床麻酔学会誌 25(5)[1]，p.460を参考に作成］

材料費（診療行為で消費されるすべての材料費の総額）には以下が含まれます。材料は**手術**で特に多く使用されます。

- **医薬品費**（内服・注射・外用薬のほか、造影剤・検査試薬等も含む）
- **医療材料費**（針やシリンジ等の消耗器材、ガーゼ・包帯等の衛生材料、血管内カテーテル・ペースメーカ等の特定保険医療材料）など

プラスα

在院日数短縮のもう１つの方法

手術患者で在院日数短縮を図る場合、早期退院のほかに「術前検査期間を短縮する」方法もあります。ただし、この手法は**医療の質の維持という観点からは疑問が残るため、注意が必要です**。侵襲的な検査をフォローアップ体制が不十分なまま外来で実施することを助長しはしないか、病院経営と**リスクマネジメント**両面のバランス感覚が必要となります（**図2**）。

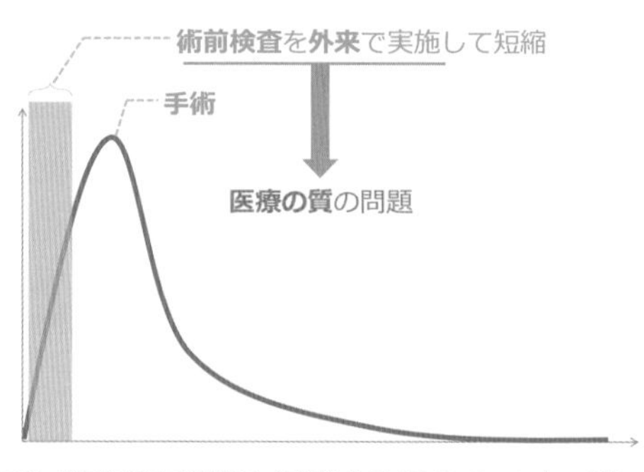

図2 術前検査期間を短縮する場合のイメージ

POINT 3 患者数が増えることで収入は増えるが、材料費も増える

平均在院日数を3分の2に短縮したとします。すると**患者数**は1.5倍になります。患者数が1.5倍になれば、**材料費も1.5倍**になります（**図3**）。ところが、患者が1.5 倍に増えても、**収入も1.5 倍になるとは限りません**。

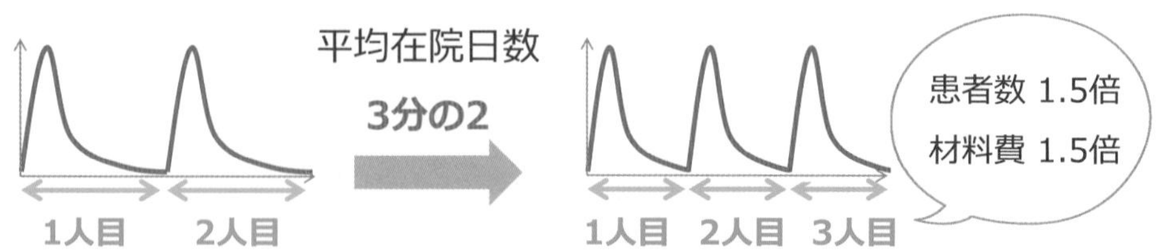

図3 患者数が1.5倍になると材料費も1.5倍になる（収入も1.5倍になるとは限らない）

［今村知明ほか．日本臨床麻酔学会誌 25(5)[1]，p.460を参考に作成］

在院日数を短縮してもあまり収入は伸びない

在院日数短縮をがんばっても、**あまり収入は伸びず、利益率は下がる**ことが多いです。DPC に基づく包括支払制度は、医業収益を抑制する構造になっており、在院日数を短縮して症例数を増やした場合、収入増加の多くは出来高部分の増加なのであって、**包括部分はほとんど伸びない**ように設計されています（**図4**）。

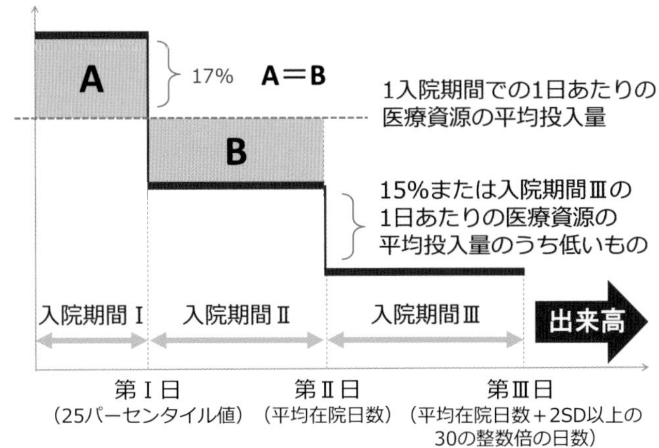

図4 DPC制度に基づく包括評価・1日あたりの点数

- 入院期間 Ⅰ：「**1入院期間での1日あたり医療資源の平均投入量**」に基づいて17％加算した点数
- 入院期間 Ⅱ：AとBの**面積がイコール**となる点数
- 入院期間 Ⅲ：「入院期間Ⅱより15％減算」および「入院期間Ⅲの1日あたり医療資源の平均投入量」のうち、**低いほう**の点数

［令和4年度診療報酬改定の概要[2]，p.92より］

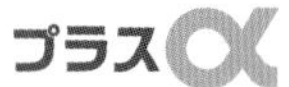

シミュレーション例①

「包括評価＋出来高評価」の患者の平均在院日数を短縮して、年間症例数が1.5倍に増えるシミュレーションです[1)]。実際にこれだけ症例数を増やそうとすれば、①医師の手術・術前術後管理に要する**時間と労力の増大**、②手術室・病棟看護師の患者看護に係る**業務量の増加**、③医事会計など事務処理業務の**繁忙化**、などの**努力は並大抵ではないと考えられます。それだけやって利益は337万円増加（赤字額が337万円減少）するだけ**です（**図5、図6、表1**）。

・包括評価＋出来高評価(手術・麻酔・心臓カテによる諸検査・内視鏡検査など)
・脳腫瘍手術患者（手術あり）
・平均在院日数27→18日に短縮（3分の2）
・年間症例数20→30例に増加（1.5倍）

平均在院日数 **27日**　年間症例数 **20例**

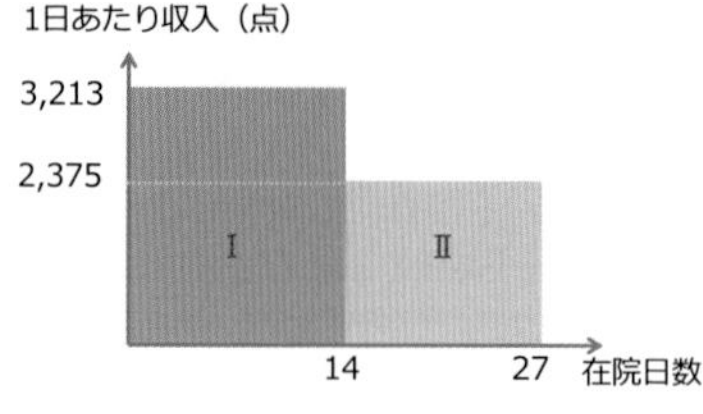

期間Ⅰの収入＝45.0万円
期間Ⅱの収入＝30.9万円
出来高収入　＝115.0万円
合計 190.9万円

平均在院日数 **18日**　年間症例数 **30例**

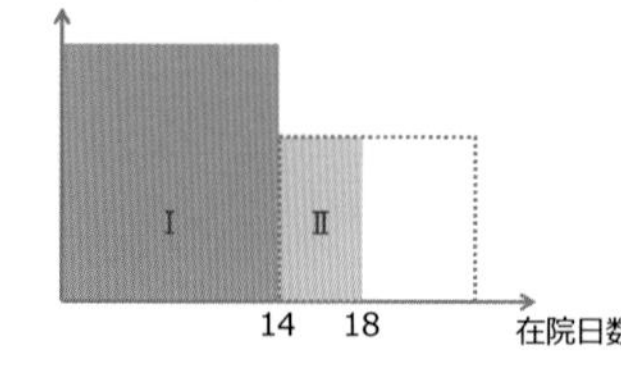

期間Ⅰの収入＝45.0万円
期間Ⅱの収入＝　9.5万円
出来高収入　＝115.0万円
合計 169.5万円

21.4万円（11%）の**減収**

図5 1患者あたり収入（シミュレーション例①）

［今村知明ほか．日本臨床麻酔学会誌 25(5)[1)]，p.459より］

平均在院日数 **27日**　年間症例数 **20例**

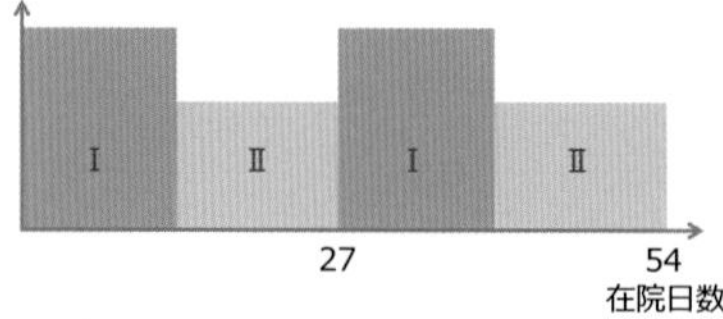

患者数1.5倍増に対する**収入の合計**

190.9万×20例＝3,818万円
（手術収入2,300万円）

平均在院日数 **18日**　年間症例数 **30例**

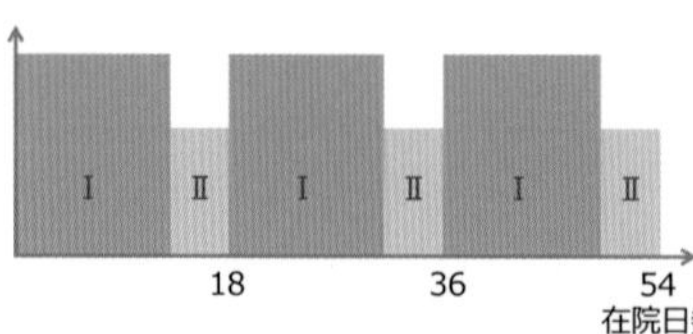

169.5万×30例＝5,085万円
（手術収入3,450万円）

収入額は**約1.33倍**

図6 年間収入（シミュレーション例①）

［今村知明ほか．日本臨床麻酔学会誌 25(5)[1)]，p.459より］

表1 結果(シミュレーション例①)

	短縮前	短縮後	比較
平均在院日数	27日	18日	−9日
患者数	20人	30人	+10人
収入総額	3,818万円	5,085万円	+1,267万円
材料費総額	1,860万円	2,790万円	+930万円
材料費以外の経費総額*	3,054万円	3,054万円	±0万円
収支	**−1,096万円**	**−759万円**	**+337万円**

*材料費以外の経費率を80%として算出

[今村知明ほか．日本臨床麻酔学会誌 25(5) [1)]，p.460より]

シミュレーション例②

「包括評価」のみの患者の平均在院日数を短縮して、年間症例数が1.5倍に増えるシミュレーションです[1)]。例①と違って、出来高部分が0なので、「1患者あたり収入」は約28%の**大幅減**です。年間症例数が1.5倍に増えても、年間収入はたった1.08倍。**材料費の伸び**（210万円）が、収入の伸び（84万円）を上回って、収支はマイナス126万円です（**図7**、**図8**、**表2**）。

- 包括評価のみ
- 脳梗塞入院患者（手術なし）
- 平均在院日数15→10日に短縮（3分の2）
- 年間症例数20→30例に増加（1.5倍）

平均在院日数 **15日**　年間症例数 **20例**

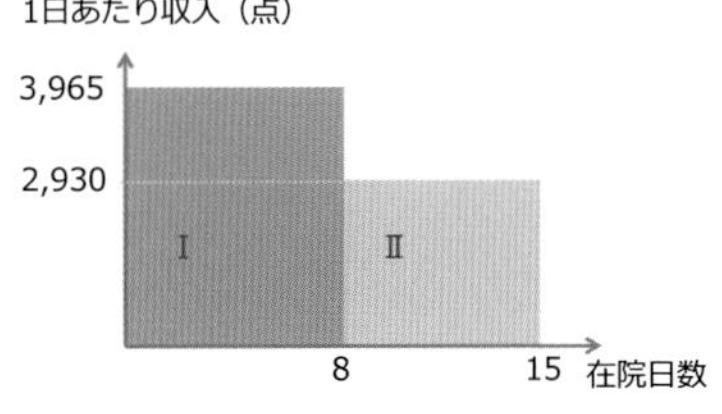

期間Ⅰの収入＝31.7万円
期間Ⅱの収入＝20.5万円
合計 52.2万円

平均在院日数 **10日**　年間症例数 **30例**

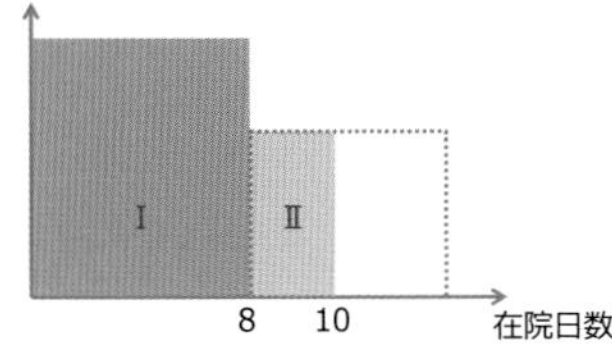

期間Ⅰの収入＝31.7万円
期間Ⅱの収入＝ 5.9万円
合計 37.6万円

14.6万円（28%）の**減収**

図7 1患者あたり収入(シミュレーション例②)

[今村知明ほか．日本臨床麻酔学会誌 25(5) [1)]，p.461より]

平均在院日数 **15日**　年間症例数 **20例**

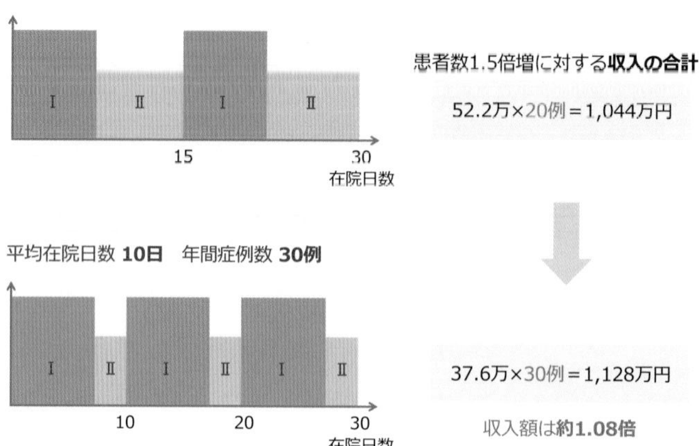

図8 年間収入（シミュレーション例②）

［今村知明ほか．日本臨床麻酔学会誌 25(5) [1]，p.461より］

表2 結果（シミュレーション例②）

	短縮前	短縮後	比較
平均在院日数	15日	10日	−5日
患者数	20人	30人	＋10人
収入総額	1,044万円	1,128万円	**＋84万円**
材料費総額	420万円	630万円	**＋210万円**
材料費以外の経費総額＊	835万円	835万円	±0万円
収支	**−211万円**	**−337万円**	**−126万円**

＊材料費以外の経費率を80％として算出

［今村知明ほか．日本臨床麻酔学会誌 25(5) [1]，p.463より］

POINT 5 在院日数短縮により、医療機関の診療報酬は減少している

国の医療政策において「国民医療費の試算（見通し）」はこれまで何度も行われてきましたが、その見通しは近年に近づくにつれ**減少**しています（**図9**）。国民医療費が爆発的に増加せずにすんでいるのは、**在院日数短縮による医療機関の診療報酬の減少**が大きく影響しています。

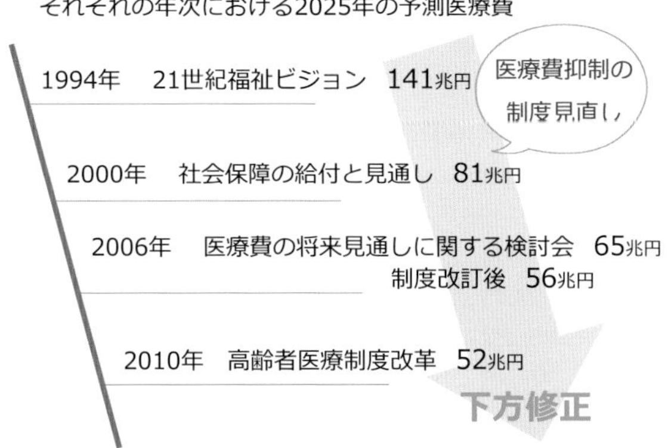

図9 2025年度の国民医療費の見通し（1994～2010年の移り変わり）

［厚生労働省．新たな制度に関する基本資料[3]，p.23／厚生労働省．「医療費の将来見通しに関する検討会」議論の整理[4]，p.10を参考に作成］

POINT 6 在院日数短縮により、患者数は増加しても病床利用率は減少している

在院日数短縮により、**患者数は増えて**いる一方で、**病床利用率は減って**いることがわかっています。多くの医療機関がきびしい経営状況にあるなかで、在院日数短縮を積極的に行った結果、不本意にも**経営にはマイナスの影響を与えてしまった**といわざるをえない状況です。

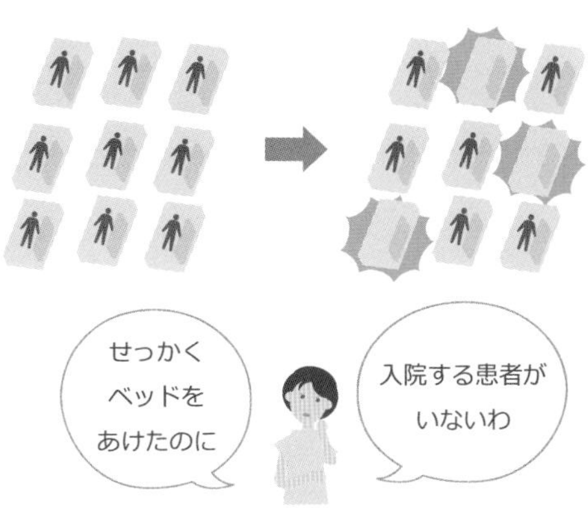

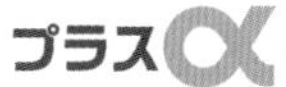

入院患者数や病床利用率などの変化を年次別に見てみましょう（**表3、表4、表5、表6**）[5)][6)]。

- 在院患者のべ数が減少しているものの、新入院患者数は増加している。つまり**総患者数は増加**している
- 総患者数が増えているにもかかわらず、**在院患者のべ数は減少**しており、結果として**病床利用率は減少**している
- 病院の平均在院日数は短縮したが、**患者数の増加よりも平均在院日数の短縮のほうが大きかったために、病床の利用率が落ちた**と考えられる

表3 在院患者のべ数（単位：人）

年次	総数
1990	511,678,363
1993	507,283,305
1996	513,605,500
1999	509,438,114
2002	509,443,294
2005	504,499,287
2006	496,022,374
2007	486,419,159
2008	482,395,353
2011	474,252,454
2014	460,330,943
2017	457,087,848
2019	450,462,423

表4 病院の新入院患者数（単位：人）

年次	総数
1990	10,128,452
1993	10,940,760
1996	11,768,143
1999	12,786,484
2002	13,572,932
2005	14,123,260
2006	14,276,133
2007	14,272,890
2008	14,273,548
2011	14,821,932
2014	15,406,819
2017	16,222,030
2019	16,473,879

表5 病院の病床利用率（単位：%）

年次	全病床	一般病床
1990	83.6	81.8
1993	82.5	80.9
1996	84.3	82.7
1999	84.6	81.9
2002	85.0	80.1
2005	84.8	79.4
2006	83.5	78.0
2007	82.2	76.6
2008	81.7	75.9
2011	81.9	76.2
2014	80.3	74.8
2017	80.4	75.9
2019	80.5	76.5

表6 病院の平均在院日数（単位：日）

年次	全病床	一般病床
1990	50.5	38.4
1993	46.4	35.3
1996	43.7	32.8
1999	39.8	27.2
2002	37.5	22.2
2005	35.7	19.8
2006	34.7	19.2
2007	34.1	19.0
2008	33.8	18.8
2011	32.0	17.9
2014	29.9	16.8
2017	28.2	16.2
2019	27.3	16.0

［厚生労働省．厚生統計要覧（平成20年度）[5)]／同（令和3年度）[6)]より］

文献

1）今村知明ほか．特定機能病院を取り巻く諸制度の状況とDPC導入に伴う影響について．日本臨床麻酔学会誌．25（5），2005，455-65．
2）厚生労働省．令和4年度診療報酬改定の概要．令和4年3月4日，92．
3）厚生労働省．新たな制度に関する基本資料．第14回高齢者医療制度改革会議資料（資料2）．2010年12月20日，23．
4）厚生労働省．「医療費の将来見通しに関する検討会」議論の整理．医療費の将来見通しに関する検討会資料．2007年7月27日，10．
5）厚生労働省．厚生統計要覧（平成20年度）．2009年．
6）厚生労働省．厚生統計要覧（令和3年度）．2021年．
7）全国公私病院連盟・日本病院会．平成26年病院運営実態分析調査の概要．2015，10．
8）康永秀生ほか．DPCに基づく包括支払制度の改善試案．病院管理．42（2），2005，147-59．
9）康永秀生ほか．DPC制度導入は在院日数短縮のインセンティブとなるか?：一般解を用いたシミュレーション・モデルの検討．病院管理．41（2），2004，115-27．

ひとこと

ここを読んだ方のなかには、何のために自分は在院日数短縮に苦労してきたのかと肩を落とされる方もいるかもしれません。しかし、このことを知ったからには、ご自身が勤める病院の平均在院日数が現在どのような状況になっているのか、すぐにでも確認してみてください。がっかりしている余裕はありません。まずは現状把握からです。

5 7対1を導入したら、黒字になるはずが赤字になっちゃった

「急性期一般入院料１」導入の収支

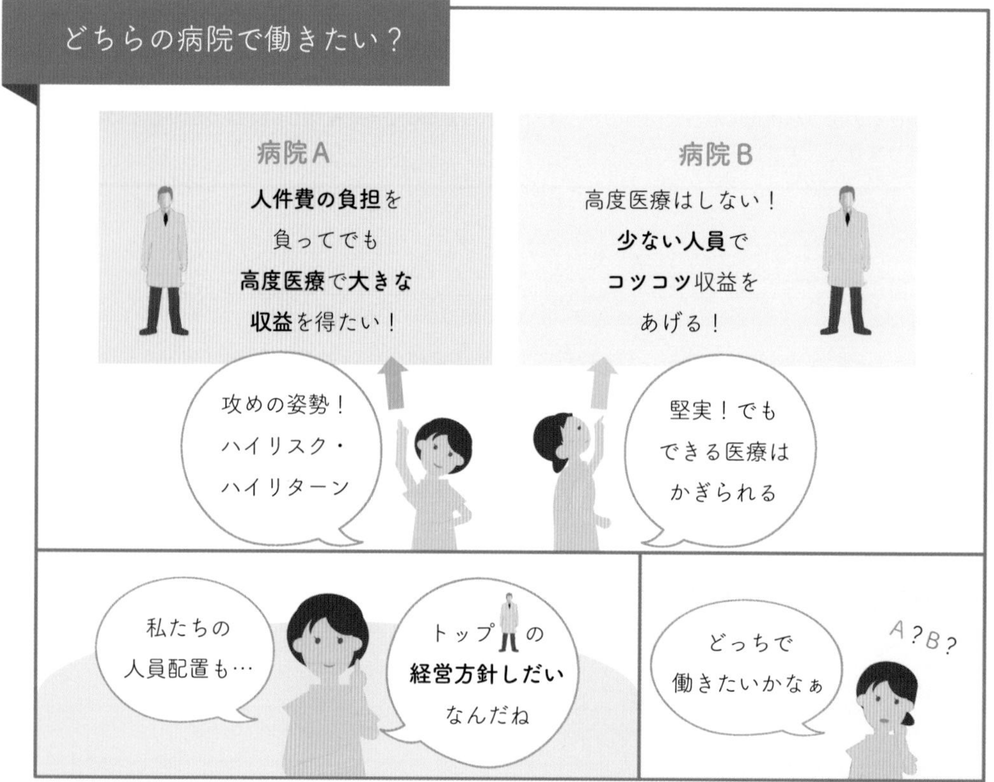

急性期一般入院料１（旧７対１相当）の導入は、収支だけでみると病院に不利益な選択となります。しかし、病院の将来を考えると有意義な選択となりえます。急性期一般入院料１を導入するかどうかは、病院の将来を見据えた経営戦略といえます。

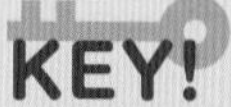

- 「急性期一般入院料1（旧7対1相当）」導入の収支
- 導入にかかる費用
- 導入のメリットとデメリット
- 導入を経営改善につなげる方法
- 導入を維持するには
- 国は「急性期一般入院料1～3（旧7対1相当）」の施設を減らしたい考え

POINT 1

急性期一般入院料1（旧7対1相当）には「メリット」「デメリット」がある

急性期一般入院料1（旧7対1相当）の導入は、入院基本料の再編・統合が行われた2018（平成30）年度の改定以前より、**収支だけでみると**病院に不利益な選択となります。しかし**病院の将来を考えると**有意義な選択となりえます。

メリット：高度医療を行い、患者単価を上げる

病院が充実した医療を安定して提供するためには、**十分な人手**を確保することが必要です。特に高度な医療を提供する病院ほど多くの人員が必要です。**労働環境を整えて、十分な人員を確保する**ことによって、初めて病院全体として患者単価を上げていくことができるようになります。

デメリット：経済的な負担がある（人件費増）

単に急性期一般入院料1（旧7対1相当）を導入するだけでは、一時的に「増収・増益」したかのようにみえても、実際は「**減益**」を招きます。急性期一般入院料1（旧7対1相当）の収入増だけでは、（特に公立・公的病院で）**人件費のほうが上回って**しまい、最初の2年は利益が出ても、3年目からは**赤字になるのが普通**です。

急性期一般入院料1（旧7対1相当）

デメリット	メリット
経済的な負担がある（人件費増）	高度医療で患者単価を上げる

プラスα

病院の経営においては、短期の経営収支のみに目を奪われることなく、**長期の経営戦略を立て、将来を見据え**ることが重要です。デメリットと思われることも、視野を広げると大きなチャンスになりえます。

急性期一般入院料1（旧7対1相当）は入院基本料を得るだけじゃなくて、
高度医療で患者単価を上げて大きな収益を得られる
人件費はその先行投資ってことね

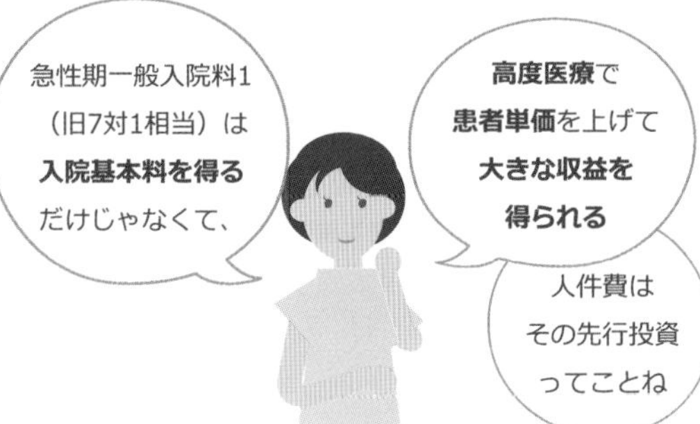

POINT 2

急性期一般入院料1（旧7対1相当）を経営改善につなげる方法を知る

急性期一般入院料1（旧7対1相当）導入を経営改善につなげるには3つのポイントがあります。

①急性期一般入院料1（旧7対1相当）は「**労働環境の整備**および**高度医療提供のための支出**」であるとの認識をもつ
↓
②獲得した**マンパワー**を有効に活用する
↓
③人件費以上の**増収**を図る

改善されると「**職員数**が増加→**重症患者の積極的な受け入れ**ができるようになる→**患者数**が増加→それにともない処置件数や検査件数も増加→これらが**入院単価・外来単価の上昇**につながる→さらには病院全体の収入増加へつながる…」という「正のスパイラル」となります。

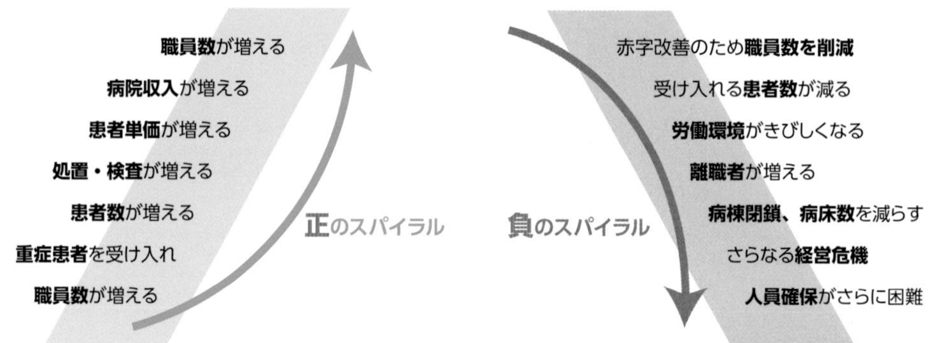

プラスα

人員確保ができなければ、病院はその機能を維持できません。もし経営改善のために職員数を削減して病院全体の支出をおさえようと考えた場合、さらなる経営危機が生じてしまいます。「赤字になる→経営改善のために**職員数を削減**→患者の受け入れが満足にできなくなる→職員数が減って労働環境がきびしくなれば、病院全体の士気も下がり、**離職者も増える**→離職を止めるための待遇改善の費用も捻出できない→看護師の離職はさらに加速→ついには急性期一般入院料6（旧10対1相当）体制の維持すらままならない→病棟を**一部閉鎖**、**病床数を減らす**→さらに**経営危機**を招き、**人員確保もさらに難しく**なる…」という「負のスパイラル」です。

POINT 3 国は「急性期一般入院料1～3（旧7対1相当）」の施設を減らしたい考え

国（厚生労働省）の意向として、医療費の膨張を抑えるためにも、本来の目的である**急性期以外の**急性期一般入院料1～3（旧7対1相当）の施設を減らしたい考えです。これは、超高齢社会に向け、病床の機能分化・連携を推し進める方針とも重なります。

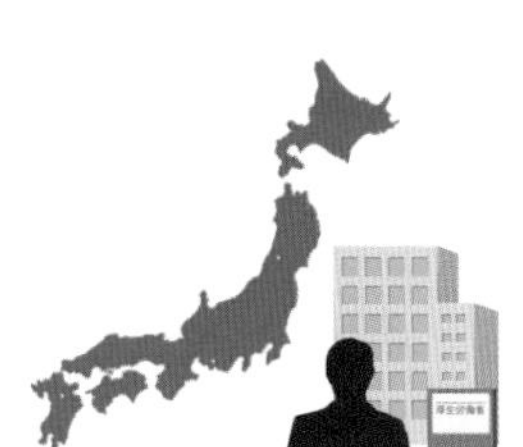

プラスα

2006年度「7対1看護」ができる

2006（平成18）年度の診療報酬改定で、看護の質の保証と手厚い看護の提供を目的として、従来の10対1看護（1,269点/日）に加えて、**7対1看護**（1,555点/日）が新たな看護師配置基準として設けられました。多くの病院が7対1看護の取得を目指したのは、10対1看護と比較して、入院患者1人1日あたり286点の増加が見込めたからです。

2006（平成18）年当時は、重症度に関係なく7対1看護の届出が可能でしたが、2008（平成20）年度改定では**看護必要度**が新たに導入されました。この改定により、10対1看護の入院基本料は1,300点/日に引き上げられ、7対1看護との差額は286点/日から255点/日と縮小しました（2017［平成29］年度時点の差額は259点/日）。

2018年度「急性期一般入院料1～3」ができる

2018（平成30）年度診療報酬改定により、「一般病棟入院基本料（7対1、10対1、13対1、15対1）」は**再編・統合**され、新たに**「急性期一般入院基本料」**および**「地域一般入院基本料」**が設定されています。急性期一般入院基本料は段階的に評価されることになっており、旧7対1入院基本料と10対1入院基本料の**中間の評価が設定**されています（p.91～93参照）。

POINT 4 急性期一般入院料1（旧7対1相当）にするには看護師数を約1.4倍増やさなければならない

急性期一般入院料4～6（旧10対1相当）の病院が急性期一般入院料1（旧7対1相当）を導入しようとすると、単純計算で**約1.4倍の看護師**が必要となります。

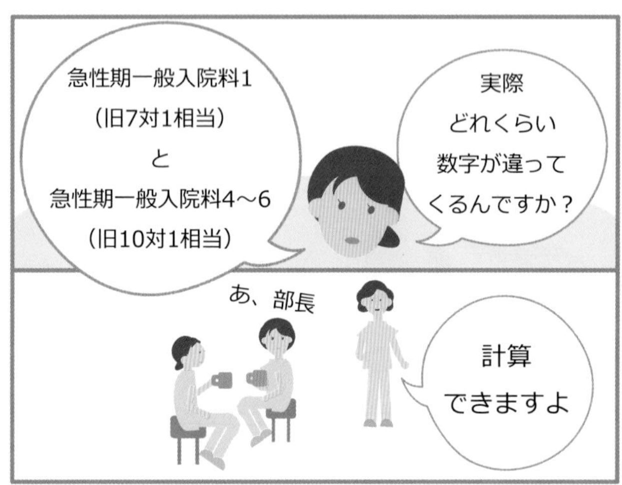

プラスα

必要な看護師数

モデルケース（**表1**）から、必要な看護師数（3交代勤務）を計算してみましょう。急性期一般入院料6（旧10対1相当）から急性期一般入院料1（旧7対1相当）に変更すると、少なくとも**103.8**人の増員が必要です。

- **急性期一般入院料6（旧10対1相当）**
  600床 × 86.6% ÷ 10人 × 3交代 × 365日 ÷ 235日 = 242.1人
- **急性期一般入院料1（旧7対1相当）**
  600床 × 86.6% ÷ 7人 × 3交代 × 365日 ÷ 235日 = 345.9人
- **増員数**　345.9人 − 242.1人 = **103.8**人

表1 モデルケース（公立病院）

項目	値
病床数（床）	600
のべ入院患者数（人）	189,660
のべ外来患者数（人）	247,128
病床稼働率（%）	86.6
入院単価（円）	47,395
外来単価（円）	13,200
入院基本料（円）	
急性期一般入院料1（旧7対1相当）	15,500
急性期一般入院料6（旧10対1相当）	13,000

項目	値
医業収入に対する医療材料+経費の割合（%）	47
週休（日）	104
祝祭日（日）	18
有給休暇（日）	8
年間勤務日数（日）	235
総収入（億円）	117.8

※2008（平成20）年度病院経営実態調査報告を参照してモデルケースを想定

［桁浦一ほか．医療情報学 30(2) [1]，p.78より］

POINT

5 増員にともない人件費が増える

モデルケース（公立病院）から、増員すると人件費がどれだけ増えるか計算してみましょう。常勤看護師の**人件費平均額**（就業1年目 440万円/年、2年目 500万円/年、全体 691万円/年）に、**増員数**を掛けると、**増員分の雇用費用**が算出できます。

看護師	人件費（平均）
就業 1年目	440万円／年
就業 2年目	500万円／年
全体	691万円／年

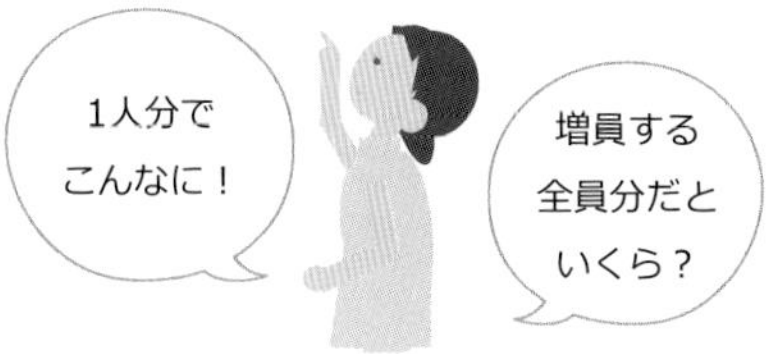

プラスα

増員にともなう増額費用（人件費）

先のモデルケース（増員数103.8人、**表1**、p.50）で計算するとこうなります。

1年目	4,400,000円×103.8人=456,720,000円（約4.6億円）
2年目	5,000,000円×103.8人=519,000,000円（約5.2億円）
全体	6,910,800円×103.8人=717,341,040円（約7.2億円）

［裕浦一ほか．医療情報学 30(2)[1]，p.80より］

POINT 6 公立病院において、急性期一般入院料1（旧7対1相当）で得られる増収額では、人件費をまかなえない

「急性期一般入院料1（旧7対1相当）で得られる増収額」が**「増員にともなう増額費用（人件費）」**を上回るか否かが重要なポイントです。

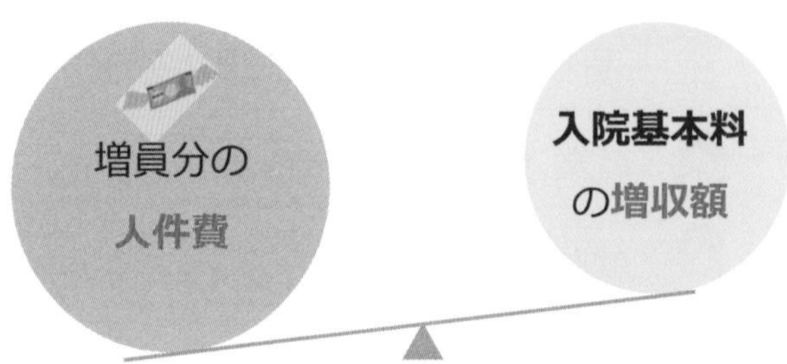

プラスα

「年間増収額」と「増員にともなう増額費用」を比べる

先のモデルケース（**表1**、p.50）で、急性期一般入院料1（旧7対1相当）における**年間増収額**を計算しましょう。

2,550円 × 600床 × 86.6% × 365日 = 約4.8億円

＊255点/日…急性期一般入院料6（旧10対1相当）と急性期一般入院料1（旧7対1相当）の入院基本料の差額（注：2008［平成20］年度の点数で計算しています）
＊86.6…病床稼働率（%）

急性期一般入院料1（旧7対1相当）導入による増収は約**4.8億円**/年、看護師の人件費増加分は**数年後**に約**7.2億円**/年となり、**差し引き2.3億円/年の減益**へと向かいます（717,341,040円 − 483,633,000円）。約4.8億円を必要増員数（103.8人）で割ると約466万円。就業年数1年目の人件費にほぼ等しいです。たとえ1年目看護師だけを増員したと仮定しても、翌年には全員「2年目」看護師になり、この時点ですでに入院基本料の差額だけで人件費の増加分をまかなうことはできなくなります。

先のモデルケース（増員数103.8人、**表1**、p.50）で計算するとこうなります。増収（483,633,000円）から人件費増加分を引くと…

1年目	456,720,000円	収支	26,913,000円
2年目	519,000,000円	収支	−35,367,000円
全体	717,341,040円	収支	−233,708,040円

［裕浦一ほか．医療情報学 30(2)[1]，p.80より］

POINT

7 ほかの増収を生み出すことで「利益」を出す

減益を補てんするには「収入（売上）」でなく「**純粋な利益**」を増やさなければなりません。増収を得る具体的方策は病院によって異なりますが、まず、十分な医療・看護が提供できる体制を整えたうえで、実際に**高度医療の必要な患者を受け入れる**ことにより、**正のスパイラル**を生み出すことが重要です。

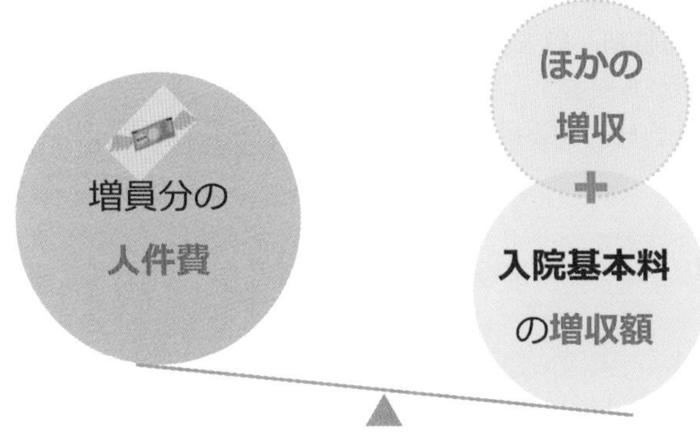

プラスα

先のモデルケース（**表1**、p.50）で、2.3億円の減益を**補てんするために必要な増収額**を計算しましょう。医業収益に対する医療材料と経費の割合を47％と仮定すると、必要な増収額は次のようになります。

2.3億円 ÷（1－0.47）＝ 約4.3億円

この金額は、モデルケース病院総収入117.8億円の約3.7％にあたります。

急性期一般入院料4～6（旧10対1相当）
の病院が
急性期一般入院料1（旧7対1相当）
を導入して
利益を上げるのは
けっこう大変！

POINT 8 基準値を実績値が下回ったら、入院基本料が取り消される

入院基本料の施設基準では、急性期一般入院料1（旧7対1相当）の**「実績値」が「基準値」を下回る**とき、暦月で3ヵ月を超えない期間の1割以内の一時的な変動であれば取り消されません。しかし、1割以上の変動が生じた場合は、翌月に施設基準に適する入院基本料への変更の届出を行わないかぎり、**入院基本料取り消し**の対象となります（「重症度、医療・看護必要度」なども基準を満たさなくなれば、同様に入院基本料の取り消しが生じることになります）。急性期一般入院料1（旧7対1相当）維持のために、**基準値と実績値を適正に管理する**必要があります。

急性期一般入院料1（旧7対1相当）の維持に必要な病棟看護師配置人数は、2つの視点から管理します。

①あまり変動のない「年平均入院患者数から算出される、月ごとに必要な病棟看護師数」（**基準値**）
②月々の変動の大きい「**実際に勤務した**月ごとの病棟看護師数」（**実績値**）

急性期一般入院料1（旧7対1相当）を満たすためには「**実績値が基準値を下回らない**」ことが最も重要な条件です。

基準値と実績値を求める計算式

基準値＝直近1年間の1日平均入院患者数 ÷ 7（看護師配置基準）× 3（勤務帯）
※小数点繰り上げ

実績値＝月ののべ総労働時間数 ÷ 月の暦日数 ÷ 8（時間）

プラスα

急性期一般入院料1（旧7対1相当）を維持するには人件費がかさみますが、人件費をおさえるため**必要最低限の看護師だけで運営しようとすると、急性期一般入院料1（旧7対1相当）の維持が難しく**なり、入院基本料が算定できない事態が起こりえます。そんなことになれば、はるかに大きな損失を招いてしまいます。

POINT 9

特に12月・1月が少なくなりやすいので気をつける

12月と1月は**公休日**（実務上は「看護師の休日勤務体制」となる日）が多くなるため、**看護師の1ヵ月あたり総労働時間が少なく**なります。しかし、12月の基準値は11月末日に決まるため、たとえ12月の入院患者数が減少していたとしても、平日の日勤看護師を多く配置しておかなければ、実績値が基準値を下回るおそれがあります。さらに、急性期一般入院料1（旧7対1相当）の維持を難しくさせる条件（下記4点）が、特に12月や1月に重なって起こりやすくなります。看護管理・病院経営の観点から、年度当初より**12月や1月には十分な看護師数を確保する**ようにしておくとよいでしょう。

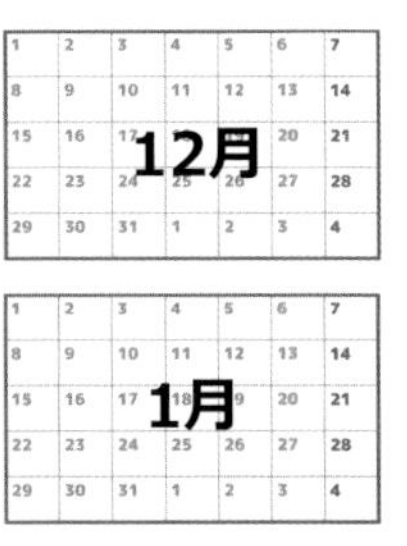

公休日
有給取得
退職
病気休暇

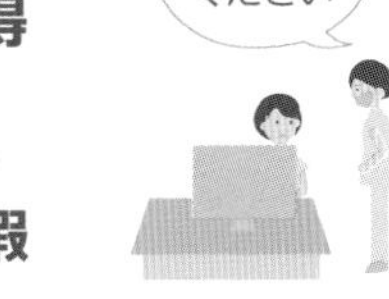

プラスα

急性期一般入院料1（旧7対1相当）の維持を難しくさせる条件は4つ考えられます。

①公休日数が多い月ほど、平日の日勤看護師配置人数が多く必要になる

②特定月への有給休暇取得の集中

当月の入院患者数が前月より大幅に少なくなると、有給休暇取得者が多くなりがちで、実績値が基準値を下回る危険性が出てきます。病棟の看護管理者は、「基準値は**当月の入院患者数とは関係がない**」ということを考慮して、病棟看護師の配置人数を考える必要があります。

③年間を通じて起こる看護師の退職による自然減

病院では、一般的には年度当初から年度末にかけて離職者の関係から、看護師数はしだいに減少していきます。急性期一般入院料1（旧7対1相当）を維持するためには、**離職による看護師数の漸減**も考慮する必要があります。離職による漸減は、看護師の配置人数に余裕を持たせた勤務表作成を困難にするため、**年末や年度末**は必然的に基準値と実績値の差に余裕がなくなると考えられます。

④感染症による病気休暇の発生

冬期から年度末はインフルエンザやノロウイルスなどの感染症による病気休暇を取得せざるをえなくなる看護師が多くなることが想定されます。病棟における必要看護師配置人数は、前月末日には決まっているため、当月に**突発的に感染症に罹患し出勤停止になる**看護師が多くなれば、基準値を満たせなくなる可能性が高くなってしまいます。

POINT

10 基準値を簡易的に予測しよう

「基準値」＝「**年平均入院患者数から算出される，月ごとに必要な病棟看護師数**」を、簡易的に予測できる計算方法です。基準値は、予測する月［A］の**前月**［B］**以前の直近1年間ののべ入院患者数**で決まるため、予測する月の**前月ののべ入院患者数**を推定してあてはめることにより、予測する月の前々月の末日に基準値を予測することが可能となります（**図1**）。これにより、2ヵ月後の適切な基準値を考慮に入れた看護師の勤務表作成ができるようになります。

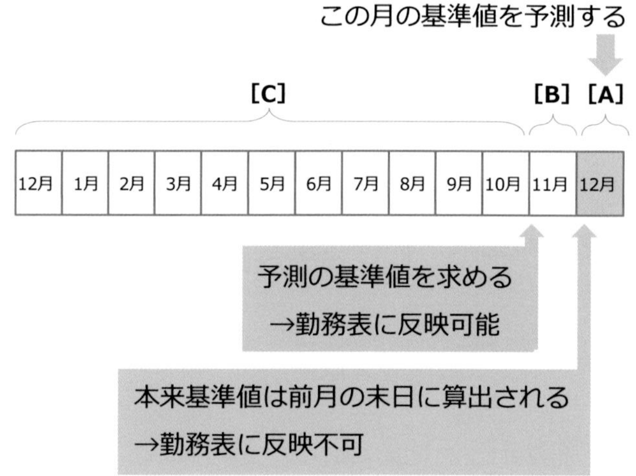

図1 12月の基準値を簡易的に予測する際のイメージ

［吉本和樹ほか．医療情報学 35（3）[2)]，p.128より］

基準値を簡易的に予測する式

この計算式は、毎月の患者数に大きな変動がないことを前提にしています。今後の勤務表管理に活用してください。

{予測する月の前々月以前の11ヵ月ののべ入院患者数［C］＋（予測する月の前々月以前の11ヵ月間ののべ入院患者数 ÷ 11ヵ月)｝ × 3勤務帯 ÷ 7 ÷ 365日

プラスα

上記の式と看護師配置人数を求めるための計算表（Excel）が、奈良県立医科大学公衆衛生学講座のウェブサイト[3)]から自由に利用できるようになっています。興味のある方はご参照ください。

文 献

1）柗浦一ほか．7対1看護導入の経営分析：600床規模の自治体病院の収益に対する影響について．医療情報学．30(2)，2010，77-83.
2）吉本和樹ほか．7対1入院基本料を維持するための看護師配置人数の管理．医療情報学．35(3)，2015，125-32.
3）奈良県立医科大学公衆衛生学講座ウェブサイト．http://www.naramed-u.ac.jp/~hpm/res_document.html#kango_excel
4）厚生労働省．平成30年度診療報酬改定の概要（医科Ⅰ）．平成30年度診療報酬改定説明会資料．2018年3月5日，9-10.
5）今村知明ほか．医療経営学 第2版：病院倒産時代を生き抜く知恵と戦略．東京，医学書院，2011，70-4.
6）厚生労働省．基本診療料の施設基準等及びその届出に関する手続きの取扱いについて．平成30年3月5日，保医発0305第2号，7-8.

ひとこと

2022（令和4）年度の診療報酬改定においても、急性期一般入院料1（7対1看護体制）の基準や重症度、医療・看護必要度の要件が厳格化されました。しかし、7対1病床は国の政策誘導の通りにはなかなか減少していません。どの入院基本料を選択するかは、各病院の今後の方向性の根幹を決めることになります。経営幹部にとって非常に難しい選択であるのはもちろんのこと、幹部でない人たちにとっても、自分たちの勤める病院がこれからどういった方向へと進んでいくのかは重大事だと思います。

6 夜勤の負担が少しは減ったけど…経営は悪化！
72時間夜勤導入の経営的影響

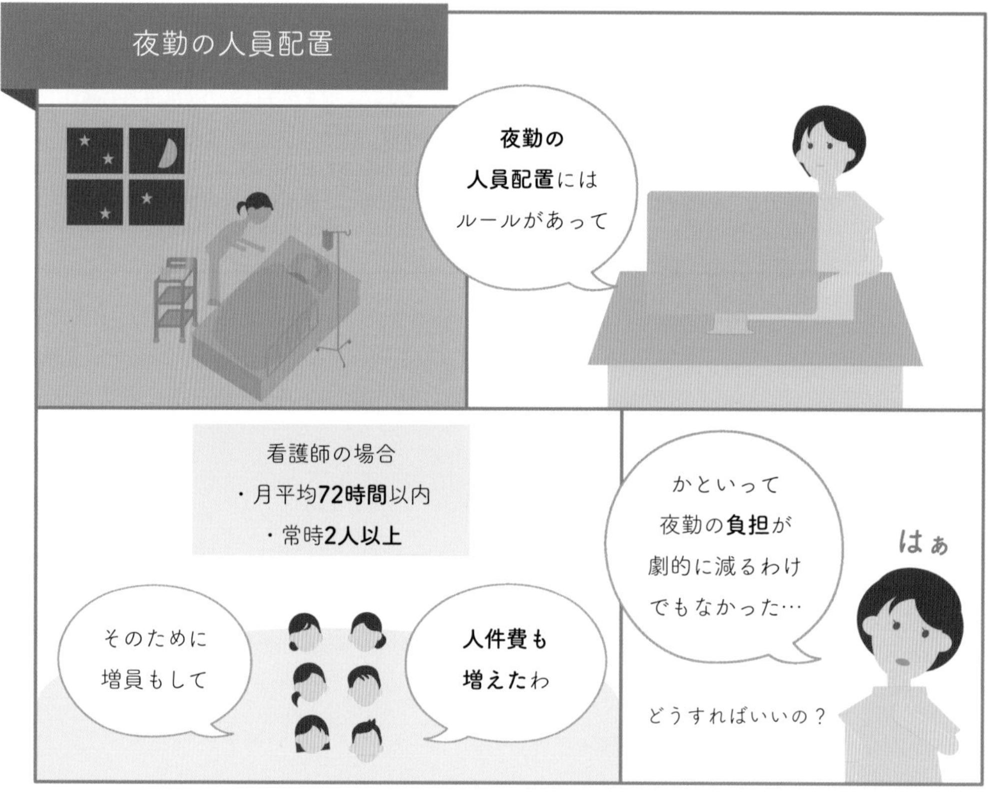

人件費高騰に拍車をかけるのが看護師の「72時間夜勤」の導入です。これにより、夜勤の負担は多少は緩和の方向へと動いたと評価できますが、一方で、看護師の人件費の増加を招いています。

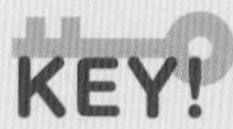

●72時間夜勤導入の経営的影響　●「72時間夜勤」「複数夜勤」が人件費増につながる　●1人あたり月平均夜勤時間数の算出　●1病棟あたりに必要な夜勤従事看護師数の算出　●看護師不足が発生しやすい病棟

POINT 1 「72時間夜勤」「複数夜勤」が人件費増につながる

看護師の**夜勤時**の人員配置にはルールがあります。

・看護職員1人あたりの夜勤は**月平均72時間以内**とする
・夜勤体制は常時看護職員を**2人以上**とする（複数夜勤）

これは入院基本料の算定要件として、2006（平成18）年の診療報酬改定で、7対1看護の新設と同時に定められました。「72時間夜勤」の導入は、看護師の夜勤の負担を多少は緩和したと評価できます。一方で、看護師の**人件費高騰**に拍車をかけています。

プラスα

「72時間夜勤」「複数夜勤」が導入された背景には、①看護師の**負担軽減**のため（離職理由の上位に「夜勤の負担が大きい」「休暇がとれない」があげられている）、②患者の**安全の確保**のため（看護師の夜勤負担は、医療サービスの質低下・医療安全リスクの高まりにつながる）、があります。急性期の手厚い看護の実践には、**2人での夜勤体制では少なすぎる**との見解もあります。

POINT 2 1人あたり月平均夜勤時間数を算出する

「72時間夜勤」の要件をクリアしているかどうか、この式で算出できます。

月平均夜勤時間数＝夜勤従事者ののべ夜勤時間数 ÷ 夜勤従事者数

同一の入院基本料を算定する2病棟（A・B）で、準夜・深夜の2勤務帯（3交代勤務）とします。同一の入院基本料を算定する**病棟全体**で計算すればよく、つまり**「病棟ごとに72時間以内」である必要はありません（図1）**。

	夜勤者	夜勤回数	1カ月の夜勤時間計
第1病棟	A	10回	80時間
	B	6回	48
	C	9回	72
	D	10回	80
第2病棟	E	9回	72
	F	9回	72
	G	8回	64
	H	10回	80

＊3交代制

$$\frac{(80+48+72+80+72+72+64+80)\text{時間}}{8\text{人}} = \mathbf{71.0}\text{時間}$$

72時間以下 OK!

図1 月平均夜勤時間数の計算例

［中央社会保険医療協議会総会（第315回）資料（専門委員提出資料）[1]，p.2より］

プラスα

計算にあたっての注意点です。

- 各医療機関で任意の夜勤時間帯（22時から翌5時を含む16時間）を定めて、夜勤時間数が月16時間を超えた者（短時間正職員は12時間以上の者）を夜勤従事者としてカウントする
- 「夜勤従事者」の**除外対象**
  - **夜勤専従者**は除外
  - 「急性期一般入院基本料」「7対1入院基本料」「10対1入院基本料」施設の場合、夜勤時間**16時間**未満の者は除外
  - 「急性期一般入院基本料」「7対1入院基本料」「10対1入院基本料」以外の施設の場合、夜勤時間**8時間**未満の者は除外
- 病棟と外来等の他部署兼務、非常勤は常勤職員の所定労働時間で比例計算をしたうえで、夜勤従事者数に含める
- 届出受理後は3ヵ月以内1割以内の変動は許容される

POINT 3 1病棟あたりに必要な夜勤従事看護師数を算出する

月平均夜勤時間数を72時間以内にするために、**1病棟あたりに必要な夜勤従事看護師数**を算出します。夜勤配置の看護師数が2人、3人、4人の場合の、夜勤従事看護師数はそれぞれ13.8人、20.7人、27.6人です（**表1**）。

表1 夜勤配置人数別に算出した夜勤従事看護師数

夜勤配置の看護師数	月のべ夜勤時間数の総数	夜勤従事看護職員数
2人夜勤	992時間 (2人 × 8時間 × 2勤務帯 × 31日)	13.8人 (992時間 ÷ 72時間)
3人夜勤	1,488時間 (3人 × 8時間 × 2勤務帯 × 31日)	20.7人 (1,488時間 ÷ 72時間)
4人夜勤	1,984時間 (4人 × 8時間 × 2勤務帯 × 31日)	27.6人 (1,984時間 ÷ 72時間)

*月31日、準夜・深夜の2勤務帯(3交代勤務)で計算

プラスα

平均夜勤体制のデータ（**図2**）をみると、**病床規模が大きくなるほど手厚く配置されていること**がわかります（全体では平均約3人、400床以上の医療機関では3人以上）。

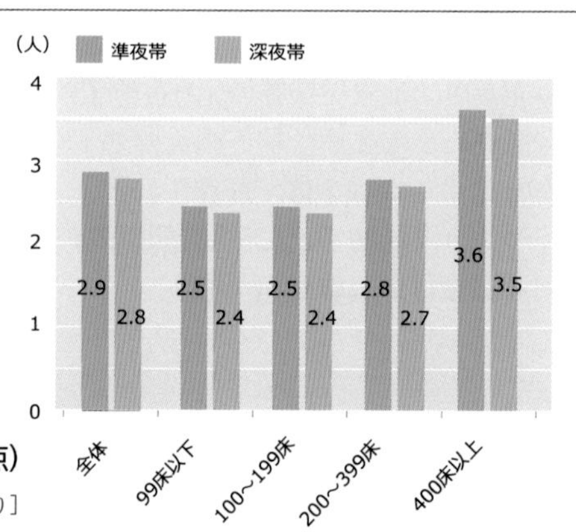

図2 看護職員の平均夜勤体制(2014年10月時点)

［中央社会保険医療協議会総会(第315回)資料(総-2)[2]，p.32より］

POINT 4

「病床数の少ない」「看護配置の少ない」病棟に看護師不足が発生しやすい

病床数

病床数の少ない病棟のほうが、72時間夜勤による看護師不足が発生しやすいといえます。計算式上、病棟の配置看護師数は病床規模が大きくなるにつれて増えますが、**夜勤従事看護師数は病床規模の影響を受けない**ためです。

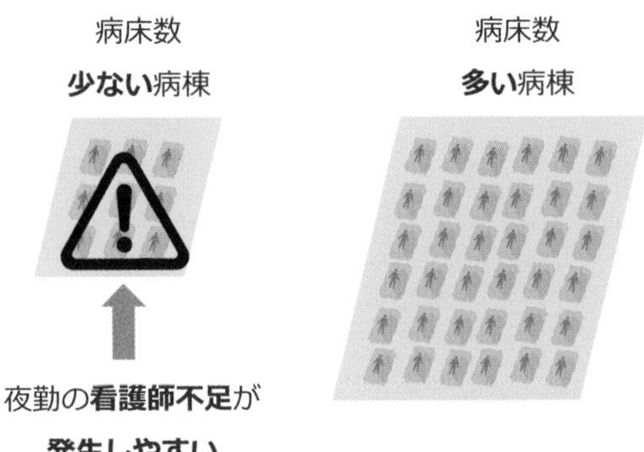

看護配置

看護配置が少なくなる（7対1から15対1に近づく）につれ、看護師不足の影響は大きくみられます。実際に、72時間以下の要件を満たせず診療報酬が減少した13医療機関（2014年度実績）の内訳には、15対1看護を算定する病床規模の小さい施設が多い結果でした。

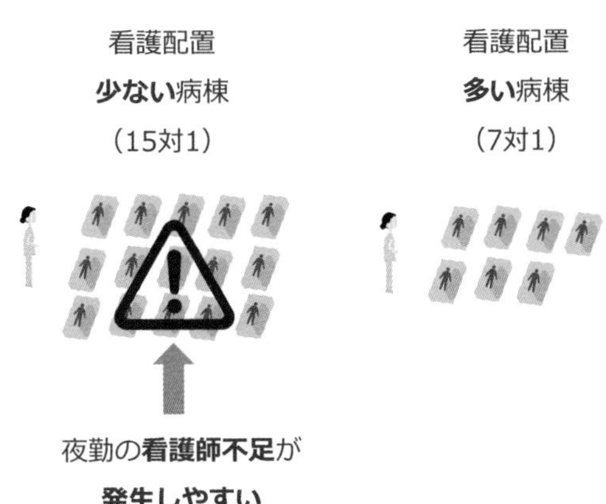

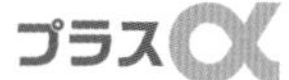

1病棟あたり配置看護師数（病床数・看護師配置基準別）

必要となる**病棟の配置看護師数**はこのように算出します。

病棟の配置看護師数＝病床数（30・40・50床）× 病床稼働率（90.0%）÷ 看護師配置基準（7・10・13・15）× 3（交代）× 365（日）÷ 230（勤務日数）

看護配置と病床数ごとの計算例です（**表2**）。

表2 1病棟あたり配置看護師数（病床数・看護師配置基準別）

看護配置	30床	40床	50床
7対1	18.4人	24.5人	30.6人
10対1	12.9人	17.1人	21.4人
13対1	9.9人	13.2人	16.5人
15対1	8.6人	11.4人	14.3人

＊病床稼働率90.0%、年間勤務日数230日
＊常勤・非常勤などの雇用形態は単純化のため考慮しない

［和田千津子ほか．医療情報連合大会論文集 32[3]，p.593より］

病床規模別の1病棟あたり看護師不足数

「Point 3」で算出した「夜勤配置人数別に算出した夜勤従事看護師数（**表1**、p.62）」と、この「1病棟あたり配置看護師数（病床数・看護師配置基準別）（**表2**）」から、さらに「病床規模別の1病棟あたり**看護師不足数**」を算出します（**表3**、**表4**、**表5**）。「**夜勤従事看護師数**」が「**病棟配置看護師数**」を**上回る**場合を、**看護師の不足数**として扱います（単純化のため、実際の不足数と差がある可能性があります）。

表3 看護師不足数：1病棟あたり30床

看護配置	1病棟あたり配置看護師数	1病棟あたり夜勤従事看護師数	看護師不足数
夜勤2人体制			
7対1	18.4	13.8	4.6
10対1	12.9	13.8	-0.9
13対1	9.9	13.8	-3.9
15対1	8.6	13.8	-5.2
夜勤3人体制			
7対1	18.4	20.7	-2.3
10対1	12.9	20.7	-7.8
13対1	9.9	20.7	-10.8
15対1	8.6	20.7	-12.1
夜勤4人体制			
7対1	18.4	27.6	-9.2
10対1	12.9	27.6	-14.7
13対1	9.9	27.6	-17.7
15対1	8.6	27.6	-19.0

表4 看護師不足数：1病棟あたり40床

看護配置	1病棟あたり配置看護師数	1病棟あたり夜勤従事看護師数	看護師不足数
夜勤2人体制			
7対1	24.5	13.8	10.7
10対1	17.1	13.8	3.3
13対1	13.2	13.8	-0.6
15対1	11.4	13.8	-2.4
夜勤3人体制			
7対1	24.5	20.7	3.8
10対1	17.1	20.7	-3.6
13対1	13.2	20.7	-7.5
15対1	11.4	20.7	-9.3
夜勤4人体制			
7対1	24.5	27.6	-3.1
10対1	17.1	27.6	-10.5
13対1	13.2	27.6	-14.4
15対1	11.4	27.6	-16.2

表5 看護師不足数：1病棟あたり50床

看護配置	1病棟あたり配置看護師数	1病棟あたり夜勤従事看護師数	看護師不足数
夜勤2人体制			
7対1	30.6	13.8	16.8
10対1	21.4	13.8	7.6
13対1	16.5	13.8	2.7
15対1	14.3	13.8	0.5
夜勤3人体制			
7対1	30.6	20.7	9.9
10対1	21.4	20.7	0.7
13対1	16.5	20.7	-4.2
15対1	14.3	20.7	-6.4
夜勤4人体制			
7対1	30.6	27.6	3.0
10対1	21.4	27.6	-6.2
13対1	16.5	27.6	-11.1
15対1	14.3	27.6	-13.3

POINT 5 72時間夜勤導入にともなう人件費の増加が、病院経営に影響を与えている

72時間夜勤導入にともなう看護師の**人件費増加**は、病院経営上かなりの負担になっています。

プラスα

モデルケースでの人件費の試算

必要となる**病棟の配置看護師数**はこのように算出します。

・公立病院280床、10対1看護
・40床の病棟が7つ
・3交代勤務、各病棟3人体制で夜勤

「Point 4」**表4**（p.62）で示した通り、「40床」で「10対1看護」の場合、1病棟あたりの配置看護師数は17.1人、夜勤従事看護師数は20.7人、その差は－3.6人です。**約4人**の不足が7つの病棟で発生するため、単純計算で**28人**の看護師を増員する必要が出てきます。公立病院の看護師の人件費は社会保険料や退職給付引当金などを含めて1人につき約670万円程度です。28人の増員は約**2億円近い人件費の増加**を招きます。この費用は毎年続き、さらに看護師の平均年齢の上昇にともない増えていきます。

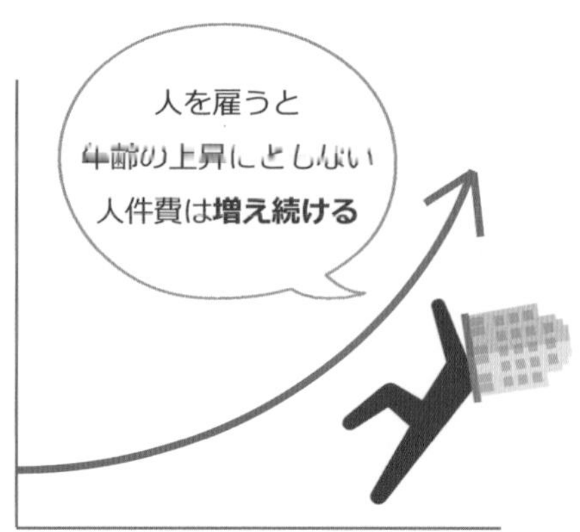

文 献

1）日本看護協会．入院基本料の通則「看護職員の月平均夜勤時間72時間要件」について．中央社会保険医療協議会総会（第315回）資料（専門委員提出資料）．2015（平成27）年11月25日，2.
2）厚生労働省．入院医療（その6）．中央社会保険医療協議会総会（第315回）資料（総-2）．2015（平成27）年11月25日，24-41.
3）和田千津子ほか．64時間夜勤導入に伴う病棟看護師数の全国推計．医療情報連合大会論文集32，2012，592-5.

ひとこと

看護師の人件費が増加している要因は何にあるのか、経営に携わるうえでは必須の理解であると思われます。ずばり、それは7対1看護の導入と72時間夜勤導入の影響が大きいといえ、それらが問題の根っこです。労務環境の改善と経営状態の悪化は表裏一体の関係であることが多く、どちらも犠牲にすることはできません。つねに頭を悩ませる問題となるのはこうした理由からです。制度的な理解を深め、少しでも改善につながる方法を模索し続けるしかないのだと思います。

2章

診療報酬のしくみ

1 病院はどこから収入を得ている？ 診療報酬のしくみ

たくさん働いても赤字
院内にて
職員研修中 ──
院長です
診療報酬の
今回の改定で
当院の
経営状況は ──
これら
赤字の部門に
ついては ──
師長〜
毎日忙しく
働いてるのに
赤字って悲しい
給料もっと
上げてほしい
くらいなのに
家計が
赤字ですよ
ところで
病院ってどう
収入を得てるか
知ってる？

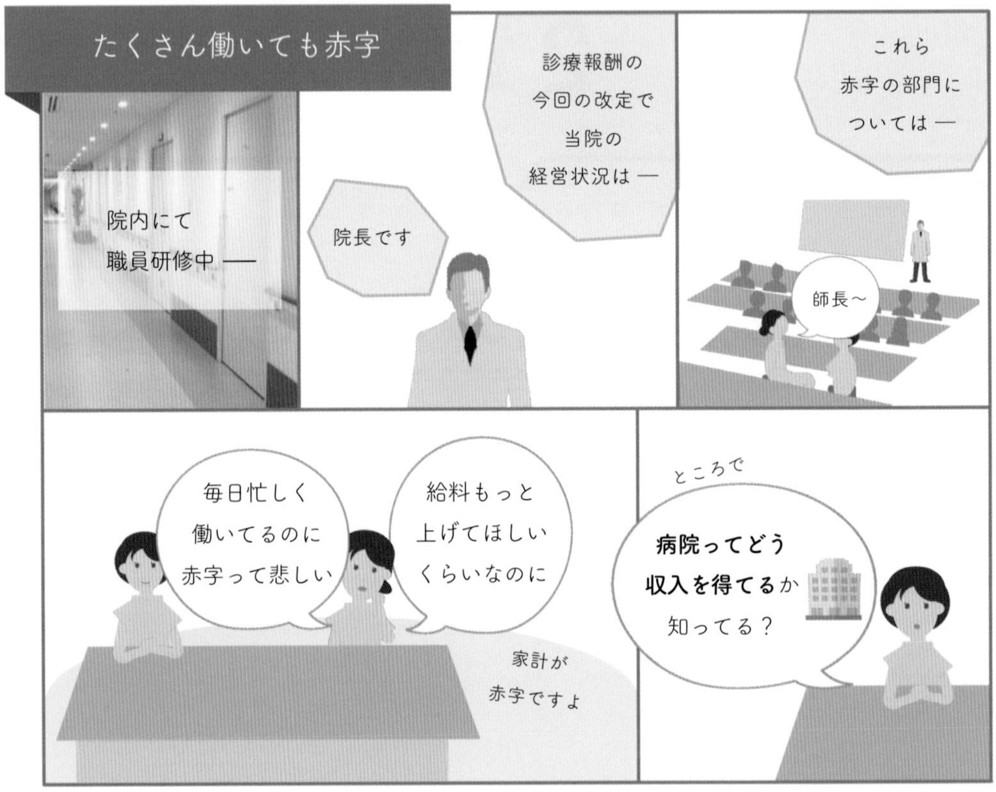

患者が支払う医療費も、病院の収入も「診療報酬」で決まります。診療報酬とは何か？その請求のフローは？「初歩の初歩」から説明します。

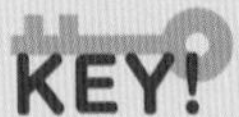

KEY!

- 保険診療と診療報酬のしくみ
- 診療報酬の内容
- 診療報酬と中医協の関係
- 次回診療報酬改定に係る中医協の動き
- 医療機関が診療報酬を受け取る流れ

POINT
1 「診療報酬」は医療機関が受け取る報酬のこと

「**診療報酬**」とは、保険医療機関・保険薬局が保険医療サービスに対する対価として受け取る**報酬**のことです。報酬は医療行為ごとに保険点数表（診療報酬点数表）で**点数化**されて決められています。

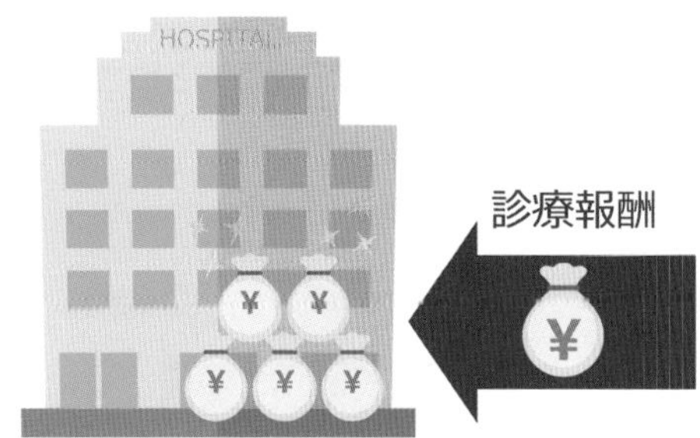

プラスα

診療報酬は**医科、歯科、調剤報酬**に3分類されます。そのうち今回は医科の診療報酬を説明します。医科の診療報酬（＝医療機関を経営することで得られる収入＝**医業収入**）にはこんな項目があります。

医業収入（医療機関を経営することで得られる収入）

- 技術料：医師（または歯科医師）、看護師、その他の医療従事者の医療行為の対価
- 調剤技術料：薬剤師の調剤行為の対価
- 処方された薬剤の薬剤費
- 使用された医療材料費
- 医療行為に伴って行われた検査費用　など

POINT
2 診療報酬は2年に1度改定される

診療報酬は**2年に1度**のペースで**改定**されます。

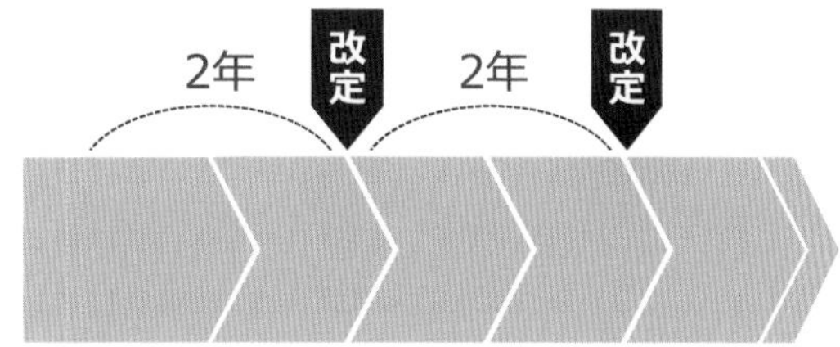

プラスα

ちなみに「**介護報酬**」の改定は**3年に1度**です。診療報酬と介護報酬の次の同時改定は2024（令和6年）の予定です。

さらに、診療報酬と介護報酬では**財源が違う**ということも知っておきましょう。

- 診療報酬：医療保険制度（社会保険の1つ）
- 介護報酬：介護保険制度（社会保険の1つ）

POINT 3 診療報酬の改定により、国の医療の方向性が変わる

診療報酬は日本の**保険診療の流れの一部**です。**限られた医療資源（お金）**をどこに使うか、診療報酬は日本の医療政策とつながっています（**図1**）。点数表が見直されることで、**医療の方向性が変化します**。

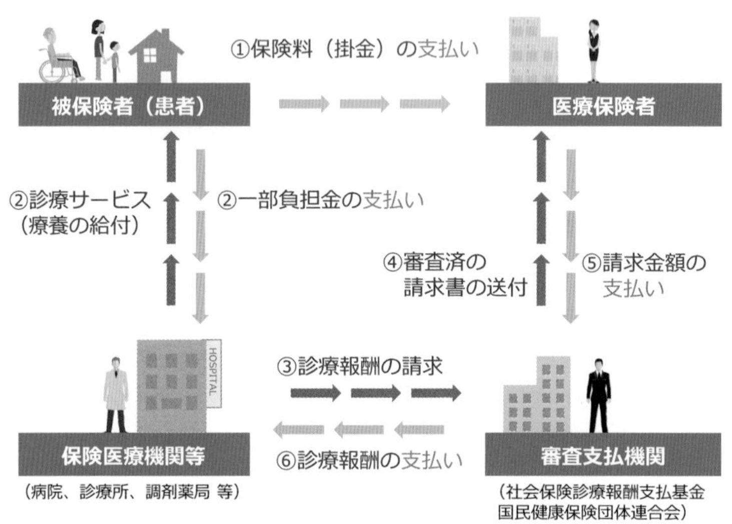

図1 日本の保険診療の流れをおさらいしよう

［第42回社会保障審議会医療部会資料（参考資料1）[1]，p.7を参考に作成］

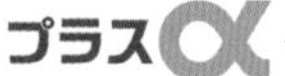

診療報酬が上がれば患者や企業・保険者の負担が増え、診療報酬が下がれば医療機関の収入が減る、**支払側**と**診療側**には対立構造があります。

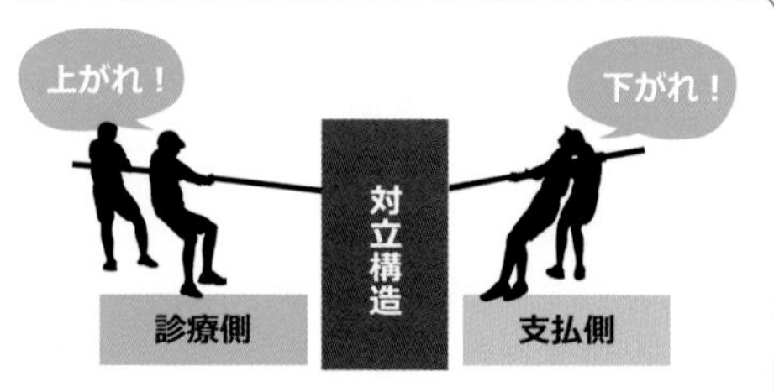

POINT 4 中医協の議論をふまえ、厚生労働大臣が告示する

診療報酬の改定は「**中央社会保険医療協議会（中医協）**」の議論をふまえ、**厚生労働大臣**が決定し告示します。

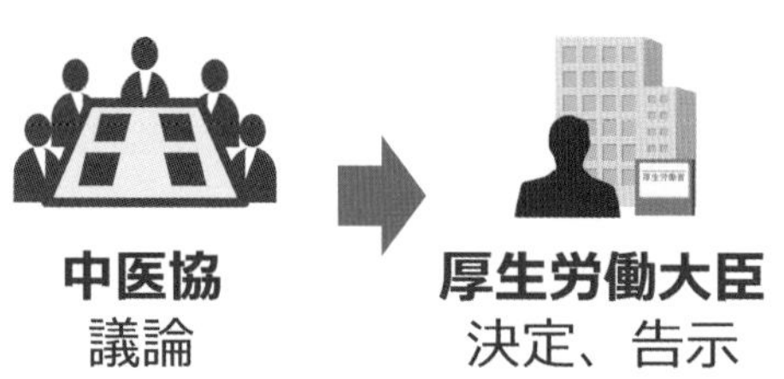

POINT 5 診療報酬点数表の1点は10円

医科の具体的な診療報酬は、原則として実施した医療行為ごとにそれぞれの項目に対応した点数が加えられ、診療報酬点数表に基づき1点あたり単価**10円**として計算されます（いわゆる「**出来高払い制**」）。たとえば、虫垂炎で入院した場合、初診料、入院日数に応じた入院料、手術料、検査料、薬剤料と加算され、保険医療機関は、その合計額から患者の一部負担分を差し引いた額を審査支払機関から受け取ることになります。

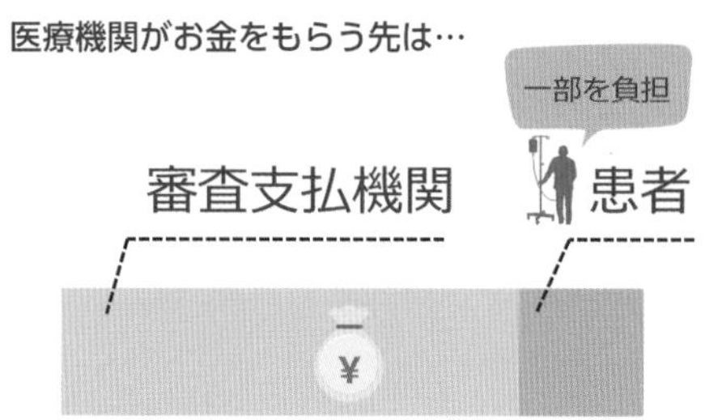

POINT

6 診療報酬点数表の構成を知ろう

医科の診療報酬**点数表の構成**は**表1**のようになります。この点数表は**健康保険法**および**高齢者医療確保法**に基づいて作られます。

表1 診療報酬点数表の構成

基本診療料	初・再診料	初・再診料
	入院料等	入院基本料　入院基本料等加算　特定入院料　短期滞在手術等基本料
特掲診療料	医学管理等	医学管理料等
	在宅医療	在宅患者診療・指導料　在宅療養指導管理料　薬剤料　特定保険医療材料料
	検査	検体検査料　生体検査料　診断穿刺・検体採取料　薬剤料　特定保険医療材料料
	画像診断	エックス線診断料　核医学診断料　コンピューター断層撮影診断料　薬剤料　特定保険医療材料料
	投薬	調剤料　処方料　薬剤料　特定保険医療材料料　処方箋料　調剤技術基本料
	注射	注射料　薬剤料　特定保険医療材料料
	リハビリテーション	リハビリテーション料　薬剤料
	精神科専門療法	精神科専門療法料　薬剤料
	処置	処置料　処置医療機器等加算　薬剤料　特定保険医療材料料
	手術	手術料　輸血料　手術医療機器等加算　薬剤料　特定保険医療材料料
	麻酔	麻酔料　神経ブロック料　薬剤料　特定保険医療材料料
	放射線治療	放射線治療管理・実施料　特定保険医療材料料
	病理診断	病理標本作製料　病理診断・判断料

［令和4年厚生労働省告示第54号．別表第一（医科診療報酬点数表）[2]より］

POINT 7 医療機関は審査支払機関にレセプトを提出する

医療機関は「**保険医療機関**」の承認が必要で、「**保険医**」として登録した医師によって診療報酬を請求できます。保険医療機関は**レセプト**（診療報酬明細書）を毎月作成し、審査支払機関に提出することで、診療報酬の支払いを受けます（**図2**）。正しいレセプト請求のためには、診療録（カルテ）に記載漏れがなくレセプト記載内容と整合性があることが重要です。診療録の記載に不備があると不正請求が疑われたり、返還を指示されることもあります。

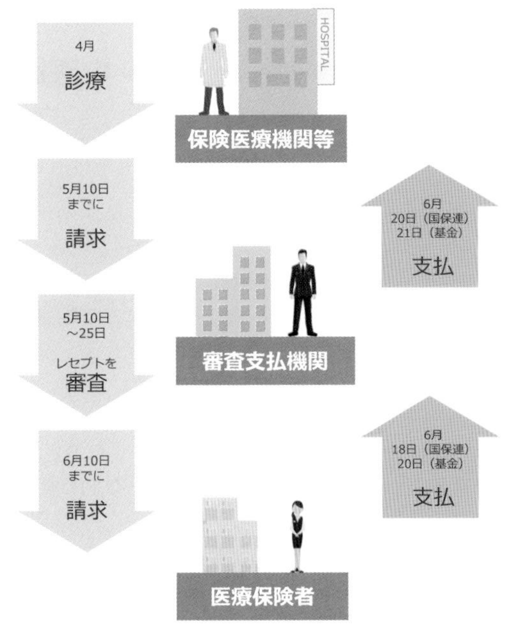

図2 診療報酬の請求から支払までの流れ（4月診療の場合）

［中央社会保険医療協議会 総会（第356回）資料（総-3参考）[3]，p.11を参考に作成］

プラスα

「出来高払い制」のほか、入院医療を診断群分類（DPC）ごとに包括評価した**DPC制度**もあります。こちらは、DPC制度対象病院でDPCの対象疾患の入院患者に適用されます。1日あたりでDPC点数表に基づき代金が計算され、出来高払いと組み合わせて支払われます。出来高払い制が、**行った医療行為に応じての加算で支払われる**のに対し、DPC制度は、実際にかかった額にかかわらず**診断群分類に応じた医療行為で一定の額が支払われます**（出来高払い部分もあり、組み合わされます）。

POINT 8 診療報酬の内容は「中医協」が決めている

診療報酬の内容を決めるのが**中央社会保険医療協議会**、一般的に「**中医協**」と呼ばれている審議会です。中医協の委員は以下の3者構成で**計20名**、委員の任期は**2年**で、1年ごとに半数が任命されます。

中医協の委員メンバー

①保険者、被保険者、事業主等の代表 7名
②医師、歯科医師、薬剤師の代表 7名
③公益代表 6名

プラスα

中医協のこれまで

1944年に**中医協の原型**となる「社会保険診療報酬算定協議会」が設置されました。これは、厚生大臣が診療報酬を定めるにあたり意見を聴くための組織で、それまでの支払側と診療側に加え学識経験者の意見聴取も取り入れられました。

1950年に社会保険医療協議会法が制定されて**「中医協」が発足**しました。当時は、①保険者の代表、②被保険者、事業主等の代表、③医師、歯科医師および薬剤師の代表、④公益代表の4者で構成されていました。その後**1961年**に、①保険者、被保険者、事業主等の代表 8名、②医師、歯科医師、薬剤師の代表 8名、③公益代表 4名の計20名で3者構成となり、この体制で診療報酬の決定にも影響力を持ち続けました。

しかし**2005年**に、中医協の在り方について、第三者による検討機関で検討を行うことになりました。これは、ある歯科診療団体と支払い側委員による**贈収賄事件**が発覚したためで、それにより中医協そのものが配分に特化して議論される審議会になりました。また、公益委員の調整機能をより的確に発揮できるようにと構成人数を増やすことが検討されました。

さらに踏み込んで、診療側委員の委員構成についても、できるだけ**多様な主体の意見を反映させるべきである**としました。特に、医師を代表する5名の委員については、病院の意見がより適切に反映されるよう委員構成を見直すべきであり、2名を病院の意見を反映できる医師とするべきであるとしました。その結果、それぞれ**7名、7名、6名**の人数配分となり、現在に至っています。

また、その他専門の事項を審議するために、そのつど各10名以内の**専門委員**を置くことを可能にしました。ここには、**看護**の専門家が任命され、あらかじめ意見調整を行う診療報酬基本問題小委員会に所属しています。そしてそれらの審議に参加することで、中医協の審議に意見が反映されるしくみになりました。

中医協の委員の**任期は2年**で、1年ごとに半数が任命されます。2009年は医師を代表する5名の委員のうち、2005年以来4年間にわたり3名を占めていた日本医師会（日医）の執行部からの再任がありませんでした。これは、政権交代により医療崩壊がいわれているなかで、病院に手厚い対応が必要だという人選によるものとされました。現在は、日医と日本病院団体協議会（日病協）等でさまざまな**議論と攻防**がなされています。

POINT

9 中医協の動きを注視しよう

中医協では、社会保障審議会の基本方針に従い、検証結果も含め、「**個別の点数・算定要件・薬価基準**をどう変えるか」について集中的に議論がなされます。そして、具体的な点数設定はほとんどが事務局（厚生労働省）に任されます。つまり、中医協は主要点数の増減や算定要件の変更を審議しています。

実際のお金の総額は改定率として内閣で決定されますが、**中医協でどのような論議がなされ、どう取りまとめられるかで、皆さんの働く現場に直結した診療報酬、つまり医療の提供が左右される**といっても過言ではありません。中医協の動向を注視してほしいと思います（**図3**）。中医協の動向は厚生労働省ウェブサイト上で公表されています。

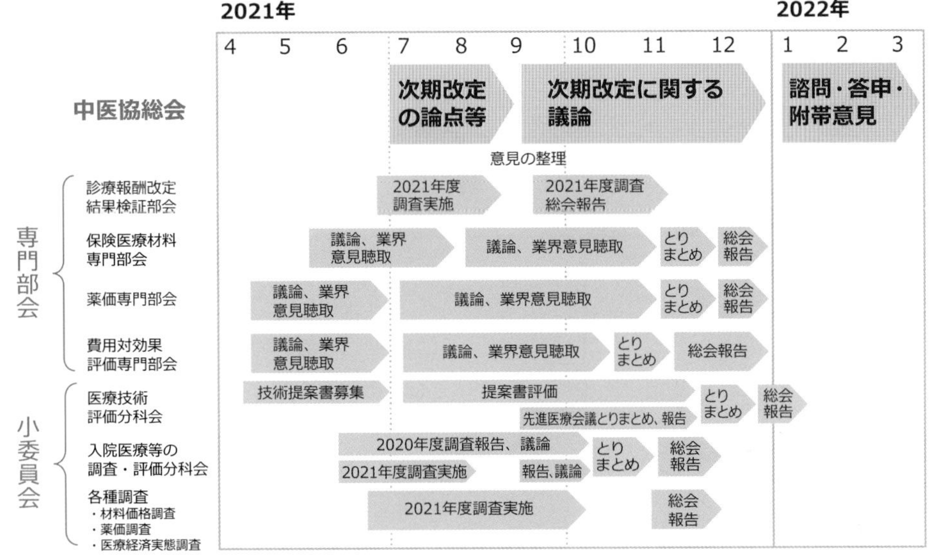

図3 中医協の検討の流れ

［中央社会保険医療協議会総会（第478回）資料（総-14）[4]，p.1を参考に作成］

文 献

1）厚生労働省．平成28年度診療報酬改定の基本方針（骨子案）に関する参考資料．第42回社会保障審議会医療部会資料（参考資料1）．2015年11月19日，7．
2）令和4年厚生労働省告示第54号．別表第一（医科診療報酬点数表）．
3）厚生労働省．診療報酬に係る事務の効率化・合理化及び診療報酬の情報の利活用等を見据えた対応について．中央社会保険医療協議会 総会（第356回）資料（総-3参考）．2017年7月12日，11．
4）厚生労働省．令和4年度診療報酬改定、薬価改定の議論の進め方について．中央社会保険医療協議会総会（第478回）資料（総-14）．2021年4月14日，1．
5）今村知明．診療報酬の概要と中医協．Nursing BUSINESS．8（1），2014，54-7．

ひとこと 2年に１度の診療報酬改定に迅速に対応できるかどうかは、病院経営上、大きな影響をもたらします。これから経営に携わる必要のある方、将来経営に携わりたいと思っている方は、ぜひ中医協の動向を厚生労働省のウェブサイトからチェックしてみてください。

2 初・再診料は医療機関の経営に重要！ 外来の診療報酬

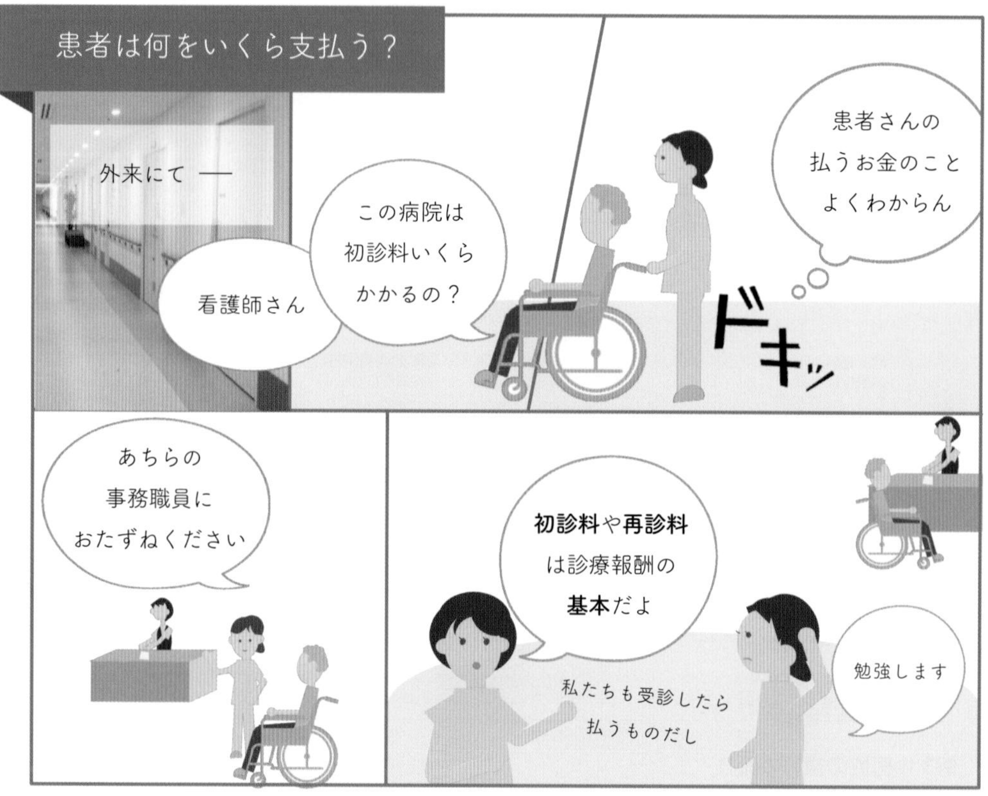

外来患者から「初診料」や「再診料」について質問を受けることがあります。診療報酬のしくみを理解し、外来時の患者負担について正しく説明できるようになりましょう。

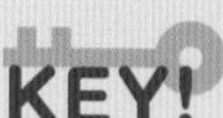

- 外来（初診と再診）の診療報酬
- 初診料のきまり
- 再診料・外来診療料のきまり
- 医学管理料

POINT 1 外来受診時には「初診料」「再診料（外来診療料）」がかかる

診療所や病院（以下、病院等）の診療費明細や領収書には、**初診料**や**再診料**（**外来診療料**）（以下「初・再診料」）の項目があります。**受診のたび、通常どちらかを支払います。**保険診療では**1点は10円**です。

初診料：病気やけがで**初めて**受診する場合
再診料：経過を診るため**継続的に**通院する場合
・診療所・200床未満の病院…**再診料**
・200床以上の病院の再診料…**外来診療料**

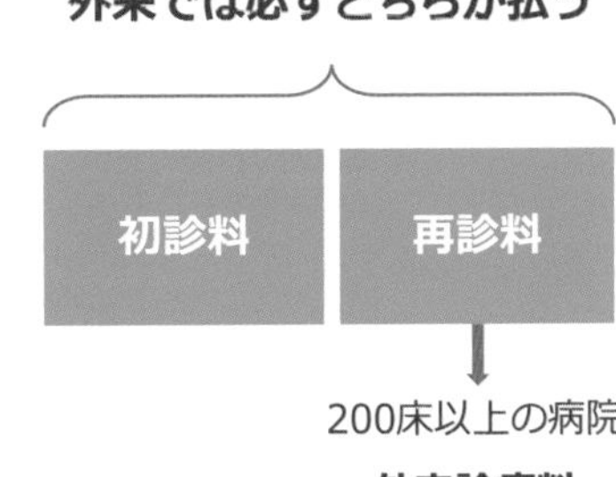

これらと一緒に支払うものに、ほかに「**医学管理料**」「**外来管理加算**」などがあります（**外来管理加算は200床以上の病院は算定できません**）。

プラスα

再診料（外来診療料）が算定されない場合

ただし、初診または再診が行われた同一日であるか否かにかかわらず、**初診または再診に附随する一連の行為とみなされる**下記の場合には、それらに要する費用が初診料または再診料もしくは外来診療料に含まれ、**別に再診料または外来診療料を算定することはできません**[1)]。

①初診時または再診時に行った検査・画像診断の結果のみを聞きにきた場合
②往診等の後に薬剤のみを取りにきた場合
③初診または再診の際、検査・画像診断・手術等の必要を認めたが、いったん帰宅し後刻または後日検査・画像診断・手術等を受けにきた場合

プラスα

初・再診料は、下記の場合に一定額が**加算されます**（診察料が上がります）。

・**患者が6歳未満**
・**夜間・早朝・休日など**（各医療機関の定めた診療時間内であっても）

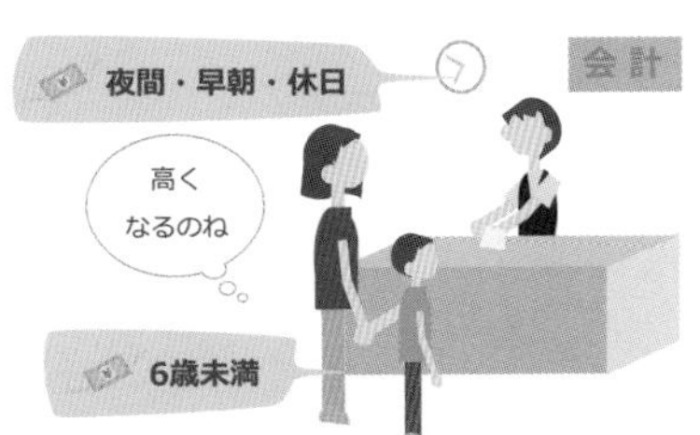

対象となる患者は、「6歳未満」に加え、2018（平成30）年度診療報酬改定により「妊婦」も対象となりましたが（いわゆる妊婦加算）、加算の在り方に関して見直しを求める批判が多く寄せられ、2019（平成31）年1月1日からは算定できない状態となり、2020（令和2）年度診療報酬改定で廃止となりました。

POINT 2 初診料・再診料には基本的な診察などの料金が含まれる

初診料・再診料には**表1**の費用が含まれています[2]。

表1 初診料・再診料に含まれる費用

①**個別技術にて評価されないような**基本的な診察や処置など
・視診、触診、問診などの基本的な診察 ・血圧測定、血圧比重測定、簡易循環機能検査などの簡便な検査 ・点眼、点耳、100cm² 未満の皮膚科軟膏処置用の簡単な処置など
②**基本的な医療の提供に必要な**人的・物的コスト
・診療補助を行う看護師や医療事務職の人件費・基本的な診察用具（カルテ、体温計、聴診器など）、医療機器（エコーやレントゲンなど）の維持更新の費用・保険医療機関の維持にかかる光熱費、施設整備費　など

［中央社会保険医療協議会 診療報酬基本問題小委員会（第157回）資料（診-4）[2]，p.2より］

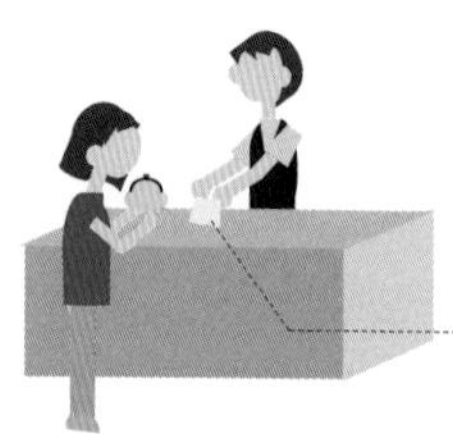

初・再診料に含まれるもの

- 基本的な診察・検査・処置
- 人件費　物品・機器
- 施設整備費

大きな病院での再診料にあたる**外来診療料**には、上記に加えさらに尿検査や血液形態・機能検査、皮膚科軟膏処置等の一部が含まれます。

POINT

3 初・再診料は「基本診療料」の1つ

初・再診料は、入院基本料などとともに「**基本診療料**」と呼ばれます。

プラスα

基本診療料に含まれないものに「医学管理料」がある

基本診療料に**含まれない**、医師による患者の指導や医学的管理など「**見えない技術料**」に対して支払われるのが**医学**管理料です。

医学管理料は、

- 特定疾患療養管理料
- 特定疾患治療管理料
- その他の医学管理料

からなります。

特定疾患療養管理料

結核、悪性新生物（がん）、糖尿病、高血圧性疾患、虚血性心疾患、脳血管疾患などの**国が定めた疾患に対して**月2回、診療所（225点）、100床未満の病院（147点）、100床以上200床未満の病院（87点）で算定されますが、**200床以上の病院では算定されません。**

特定疾患治療管理料

ウイルス性疾患、悪性腫瘍、糖尿病合併症、人工透析などの対象となる疾患や、検査、算定の基準などが決められています。

その他の医学管理料

小児科外来診療料、生活習慣病管理料（脂質異常症、高血圧症、糖尿病）、手術前（後）医学管理料、ニコチン依存症管理料などがあり、疾患や処置、算定の基準などが項目ごとに定められています。

POINT 4

医療機関の役割分担に応じて、診療報酬は決められている

「外来診療やかかりつけ医の役割は診療所や200床未満の病院に」「難しい病気や大きな手術は大病院で」と、**医療機関の役割分担**に考慮して診療報酬は決められています。**初・再診料は医療機関の経営にとって非常に重要**で、特に診療所では医業収入の約20％程度を占めています。

高血圧のような慢性疾患では、**診療所**では通院のたびに算定される**再診料**と**外来管理加算**や**医学管理料**が、外来管理加算を請求できない**大病院**では**初診料**が、大事な収入になっています。

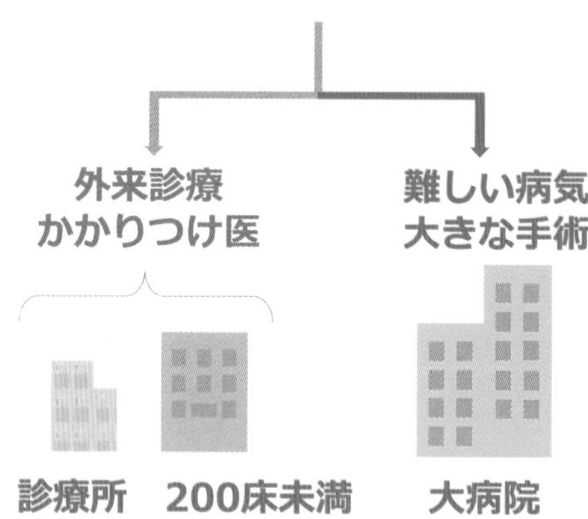

プラスα

たとえば、高血圧で毎月**診療所**に通院した場合、再診料（73点）と外来管理加算（52点）が算定され、さらに生活習慣に関する服薬や運動などの指導を行った場合には、医学管理料のなかの生活習慣病管理料が月１回620点算定されます。

一方、**200床以上**の病院で90日分の処方を受け、３ヵ月ごとに通院した場合は、通院のたびに初診料（288点）が算定されます。

POINT 5 初診料はどの医療機関も同じ

初診料は、診療所から大学病院まで規模の大きさにかかわらず、**すべての医療機関を初めて受診する際に必ず支払われます**。以前は、診療所には外来診療、病院には入院治療の役割分担が期待され、初診料は診療所のほうが病院よりもやや高くなっていましたが、2006（平成18）年に**診療所も病院も同じ点数**になり、2022年4月では288点（情報通信機器を用いた初診は251点）です（**図1**）。

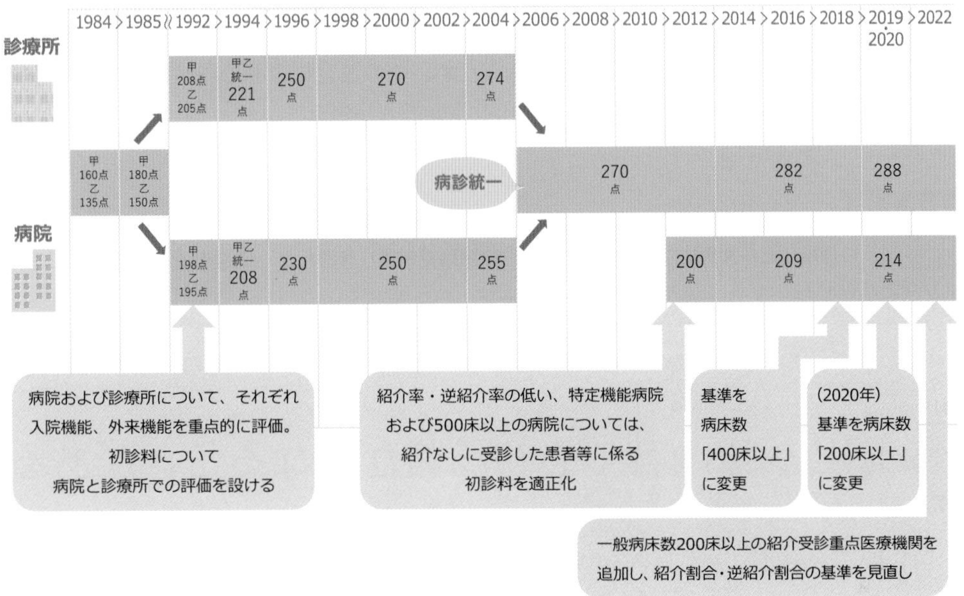

図1 初診料の評価の変遷

［中央社会保険医療協議会総会（第482回）資料（総-3）[3]，p.27より］

POINT

6 大病院を紹介状なしで受診する患者は、さらに7,000円以上の費用負担がかかる

大きな病院（200床以上の地域医療支援病院・紹介受診重点医療機関・特定機能病院）を紹介状なしで受診すると、初診料とは別に「**初診時選定療養費**」が必要となります。これは、紹介状なしで大病院を初診したときの問診などにかかるコストを考慮したもので、**病院が定額負担（7,000円）以上の金額で設定できます**。2022（令和4）年度診療報酬改定前の金額設定は5,000円以上でしたが、改定後は7,000円以上とするよう見直されています（2022（令和4）年10月1日から施行・適用）。また、改定後の新たなルールとして、定額負担が発生した患者の初診料からは、2,000円（200点）を保険給付範囲から控除することになります。選定療養費は課税対象であるため、この改定により、各病院が設定する定額負担の額は多くが税込みで7,700円以上になると考えられます。

逆に、**診療所などが大病院に患者の紹介状（診療情報提供書）を書く**と、「**診療情報提供料**」250点が算定されます。

POINT

7 同じ診療内容でも初診料が異なることがある

同じ日に同じ病院であれば、2つ目の科は「同日初診料」144点、3つ目以降の科は初診料を請求できません。別の日に1科ずつ初診した場合はそれぞれ初診料288点を請求できます。**同じ診療を行っても、請求できる初診料が異なる**ことが課題として指摘されています。

例：内科・耳鼻科・眼科を受診するとき

別の日に1科ずつ受診すると…

- 1つ目の科（内科）…**初診料（288点）**
- 2つ目の科（耳鼻科）…**初診料（288点）**
- 3つ目以降の科（眼科）…**初診料（288点）**

内科	耳鼻科	眼科
初診料 288点	初診料 288点	初診料 288点

同じ日に同じ病院で3科まとめて受診すると…

・1つ目の科（内科）…**初診料**（288点）
・2つ目の科（耳鼻科）…**同日初診料**（144点）
・3つ目以降の科（眼科）…**初診料なし**

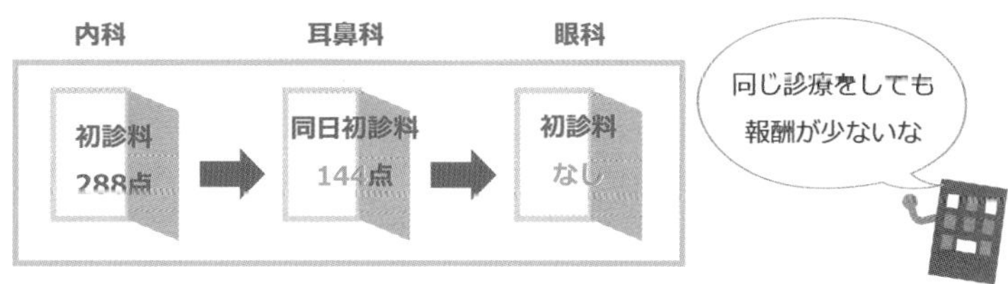

このときは初診料？再診料？

たとえば、高血圧や腰痛で診療所に通院中の患者に、新たに併発した糖尿病の診察を行っても一般的には「**再診**」ですが、同じ病院内でも、糖尿病治療のために新たに内分泌内科を受診した場合は「**初診**」となります。

患者が**任意に診療を中止し、ひと月以上経過した後、再び同一の保険医療機関において診療を受ける**場合には、その診療が同一病名または同一症状によるものであっても、その際の診療は**初診**として取り扱うこととされています。この場合において、ひと月の期間の計算は暦月によるものであることとなっており、たとえば2月10日～3月9日、9月15日～10月14日などと計算します。

POINT 8 診療所・200床未満の病院の再診料は同じ

診療所と**200床未満**の病院の**再診料**は同じで、2022年4月時点では73点です（情報通信機器を用いた再診も同じ点数）。

プラスα

再診料・外来管理加算の評価の変遷

「再診料」は、1985（昭和60）年には診療所と病院で点数が分けられていました。1993（平成5）年の特定機能病院制度創設に伴い、1998（平成10）年には特定機能病院外来診療料（90点）が導入されましたが、2000（平成12）年には200床以上の病院を対象にした「外来診療料」に改正されています。改正当時、再診料は診療所（74点）、200床未満の病院（59点）、200床以上の病院（外来診療料；70点）の3つに区分され、医療機関の規模で名称と点数が異なっていました。その後、2010（平成22）年には**診療所と200床未満の病院の再診料は統一されました**（**図2**）。

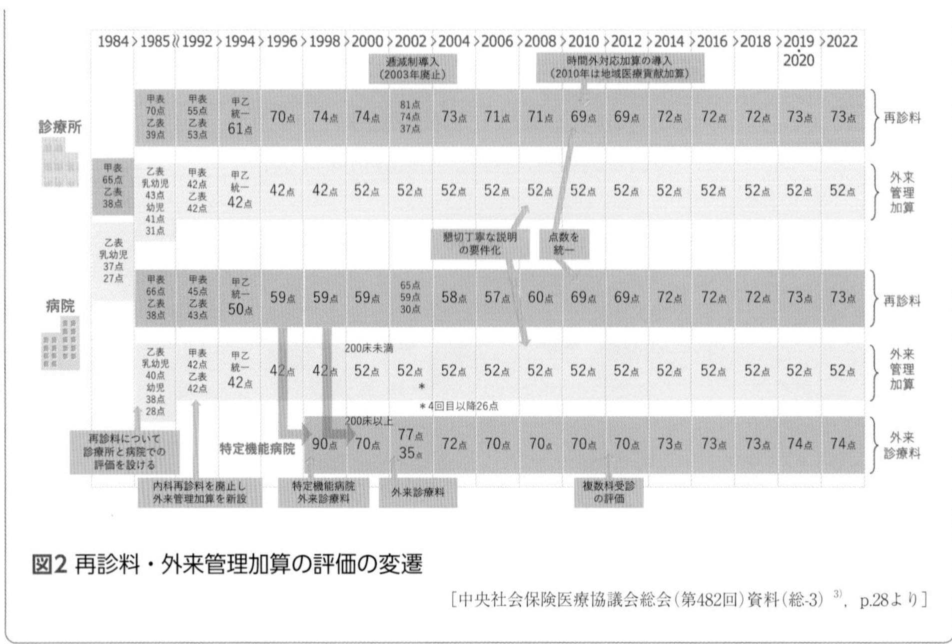

図2 再診料・外来管理加算の評価の変遷

［中央社会保険医療協議会総会（第482回）資料（総-3）[3]，p.28より］

POINT 9 200床以上の病院の再診料は「外来診療料」という

200床以上の病院の再診料は**外来診療料**と呼ばれます。初診料に含まれる内容だけでなく、**基本的な尿検査や血液検査、処置の一部**も含まれますが、**外来管理加算は算定できません。**2022年4月時点では74点です（情報通信機器を用いた再診は73点）。

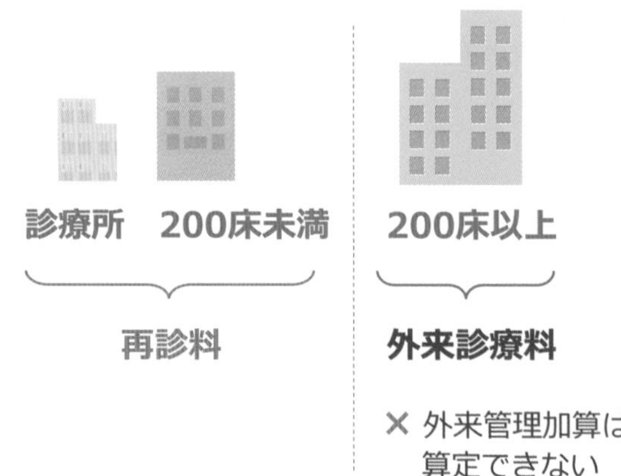

POINT 10
同日受診や、電話での問い合わせも「再診料」を算定できる

同じ日に複数回受診する

同じ日に2度、3度と診察を受けた場合は、**同日再診・再再診**として診療のたびに再診料を算定できます（例：朝に病院を受診していったん帰宅後に症状が悪化して、再度受診するなど）。

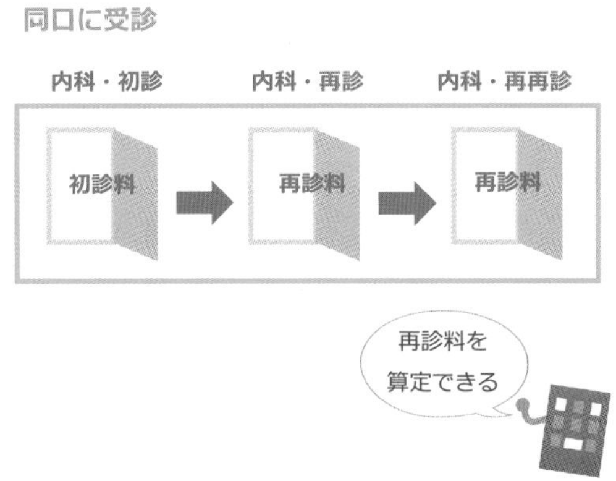

患者からの電話問い合わせ

通院中の患者からの**電話での問い合わせ**に対応した場合も、**電話再診**として再診料を算定できます（初診では患者の状態を把握できないため、電話初診はありません）。

電話で
問い合わせ
たいのですが
どうぞ
再診料を
算定できる

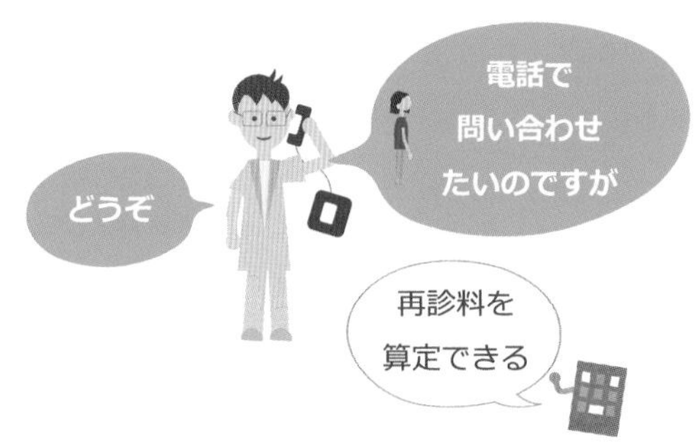

複数疾患をもつ患者が同じ日に複数診療科を受診する

複数の疾患をもつ患者が同じ日に2つ以上の診療科を受診した際の再診料は、以前は認められていませんでしたが、2012年からは**2つ目の科に限り**再診料が認められており、通常の半額にあたる37点を算定できます。

POINT

11 初診料及び外来診療料は、紹介割合・逆紹介割合に基づく減算規定がある

初診料及び外来診療料には、**紹介・逆紹介割合に基づいて、減算される**決まり（規定）があります。2022（令和4）年度診療報酬改定では、その規定の**対象となる病院が増え（一般病床の数が200床以上の「紹介受診重点医療機関」が追加）、基準が厳しくなる**とともに、**紹介・逆紹介割合の算出方法が見直され**ました。

「紹介受診重点医療機関」というのは新たな用語で、医療資源を重点的に活用する外来を地域で基幹的に担う医療機関とされており、2022年4月から開始される外来機能報告において、今後明確化が図られることとなっています[4]。

なお、外来機能報告は、地域の医療機関における外来機能の明確化、連携に向けて、各地域でデータに基づく議論を進めることを目的として創設された制度です[5]。

表2 2022（令和4）年度診療報酬改定後の減算規定

初診料（注2，3）214点（情報通信機器を用いた初診は186点）
外来診療料（注2，3）55点

※基本となる初診料は288点（情報通信機器を用いた初診は251点）、外来診療料は74点。
上記の注2，3の点数は紹介割合・逆紹介割合に基づく減算後の点数

	特定機能病院	地域医療支援病院（一般病床200床未満を除く）	紹介受診重点医療機関（一般病床200床未満を除く）	許可病床400床以上（一般病床200床未満を除く）
減算規定の基準	紹介割合50％未満 又は 逆紹介割合30‰未満			紹介割合40％未満 又は 逆紹介割合20‰未満
紹介割合（%）	（紹介患者数＋救急患者数）/初診患者数×100			
逆紹介割合（‰）	逆紹介患者数/（初診＋再診患者数）×1,000			
初診患者の数	医学的に初診といわれる診療行為があった患者の数。以下を除く。 ・救急搬送者、休日又は夜間に受診した患者			
再診患者の数	患者の傷病について医学的に初診といわれる診療行為があった患者以外の患者の数。以下を除く。 ・救急搬送者、休日又は夜間に受診した患者、B005-11遠隔連携診療料又はB011連携強化診療情報提供料を算定している患者			
紹介患者の数	他の病院又は診療所から紹介状により紹介された者の数（初診に限る）。 ・情報通信機器を用いた診療のみを行った場合を除く。			
逆紹介患者の数	紹介状により他の病院又は診療所に紹介した患者の数。 ・B005-11遠隔連携診療料又はB011連携強化診療情報提供料を算定している患者を含む。 ・情報通信機器を用いた診療のみ行い、他院に紹介した患者を除く。			
救急搬送者の数	地方公共団体又は医療機関に所属する救急自動車により搬送された初診の患者の数。			

※‰(per mill)＝1000分の1を1とする単位

［令和4年度診療報酬改定の概要[6]，p.151より］

「紹介割合・逆紹介割合」に名称が変わった

まず注意が必要なのは、名称が変更された点です。診療報酬上では、これまで紹介率・逆紹介率と呼ばれていたものが、2022（令和4）年度の診療報酬改定で、**「紹介割合・逆紹介割合」に名称が変更**されました。

しかし、医療法においても存在する紹介率・逆紹介率はそのまま残り、しかも定義される算出方法が異なっていることから、ややこしい状況となってしまいました。

表3 医療法における紹介率・逆紹介率

	特定機能病院	地域医療支援病院 （一般病床200床未満を除く）	許可病床400床以上
【医療法】 要件	紹介率50％以上・逆紹介率40％以上となるよう努めること。（※1）	次のいずれかに該当すること。 （※2） ア. 紹介率80％以上 イ. 紹介率60％以上かつ逆紹介率30％以上 ウ. 紹介率40％以上かつ逆紹介率60％以上	―
紹介率＝	（紹介患者数＋救急搬送者数）/ 初診患者数	【医療法】紹介患者数/ 初診患者数	（紹介患者数＋救急搬送者数）/ 初診患者数
逆紹介率＝	逆紹介患者数/初診患者数		
紹介患者の数	他の病院又は診療所から紹介状により紹介された者の数（初診に限る）。 以下を含む。 ・紹介元からの電話情報により、特定機能病院の医師が紹介状に転記する場合 ・他の医療機関における検診の結果により精密検診のための受診で紹介状又は検査票等に、紹介目的、検査結果等についての記載がされている		
逆紹介患者の数	紹介状により他の病院又は診療所に紹介した患者の数。 以下を含む。 ・電話情報により他の病院等に紹介し、その旨を診療録に記載した患者 ・紹介元に返書により紹介した患者	他の病院又は診療所に紹介した者の数。具体的には、 ・診療状況を示す文書を添えて紹介（診療情報提供料を算定）した患者 ・地域連携診療計画料を算定した患者のうち診療情報提供料算定の要件を満たす者	
初診患者の数	医学的に初診といわれる診療行為があった 患者の数。 以下を除く。 ・休日又は夜間に受診した患者 ・自院の健康診断で疾患が発見された患者	医学的に初診といわれる診療行為があった患者の数。 以下を除く。 ・救急搬送者 ・休日又は夜間に受診した患者 ・自院の健康診断で疾患が発見された患者	
救急搬送者の数	地方公共団体又は医療機関に所属する救急自動車により搬入された初診の患者の数。		

※1　医療法の一部を改正する法律の一部の施行について（平成5年2月18日）（健政発第19号）
※2　医療法の一部を改正する法律の一部の施行について（平成10年5月19日）（健政発第639号）

［中央社会保険協議会総会（第482回）資料（総-3）[3]，p.57より］

さらに、**紹介受診重点医療機関の指定においては、外来機能報告の紹介率・逆紹介率が用いられる**こととなっており、外来機能報告の紹介率・逆紹介率の定義は、地域医療支援病院の定義を用いる方針とされています。

●外来機能報告における紹介率・逆紹介率の定義（方針） [4) p.7]

紹介受診重点医療機関の協議については、外来機能報告から整理された、医療機関ごとの紹介受診重点医療機関となる意向の有無、医療資源を重点的に活用する外来に関する基準の適合状況、外来医療の実施状況、紹介・逆紹介の状況等を踏まえて議論する。紹介受診重点医療機関の取りまとめにおいては、当該医療機関の意向が第一となる。その上で、協議に当たっては、当該地域の医療提供体制のあり方として望ましい方向性について、関係者間で十分に協議しつつ、取りまとめに向けた摺り合わせを行うこと。

・医療資源を重点的に活用する外来に関する基準の具体的な水準は、
▶ 初診基準（初診の外来件数のうち「医療資源を重点的に活用する外来（※）」の件数の占める割合）：40％以上
かつ
▶再診基準（再診の外来件数のうち「医療資源を重点的に活用する外来（※）」の件数の占める割合）：25％以上
とする。

（※）医療資源を重点的に活用する外来は、次の①～③のいずれかに該当する件数。
①医療資源を重点的に活用する入院の前後の外来
②高額等の医療機器・設備を必要とする外来
③特定の領域に特化した機能を有する外来

・また、参考にする紹介率及び逆紹介率は、地域医療支援病院の定義を用いることとし、具体的な水準は、紹介率 50％以上かつ逆紹介率 40％以上とする。
（注）紹介率は、「紹介患者の数」を「初診患者の数」で除して算出し、逆紹介率は、「逆紹介患者の数」を「初診患者の数」で除して算出する。

特定機能病院の場合を例として、**2022（令和4）年度診療報酬改定後の算定式**をまとめると次のようになります。

紹介率（紹介割合）

診療報酬	医療法	外来機能報告＊
「紹介割合」に名称変更。 紹介割合（％） ＝（紹介患者数＋救急患者数）／初診患者数×100	紹介率＝ （紹介患者数＋救急搬送者数）／初診患者数	紹介率＝ 紹介患者数／初診患者数

逆紹介率（逆紹介割合）

診療報酬	医療法	外来機能報告＊
「逆紹介割合」に名称変更。 逆紹介割合（‰） ＝逆紹介患者数／（初診＋再診患者数）×1000	逆紹介率＝ 逆紹介患者数／初診患者数	逆紹介率＝ 逆紹介患者数／初診患者数

＊従来の医療法の報告とは別の報告事項

2022（令和4）年度の改定で、紹介率・逆紹介率の在り方はかなり複雑化してしまいました。今後は実務的に算出方法等を間違わないよう、十分に注意する必要があります。

文献

1）厚生労働省．診療報酬の算定方法の一部改正に伴う実施上の留意事項について（通知）．2016（平成28）年3月4日，保医発0304第3号．別添1（医科点数表）．
2）厚生労働省．初・再診料について．中央社会保険医療協議会 診療報酬基本問題小委員会（第157回）資料（診-4）．2012年4月25日．2.
3）厚生労働省．外来（その1）．中央社会保険医療協議会総会（第482回）資料（総-3）．2021年7月7日．23, 27, 28, 57.
4）厚生労働省．外来機能報告等に関するガイドライン．外来機能報告等に関するワーキンググループ，2022年3月16日，2-4, 7.
5）厚生労働省．外来機能報告制度．
6）厚生労働省．令和4年度診療報酬改定の概要．令和4年3月4日，151.
7）厚生労働省．消費税率10%への引上げに伴う対応．中央社会保険医療協議会総会（第407回）資料（総-2-2）．2019年2月6日，1-31.
8）神奈川芳行．外来の診療報酬 初診料と再診料．Nursing BUSINESS．8(4)，2014，62-4.

ひとこと

外来の診療報酬のしくみは、医療機関で働いていたとしても、きちんと学んでみないとよくわからないものだと思います。外来診療料を取りこぼしなく、また誤りなく算定できているかどうか、わかるとわからないとでは、経営に携わるうえで大きな差があると思われます。さらに、本文で詳しく解説しましたが、今後は2022（令和4）年度改定に伴う紹介率（紹介割合）、逆紹介率（逆紹介割合）の扱いに、特に注意が必要です。

3 看護師がリストラになる？ 時流をよんで生き抜くべし

入院基本料①概要と展望、看護配置

「7対1」をとるということ
休憩中――
病院幹部は
看護配置「7対1」を
とるのに必死ですね
そりゃ
病院収入が
かかってるから
とれるととれないでは
収入が大違い！
でもね
「7対1」の病院は
今後 減るんだって
うちも将来
「10対1」かも？
そうしたら
看護師が余って
リストラとか
ありますかね？
どうしよ～
時流をよんで
生き抜くべし！

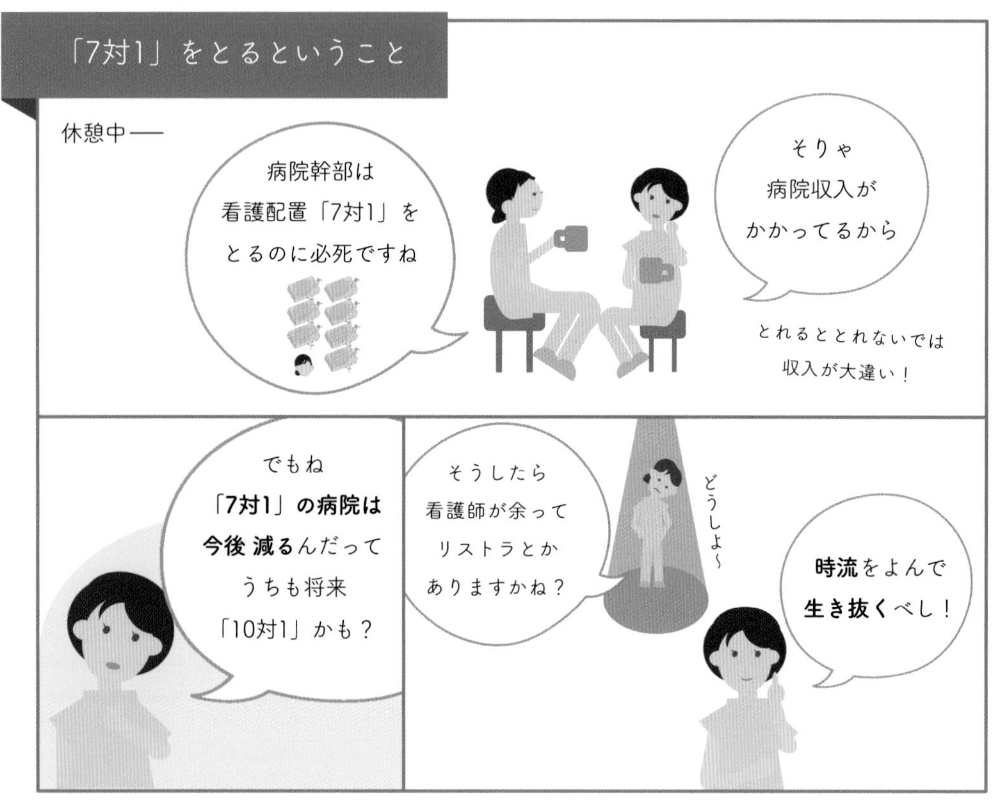

看護配置は、病院ごとに「7対1」「10対1」など決められていて、看護師の雇用に直結します。看護配置は診療報酬の「入院基本料」の一項目です。入院基本料、看護配置について知っておきましょう。

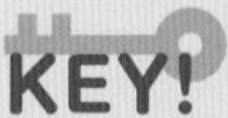

- 入院基本料のしくみ
- 入院基本料の歴史的変遷
- 看護配置の算出方法
- 7対1の今後の見通し

POINT 1 基本的な入院医療サービスの対価を「入院基本料」という

入院基本料とは、基本的な入院医療の体制に対して支払われる対価です。入院時の医学管理・看護・療養環境（寝具など）を包括的に評価します。入院基本料は、入院基本等加算や特定入院料などとともに基本診療の「入院料」（入院にかかわる診療報酬）を構成し、**医療機関の経営の基礎**となります。

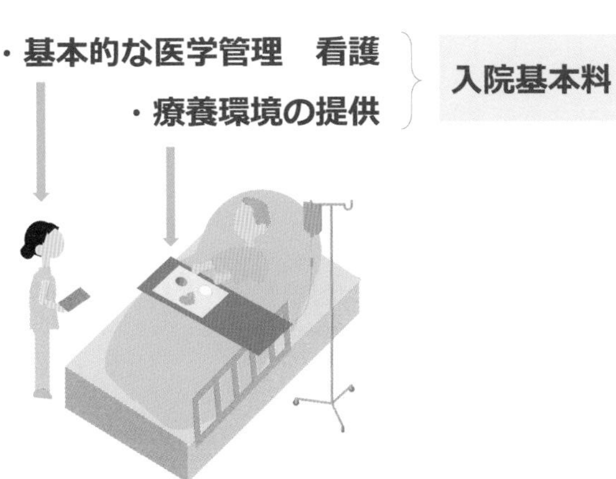

POINT 2 入院料の算定にはまず届け出が必要

入院料を算定するためには、施設基準を満たしたうえで、所在地の地方厚生局に届け出なければなりません。**入院基本料**を算定するには、**5つ**の医療提供体制が一定の基準に適合していることが必要です。

- 入院診療計画に関する基準
- 院内感染防止に関する基準
- 医療安全管理体制に関する基準
- 褥瘡に関する基準
- 栄養管理体制の基準

POINT 3

病棟・医療機関の機能によって入院基本料は異なる

入院基本料の**種類**は、病棟や医療機関の**機能**ごとに設定されます（**表1**）。

表1 入院基本料の種類

一般病棟	一般病棟入院基本料（急性期・地域一般入院基本料） 特定機能病院入院基本料（一般病棟） 専門病院入院基本料 障害者施設等入院基本料 有床診療所入院基本料
療養病棟	療養病棟入院基本料 有床診療所療養病床入院基本料
結核病棟	結核病棟入院基本料 特定機能病院入院基本料（結核病棟）
精神病棟	精神病棟入院基本料 特定機能病院入院基本料（精神病棟）

プラスα

入院基本料の評価の変遷

1999（平成11）年以前は「入院時医学管理料」（医学管理に関する費用）、「看護料」（看護師等の数に応じた評価）、「室料、入院環境料」（療養環境の提供の評価）であったものが、**2000**（平成12）年以降に「**入院基本料**」（入院の際に行われる基本的な医学管理料、看護、療養環境の提供を含む一連の費用を評価したもの）となり、医療機関がその**機能を十分に発揮しているか**が、評価の対象として加えられました（**表2**）。

表2 基本的な入院医療の評価の変遷

	給食	入院環境料（室料）	看護料	医学管理
1999年時点	入院時食事療養費	入院環境料	看護料	入院時医学管理料
2000年以降	入院時食事療養費	入院基本料（入院環境料・看護料・医学管理料）		

POINT 4 入院基本料によって「看護配置」は異なる

1つの病院に何人の看護職員（看護師・准看護師）が勤務しなければならないかは、**医療法**に基準が定められています。これとは別に、**入院基本料**の基準にも**看護配置**が決められています。これは**看護職員1人が平均何人の入院患者を受け持つか**を示すもので、入院基本料によって人数は変わります。

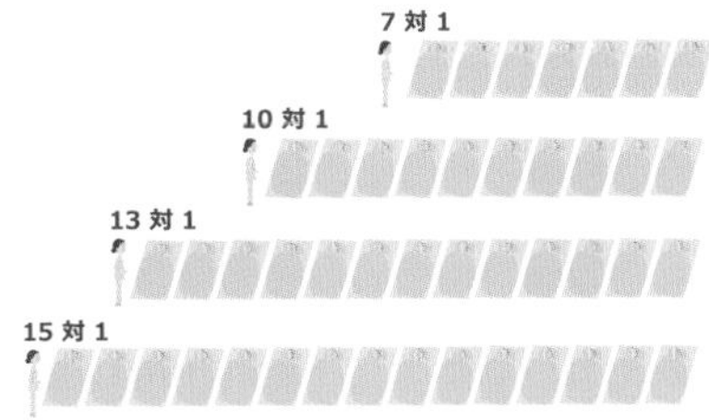

2018（平成30）年度診療報酬改定から変わった評価体系

2018（平成30）年度診療報酬改定以前は、どちらかといえば看護配置に応じて入院基本料が設定されていましたが、2018（平成30）年度改定による**入院基本料の再編・統合**により、**入院患者の医療の必要性に応じた適切な評価**が選択されるよう**実績に応じた評価体系**が導入されました。さらに、将来の**入院医療ニーズの変化**にも弾力的に対応できるような体系となっています。

入院医療評価体系は、「基本的な医療の評価部分」と「診療実績に応じた段階的な評価部分」の2つの評価を組み合わせた**評価体系**になっています。**図1**に示すように、**急性期医療、回復期医療、慢性期療養**の機能の流れの中で、各入院料が位置づけられています。

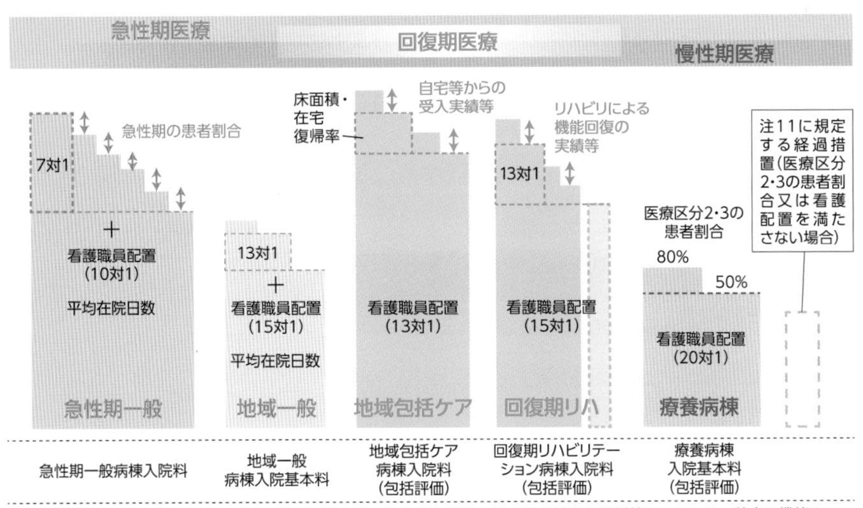

図1 新たな入院医療の評価体系と主な機能（イメージ）：2022（令和4）年度改定時点の解説図

［令和4年度診療報酬改定の概要[1]，p.8より］

2018（平成30）年度診療報酬改定で導入された急性期一般入院基本料

一般病棟入院基本料（**7対1、10対1**）は再編・統合され、新たに「**急性期一般入院基本料**」が設定されています。急性期一般入院基本料は**段階的に評価**されることになっており、これまでの7対1入院基本料と10対1入院基本料の中間の評価が設定されています（**図2、表3**）。

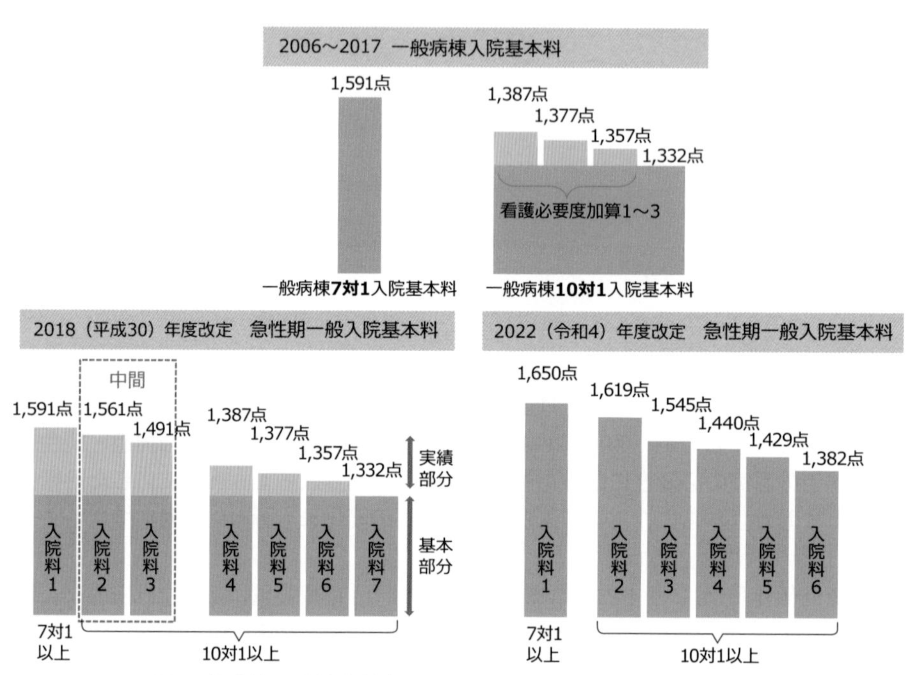

図2 一般病棟入院基本料（7対1、10対1）の再編・統合のイメージ：2022（令和4）年度改定時点

［令和4年度診療報酬改定の概要[1]，p.21より］

表3 急性期一般入院基本料（急性期一般入院料1～6）の内容：2022（令和4）年度改定を反映

		入院料1	入院料2	入院料3	入院料4	入院料5	入院料6
看護職員		7対1以上（7割以上が看護師）	10対1以上（7割以上が看護師）				
該当患者割合の基準 必要度Ⅰ／Ⅱ	許可病床数200床以上	31%／28%	27%／24%	24%／21%	20%／17%	17%／14%	測定していること
	許可病床数200床未満	28%／25%	25%／22%	22%／19%	18%／15%		
平均在院日数		18日以内	21日以内				
在宅復帰・病床機能連携率		8割以上	−				
その他		医師の員数が入院患者数の100分の10以上	・入院医療等に関する調査への適切な参加 ・届出にあたり入院料1の届出実績が必要		−		
データ提出加算		○（要件）					
点数		1,650	1,619	1,545	1,440	1,429	1,382

［令和4年度診療報酬改定の概要[1]，p.21より］

2018（平成30）年度診療報酬改定で導入された地域一般入院基本料

一般病棟入院基本料（**13対1、15対1**）についても再編・統合され、新たに「**地域一般入院基本料**」が設定されています（**図3、表4**）。

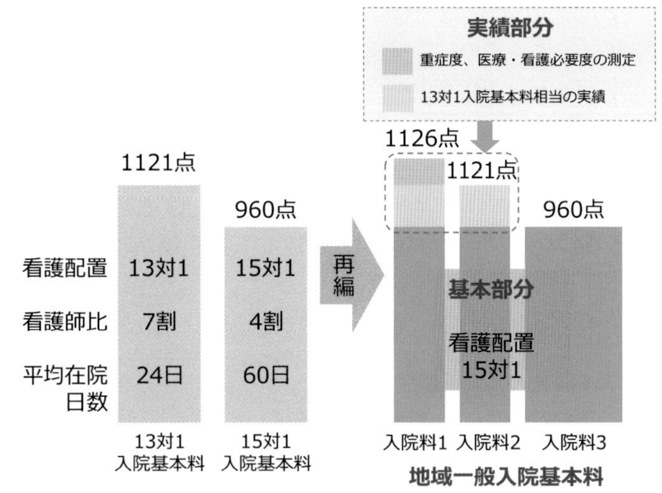

図3 一般病棟入院基本料（13対1、15対1）の再編・統合のイメージ：2018（平成30）年度改定時点

［平成30年度診療報酬改定の概要（医科Ⅰ）[2]，p.19より］

表4 地域一般入院基本料1～3の内容：2022（令和4）年度改定時点

	入院料1	入院料2	入院料3
看護職員	13対1以上（7割以上が看護師）		15対1以上（4割以上が看護師）
平均在院日数	24日以内		60日以内
重症度、医療・看護必要度の測定	○	—	
点数	1,159点	1,153点	988点

［平成30年度診療報酬改定の概要（医科Ⅰ）[2]，p.20／中央社会保険医療協議会総会（第407回）資料（総-2-2）[3]，p.4より］

プラスα

看護師比率の算出方法

看護師比率はこのように計算します。

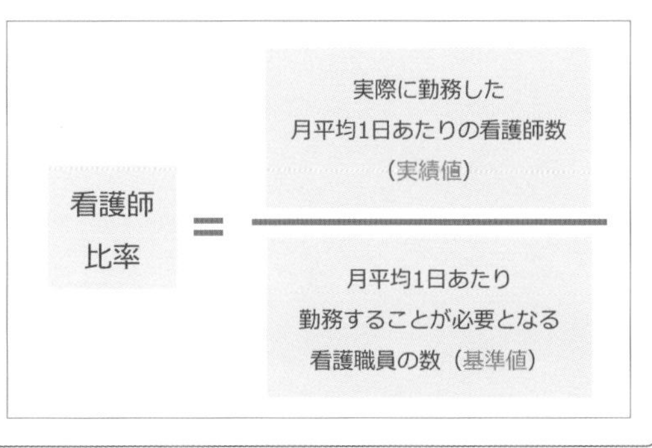

POINT

5 1日3勤務帯、1勤務帯あたり8時間が標準

看護配置数は、交代制（2交代・3交代）にかかわらず1日**3勤務帯**、1勤務帯あたり**8時間**を標準として算出します。この計算を満たすと、それぞれの入院基本料の基準が定める看護提供がされたものとみなされます。

看護配置数の算出例

例として、「患者数平均500人で配置看護職員数が330人（看護師300人、准看護師30人）の病棟の場合。7対1区分で1ヵ月の日数を30日として、週休分の休みが10日あったとした場合」ではこのようになります。

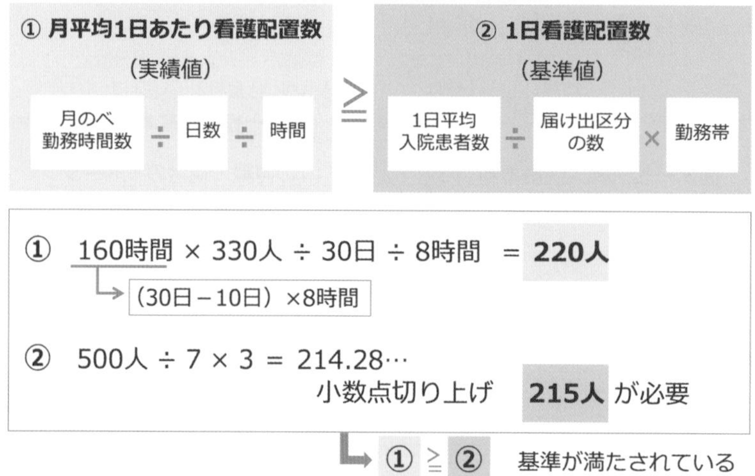

プラスα

しかし、このように基準が満たされても、これでは休日は週休分しか取得できないことになります。算定の基準では、病棟外で実施される会議・研修に出席するなどして**病棟での看護を行わない時間数は含めることはできない**とされています。

POINT 6 安心・健康に働くうえで必要な看護師数を考える

基準が満たされる看護配置数のなかで、研修・休日・有給休暇・出産・育児・介護休暇の取得など看護師が**安心して健康的に働ける**ことを第一優先に考えなければなりません。そのうえで、入院基本料を算定するために必要な看護師数を考えていきます。

そこで、**週休分以外の休み（祝日や有給休暇）を含んだ**場合の、必要な看護職員数を算出する計算式の例を1つ紹介するので、参考にしてください。

必要な看護職員数の算出例

たとえば「病床数600床で稼働率83％だと、患者数平均498人の病棟*になる。その場合、7対1区分で必要な看護職員数」を試算するとこのようになります[4)]。

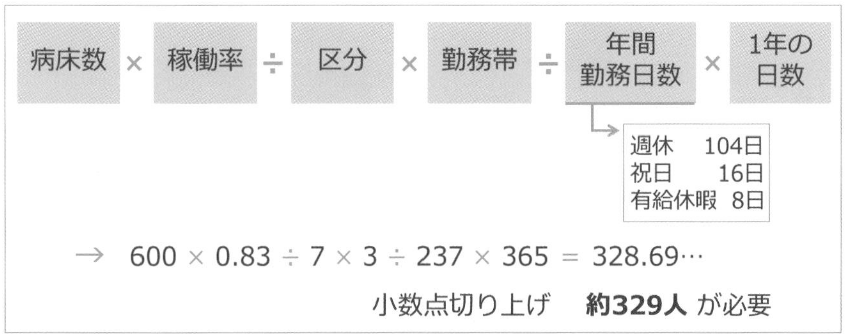

＊ここでの「病棟」は看護単位の病棟ではなく、法律用語としての病棟で、7対1の対象となるすべての一般病床の合計を指します

POINT

7 7対1は急性期のための方策

急性期一般入院料1の「7対1」とは、**入院患者7人**に対して**看護師1人**が勤務することです。この基準を満たせば高い診療報酬を得られます。7対1入院基本料が2006（平成18）年に開始される前は、多くて**10対1**（患者10人に対し看護師1人）でした。7対1は急性期病院の「看護師の過重労働を和らげる」「患者に手厚い看護を提供する」ための方策としてスタートしました。**急性期病院は重症患者が多く、より多くの看護師を配置する必要がある**ためです。

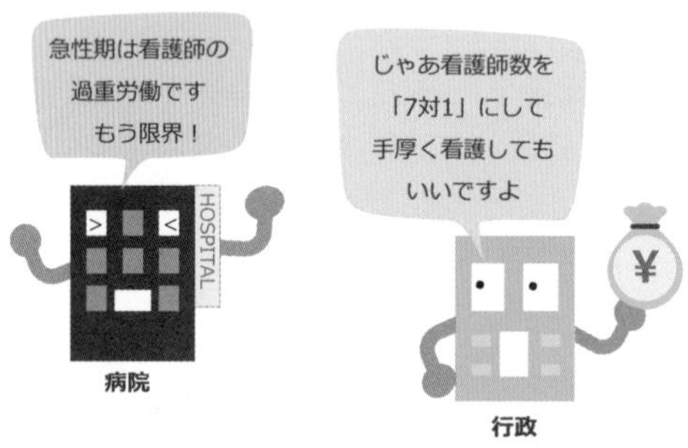

POINT

8 7対1は国の医療費、各病院の人件費に影響する

本来は急性期病院のための方策のはずが、高い診療報酬を目当てに、急性期以外の病院も獲得を目指したので、7対1施設が国・厚労省の想定以上の数に増えました。その結果、

①**人件費**がかさみ各病院の**経営を圧迫**（7対1入院基本料だけの収入増では、特に公的病院で人件費のほうが上回ってしまい、最初の2年は利益が出ても、3年目からは赤字になるのが普通で、**人件費以上の増収を図る**必要があった）

②医療費が膨れ上がり保険財源不足に拍車をかけている

という問題に直面していました。

7対1から10対1に移行すれば、病院は人件費対収入の効率がとてもよくなります。その代わり、看護師をはじめ働く人たちは大変になります。**経営的側面と労働環境のバランス**を考えることが必要です。

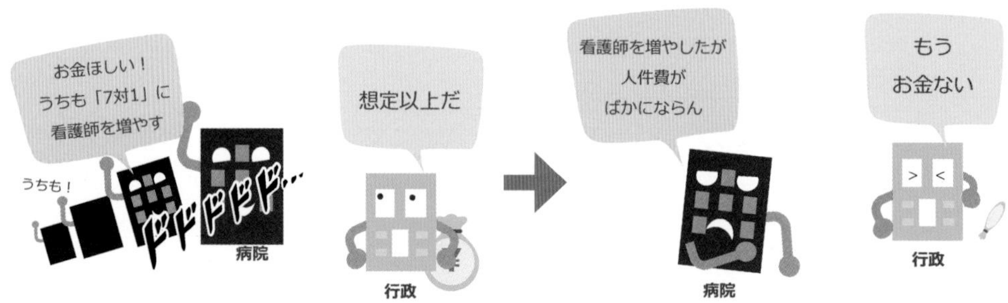

POINT

9 国は病床の機能分化・連携を推し進めたい

7対1の届出病床数は、導入の2006（平成18）年を基準とすると、最大で約8.5倍程度まで増加しました（2014［平成26］年時点）。国・厚労省は医療費増大を抑えるため、（本来の目的である急性期以外の）7対1施設を減らしたい考えです。これは**超高齢社会**にあわせて**病床の機能分化・連携を推し進めたい**国の方針にも合致します。そこで7対1の認定基準をきびしくするなどの手をうちましたが、2015（平成27）年以降、減少傾向とはなっているものの、なかなか思惑通りには減りませんでした（**図4**）。

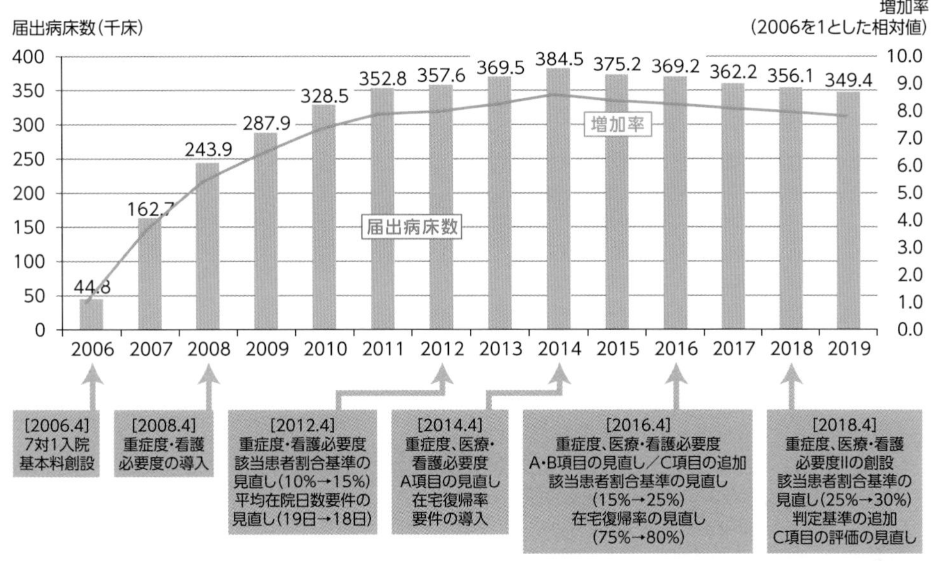

図4 一般病棟入院基本料7対1の届出病床数の推移

※2018年度以前は7対1入院基本料、以降は急性期一般入院料1の届出病床数

［中央社会保険医療協議会 総会（第486回）資料（総-2）[5]，p.38より］

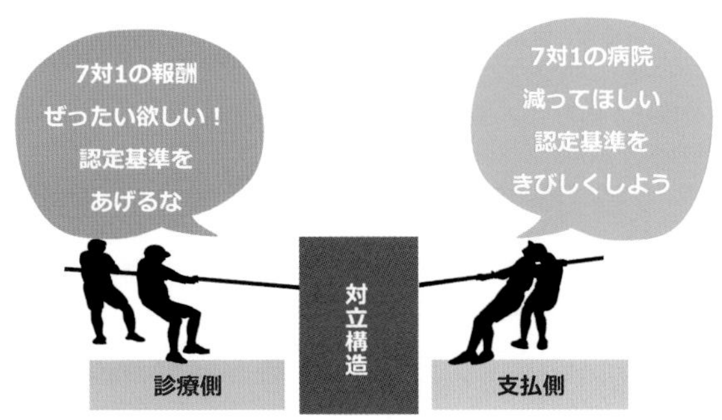

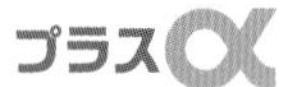

7対1入院基本料は、ほぼ毎回のように診療報酬改定で基準の見直しが行われてきました（**表5**）。2016（平成28）年度の診療報酬改定でも、中央社会保険医療協議会（中医協）で**診療側委員**と**支払側委員**が攻防を繰り広げ注目されました。

2018（平成30）年度の診療報酬改定では、いよいよ**一般入院基本料の姿が変わりはじめた**といえます。いわゆる「7対1看護」は急性期一般入院料1のみとなり（特定機能病院等を除く）、2018年4月以降、**旧7対1看護体制の病院がどの入院基本料で届出を行うのかが注目されました。**

しかし、先述の通り7対1病床数はそれほど減らず、引き続き重症度、医療・看護必要度を含む基準の見直しが進められています。

表5 7対1入院基本料の施設基準に係る経緯

2005年 (平成17)	**医療制度改革大綱** 「急性期医療の実態に即した看護配置について適切に評価した改革を行う」
2006年 (平成18)	**7対1入院基本料創設**
2007年 (平成19)	**中央社会保険医療協議会から厚生労働大臣への建議** 「手厚い看護を必要とする患者の評価法等に関する基準の研究に着手し、平成20年度診療報酬改定で対応すること」
2008年 (平成20)	**7対1入院基本料の基準の見直し** **一般病棟用の重症度・看護必要度基準の導入** 「A得点2点以上、B得点3点以上の患者が10％以上」
2012年 (平成24)	**7対1入院基本料の基準の見直し** **一般病棟用の重症度・看護必要度基準の見直し** 「A得点2点以上、B得点3点以上の患者が10→15％以上」 **平均在院日数要件の見直し** 「平均在院日数が19日→18日以下」
2014年 (平成26)	**7対1入院基本料の基準の見直し** **一般病棟用の重症度・看護必要度基準の見直し** 「名称の変更」及び「A項目について、急性期患者の特性を評価する項目へ見直し」 **データ提出加算の要件化、在宅復帰率の導入**
2016年 (平成28)	**7対1入院基本料の基準の見直し** **一般病棟用の重症度、医療・看護必要度の見直し** 「A項目の一部追加、B項目の項目変更、侵襲性の高い治療を評価するC項目を新設」 「A項目2点以上及びB項目3点以上→A項目2点以上及びB項目3点以上、A項目3点以上又はC項目1点以上」 「該当患者割合を15％以上→25％以上」 **在宅復帰率の見直し**「75％以上→80％以上」
2018年 (平成30)	**一般病棟入院基本料（7対1，10対1）を「急性期一般入院基本料」に再編・統合** 「急性期一般入院料1～7」 **一般病棟用の「重症度、医療・看護必要度」の評価の基準を見直し** 「開腹手術（5日間）→開腹手術（4日間）」 「処置等を受ける認知症やせん妄状態の患者に対する医療について、『「B14」または「B15」に該当する患者であって、A得点が1点以上かつB得点が3点以上』の基準を追加」 ※B14：診療・療養上の指示が通じる B15：危険行動 **一般病棟用の「重症度、医療・看護必要度」の評価について、診療実績データを用いて患者割合を評価する「重症度、医療・看護必要度Ⅱ」を新設** 「入院料等の届出を行う際は『重症度、医療・看護必要度ⅠまたはⅡ』を選択」 **在宅復帰に係る指標の定義等を見直し** 「7対1一般病棟から退棟した患者→急性期一般入院料1算定病棟から退棟した患者」 「居住系介護施設等→居住系介護施設等（介護医療院を含む）」

2020年 (令和2)	**急性期一般入院料1の基準の見直し** **一般病棟用の重症度、医療・看護必要度の見直し** 該当患者の判定基準から「B14又はB15に該当し、A得点が1点以上かつB得点が3点以上」を削除 B項目を「患者の状態」と「介助の実施」に分けて評価 必要度（Ⅰ／Ⅱ）の該当患者割合を（30%／25%）→（31%／29%）以上へ見直し A・C項目の評価項目の見直し
2022年 (令和4)	**急性期一般入院料1の基準の見直し** **急性期一般入院料を7段階評価から6段階評価に再編** **一般病棟用の重症度、医療・看護必要度の見直し** 「心電図モニターの管理」の項目を廃止 「注射薬剤3種類以上の管理」へ変更 「輸血や血液製剤の管理」の項目の評価について2点に変更 **重症度、医療・看護必要度Ⅱを要件とする対象病院を拡大** 急性期一般入院料1（許可病床数200床以上）を算定する病棟について、重症度、医療・看護必要度Ⅱを用いることを要件化

［令和4年度診療報酬改定の概要[1]，p.20-4／中央社会保険医療協議会 総会（第486回）資料（総-2）[5]，p.34より］

POINT 10 超高齢社会の医療需要にあわせた看護配置を

超高齢社会に向けて、厚生労働省は、将来の病床の構造や数を変えるため、さまざまな検討を行っています（都道府県が策定した「地域医療構想」をもとに病床の**機能分化・連携**等を推進）。今後さらに**医療費の抑制**と、**急性期・高度急性期への絞り込み**を進めていくものと思われます（地域医療構想では、**高度急性期・急性期・回復期・慢性期**の4機能ごとに病床の必要量の推計などが行われています）。

看護職の配置や体制に対する評価は、診療報酬において不可欠です。改定後に対応するのではなく、**診療報酬の今後の動向、施策の流れを見据えて**、自分の病院はどのような**理念**をもち、どのような**機能**を備えているのか、**将来の医療需要にどう適応していくか**を管理者は考えていかなければなりません。

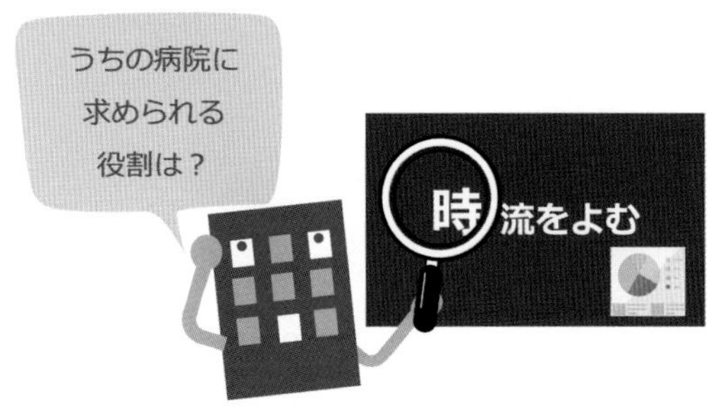

「病院完結型」から「地域完結型」の医療へ

今までの医療は、主に**青壮年期**の患者を対象とし、**救命・延命**、**治癒**、**社会復帰**を目的とした「**病院**完結型」の医療でした。しかし今後、**超高齢社会**の医療は、患者（**高齢者**）の住み慣れた地域・自宅での**生活のための医療**、地域全体で治し支える「**地域**完結型」の医療、さらには住まいや自立した**生活の支援までもが切れ目なくつながる医療**へと変化することが求められています。

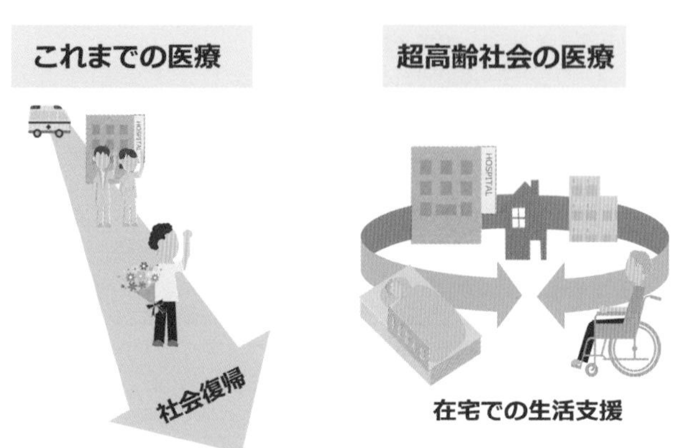

プラスα

日本社会は、世界でも類をみない**超高齢社会**にこれから直面します。**人口構造**の変化（**図5**）をみると、団塊の世代がすべて75歳となる2025年には、**75歳以上が全人口の18％**となり、2065年には人口は8,808万人にまで減少する一方、**65歳以上は全人口の約38％**となることが想定されています。

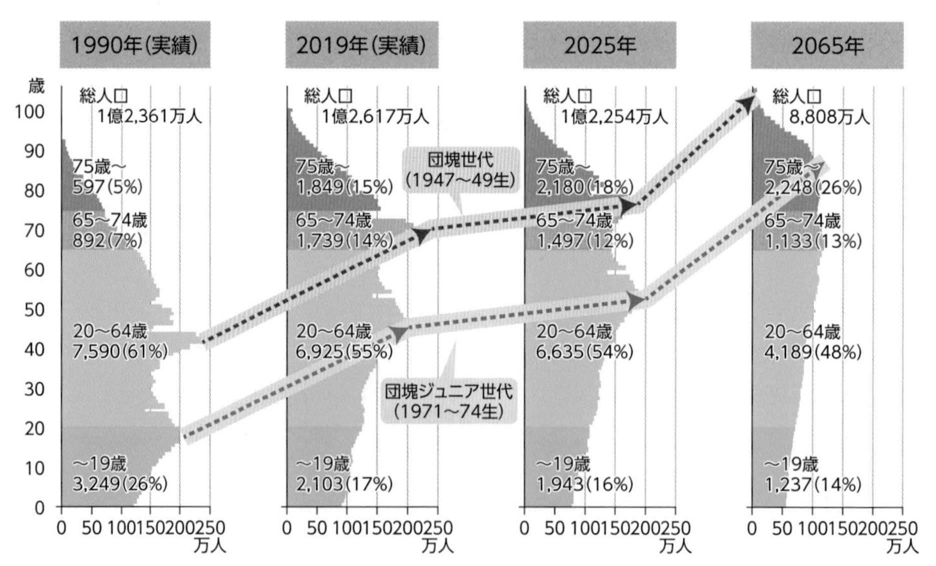

図5 人口ピラミッドの変化（1990～2065年）

［中央社会保険医療協議会 総会（第486回）資料（総-2）[5]，p.4より］

文 献

1）厚生労働省．令和4年度診療報酬改定の概要．令和4年度診療報酬改定説明会資料．2022年3月4日，8，20-4．
2）厚生労働省．平成30年度診療報酬改定の概要（医科I）．平成30年度診療報酬改定説明会資料．2018年3月5日，19，20．
3）厚生労働省．消費税率10%への引上げに伴う対応．中央社会保険医療協議会総会（第407回）資料（総-2-2）．2019年2月6日，4．
4）松浦一ほか．7対1看護導入の経営分析：600床規模の自治体病院の収益に対する影響について．医療情報学．30(2)，2010，78-83．
5）厚生労働省．中央社会保険医療協議会．入院（その1）．中央社会保険医療協議会 総会（第486回）資料（総-2），令和3年8月25日，4，34，38．
6）内閣官房．社会保障制度改革国民会議報告書：確かな社会保障を将来世代に伝えるための道筋．2013年8月6日，21．
7）西浦聡子．入院基本料とは何か．Nursing BUSINESS．8(2)，2014，54-6．

ひとこと

2022（令和4）年度の診療報酬改定に向けた中医協の議論でも、これまでの改定に続き7対1病床の在り方をどう見直すべきか、さまざまなやりとりがありました。看護師をどう配置するかの問題は、個々の病院経営にとってだけでなく、日本の国民医療費全体にとって大きな影響があります。

4 看護師の存在と経営管理は密接に関係する

入院基本料②施設基準

診療報酬を得るために
毎月の勤務表づくりは難しい
スタッフの都合もあるうえに…
休ませてください
病床数や平均在院日数
入院患者数と看護師の配置
…など
診療報酬の要件をふまえて決めなくちゃ
どれも診療報酬にかかわる数字だから不備がないように進めてね
サッ
あ、部長
師長は病棟の運営を任されてるんだから
しっかり～
運営ってたいへん

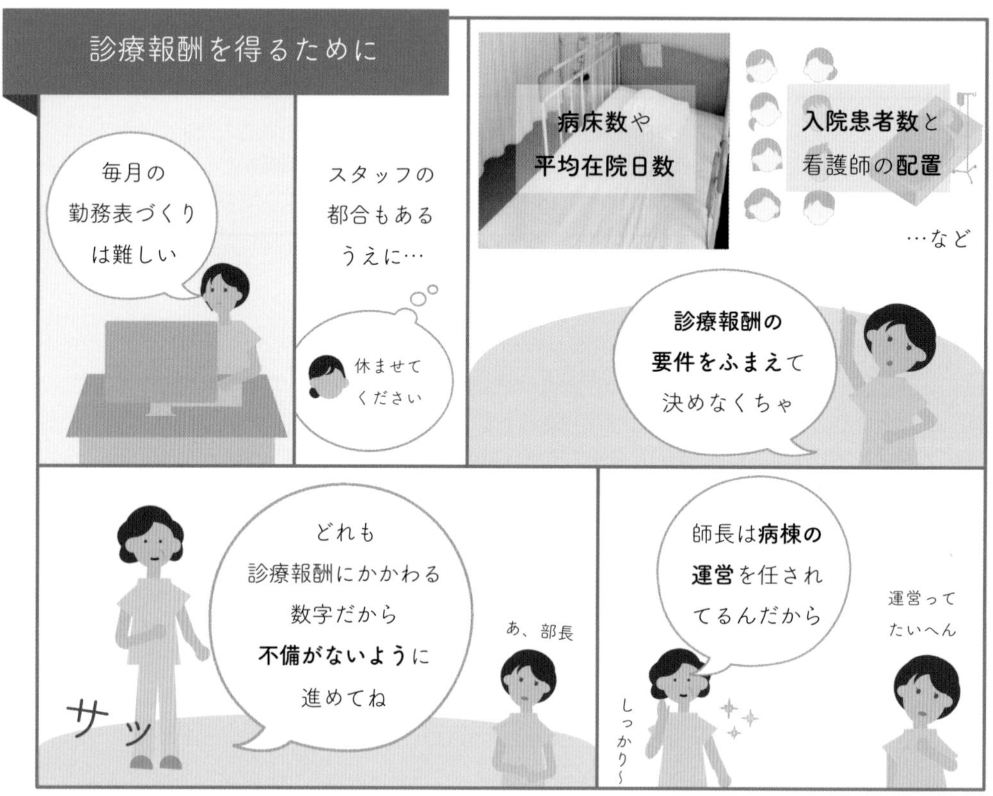

病床数、平均在院日数、入院患者数、看護師の人員配置（日勤、夜勤）や勤務時間数はどう計算しているか知っていますか？ これらは診療報酬の「入院基本料」を算定するために、病院が満たさなければならない施設基準です。病院経営にとって重要な数字です。

KEY!

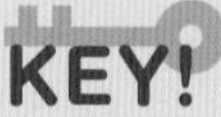

- 入院基本料等に関する施設基準
- 施設基準に基づいた看護管理
- 平均在院日数
- 看護配置数
- 勤務時間数
- 入院患者数
- 夜勤従事看護職員数の数え方

POINT

1 施設基準は病院経営の重要課題

施設基準（**表1**）を満たせなければ入院基本料が算定できないため、施設基準は病院経営にとって重要な課題です。

表1 入院基本料等の施設基準で規定されるもの

- ・病棟の概念
- ・1病棟あたりの病床数
- ・平均在院日数
- ・入院患者数と看護要員数等の人員配置

急性期一般入院料1～6では、さらに「**重症度、医療・看護必要度**」の基準を満たす患者の割合が、各入院料ごとに定められています。また、急性期一般入院料1～6のうち1にのみ、在宅復帰・病床機能連携率の基準が設けられています。

施設基準等の届出と定例報告

算定にあたり、保険医療機関等は基本診療料あるいは特掲診療料の施設基準等に係る「届出」を所定の様式を用いて行います（**図1**）。届出後、届出の内容と異なった事情が生じた場合は、保険医療機関等は遅滞なく変更の届出等を行います。さらに、保険医療機関等における施設基準等の届出の実態を把握するため、毎年7月1日時点の状況等を保険医療機関等より**地方厚生（支）局**へ「**報告**」*が求められています（**図2**）。

＊報告：入院基本料等に関する実施状況報告書、保険薬局における施設基準届出状況報告書 等

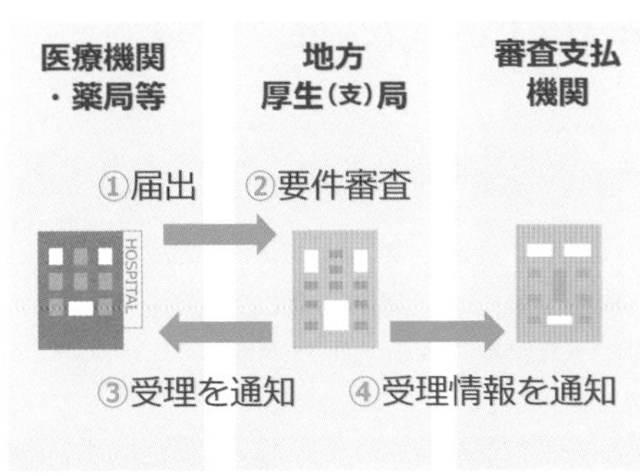

図1 施設基準等の届出

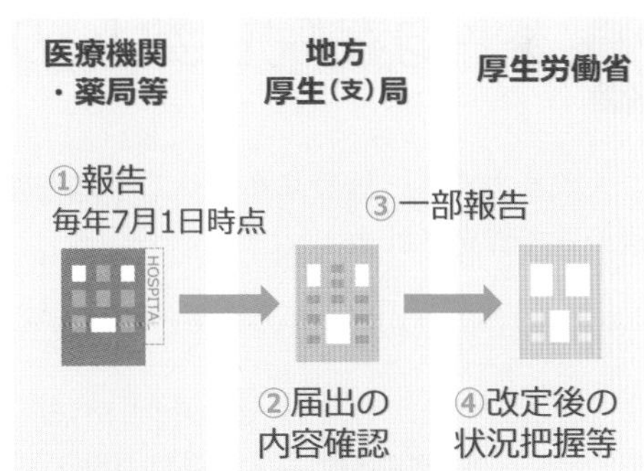

図2 施設基準等に関する定例報告

［中央社会保険医療協議会 総会（第356回）資料（総-3参考）[1]，p.6を参考に作成］

POINT
2 病棟とは「看護体制の1単位」のこと

「**看護体制の1単位**」が**病棟**として取り扱われます。**1病棟**あたりの病床数は、原則として**60床以下**が標準とされます（看護の効率性や、夜間における適正な看護の確保、建物などの構造の観点から判断）。入院基本料の届け出は、看護単位ではなく**全病棟包括的**に届け出るのが原則です（診療報酬改定に伴う経過措置あり）。

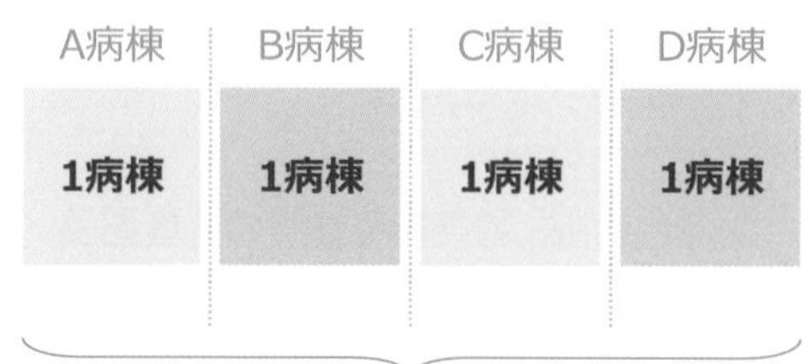

プラスα

「病棟」が法律用語になると

注意しておきたいのが、「病棟」という用語が**法律**用語として用いられるとき、意味するのは「看護単位の病棟」ではなく、「**その保険医療機関が届けている入院基本料の対象となるすべての病床**」のことです（特定入院料を届けている病床部分は除く）。

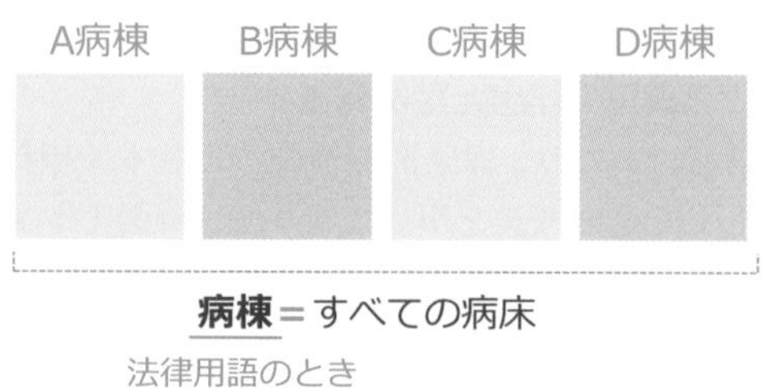

POINT
3 「平均在院日数」の計算のしかたを知る

入院基本料等の施設基準に係る**平均在院日数**は、入院基本料の区分ごとに異なります。次の式で算定されます[2)]。

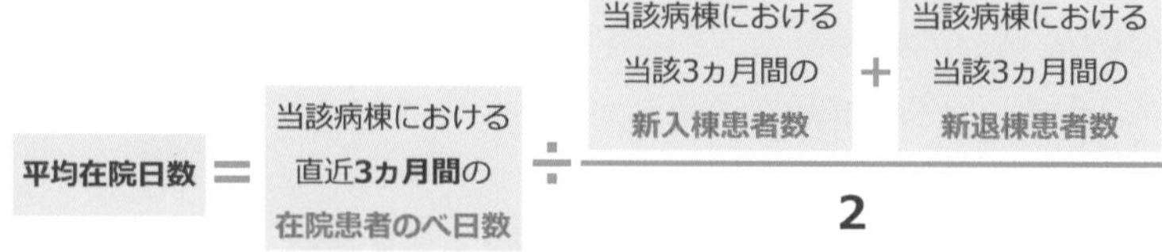

プラスα

急性期一般入院料1（旧7対1）では、平均在院日数は**18日以内**と規定されていますが、急性期一般入院料1（旧7対1）を算定する医療機関の平均在院日数は**短縮**傾向にあり、中央社会保険医療協議会（中医協）の診療報酬調査専門組織（入院医療等の調査・評価分科会）による2020（令和2）年度調査では、平均値は**11.8**日でした[3)]。

POINT
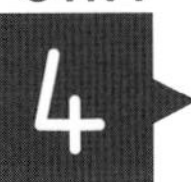

4 看護配置数と勤務時間数の数え方を知る

病棟の**看護配置数**では、実際に入院患者の看護にあたる看護職員の数が評価されます。

計上される時間、計上されない時間

勤務時間数は、当該病棟で勤務する時間数（所定の休憩時間、夜勤中の仮眠や食事時間も含む）です。病棟外で行われる会議・研修などに出席するために**病棟での看護を行わない時間数は除外**しなければなりません。ただし、入院基本料等の施設基準の「院内感染防止に関する基準」「医療安全管理体制に関する基準」「褥瘡対策の基準」を満たすために必要な委員会、研究参加の時間は勤務時間に含むことが可能とされています。

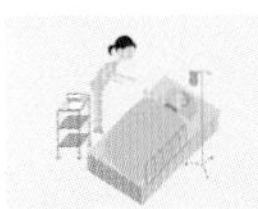

勤務時間に
計上する

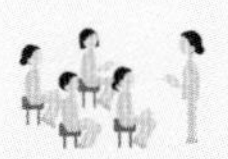

計上しない

病棟業務を兼務する看護職員

下記の者が病棟業務を**兼務**する場合は、病棟勤務時間を看護職員の数に計上できます。

- **看護部長**などもっぱら病院全体の看護管理に従事する者
- 当該保険医療機関附属の看護師養成所等の**専任教員**
- 外来勤務、手術室勤務、中央材料室勤務などの看護職員

申し送り「送る側」の勤務時間は計上できない

2つの勤務帯が重複する時間帯は、**一方の勤務帯のみ**勤務時間に含まれます。申し送りについては送る側の勤務時間は含まれません（**図3**）。

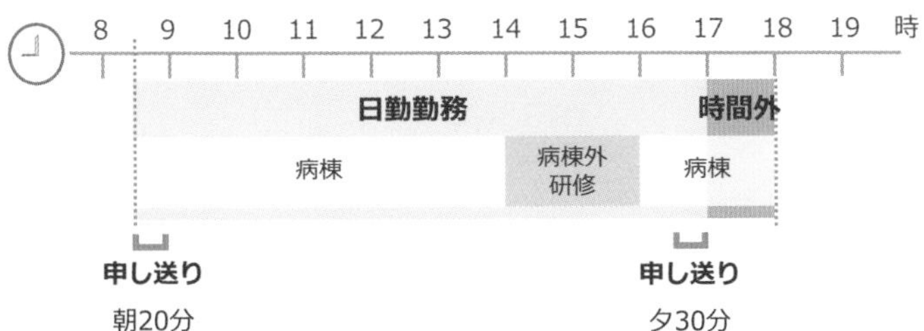

図3 勤務時間の一例

日勤(8:30～17:00)で、時間外労働を1時間行ったとすると、朝の申し送り20分、昼休憩60分、新人研修2時間(病棟外)、夜勤への申し送り30分とした場合の勤務時間は、**夜勤への申し送り、研修時間、時間外労働**は**除外する**ため、計上できる勤務時間数は6時間です。

プラスα

そのほか、看護職員数に関する規定に、①**入院患者数に対する看護職員数**、②**夜勤を行う看護職員数・夜勤時間数**、③**看護職員の看護師比率**があります。急性期一般入院料1（旧7対1）を例にすると、「当該病棟において、1日に看護を行う看護職員の数は、常時、当該病棟の入院患者の数が7またはその端数を増すごとに1以上であること、夜間の看護配置を2人以上、月平均夜勤時間数を72時間以内であること、看護師比率は70%以上であること」があげられています。

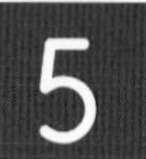

POINT 5 看護配置の管理は2つの視点で行う

これらをふまえ、一般病棟入院基本料届け出病院では、病棟看護職員数の管理を次の**2つの視点**から行う必要があります。

①あまり変動のない「**年平均入院患者数から算出される、月ごとに必要な病棟看護職員数（基準値）**」と、月々の変動の大きい「**実際に勤務した月ごとの病棟看護職員数（実数値）**」とを比較しながら、基準値を下回らないように管理すること
②夜間の看護配置を**2人**以上、月平均夜勤時間数を**72時間**以内に管理すること

POINT 6 入院患者数の数え方を知る

入院患者数は、どんな患者が対象で、どう計算するのでしょうか。

対象となる患者

入院患者数には、**保険診療**に係る入院患者のほか、**保険外診療**の患者（正常の妊産婦、生母の入院に伴って入院した健康な新生児または乳児や人間ドックなど）で**看護要員を保険診療の担当と保険外診療の担当とに明確に区分できない**場合は患者に含まれます。

計算のしかた

「**1日平均入院患者数**」は、原則として直近1年間（たとえば2016年8月から2017年7月）で、次のように計算します（小数点以下切り上げ）。

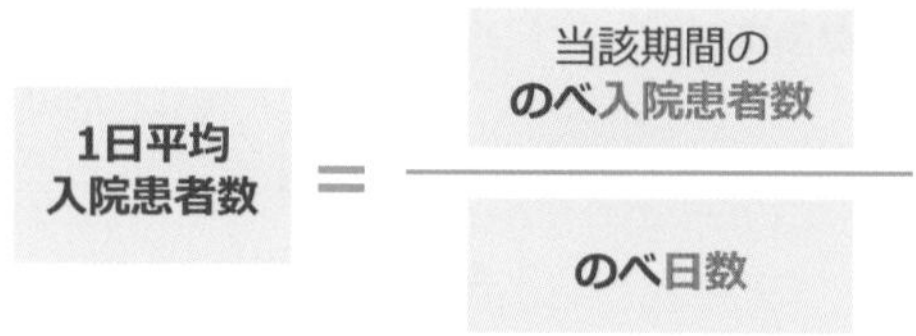

病棟で勤務していると、入院患者数は検査や手術の有無、平日か休日かなどで変動が大きく感じられますが、実際はこのように**1年で平均した患者数**となるため、月ごとの変動の影響は少ないといえます。

POINT 7 月平均1日あたり看護配置数は職員の休日数に左右される

急性期一般入院料1などの体制を維持するためには、この3つを意識しておく必要があります。

- 1日看護配置数（**基準値**）
- 月平均1日あたり看護配置数（**実績値**）
- 看護師比率

「**1日看護配置数（基準値）**」は過去1年間の1日平均入院患者数から算出されるため月ごとの変動はほとんどありませんが、「**月平均1日あたり看護配置数（実績値）**」は直近1ヵ月の実績であるため、**職員の休日数に左右されます**。週休以外の突発的な休み、年次有給休暇、夏期・冬期休暇などを考慮します。特に、**退職による人員の減少があったり、有給休暇取得者が多い「年度末、年末年始、大型連休」**の月は注意が必要です。

病棟看護師の多くが休暇を取得する月は、「実際に配置された月ごとの病棟看護職員数」が減少するおそれがあるので、急性期一般入院料1などの体制を維持するために必要な病棟配置の**看護職員数**と**入院患者数**の両方を勘案した管理が必要です。年末年始は入院患者数が減るため、月ごとで計算すると看護師は少なくてすむように見えます。しかし、必要看護職員数はその前の1年の平均患者数で算出するため、**前の1年間で多くの入院患者を受け入れていると、年末年始に患者が減っても看護職員の必要基準は変わらず**、看護職員数を減らすことはできなくなります。

プラスα

「**看護師比率**」は、月ごとの看護職員の大幅な異動は考えにくいため、看護職員が病棟に配属される時点や、入退職の多い時期に看護職員の配置数を再検討することで、比率を一定以上に維持できると考えられます。

POINT

8 夜勤配置の看護職員数の要件を知る

夜勤とは、各病院が定める**22時**から翌日の**5時**までの時間を含む**連続した任意の16時間**の間において勤務することで、現に勤務した時間数を**夜勤時間数**とします。夜勤時間帯**以外**の時間帯は日勤帯とみなされるため、24時間は夜勤時間帯16時間と日勤帯8時間です（**図4**）。

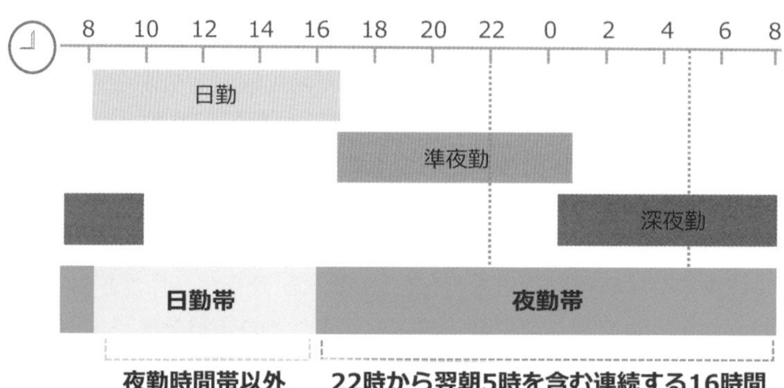

図4 日勤帯と夜勤帯の例

プラスα

一般病棟の夜勤体制は、

- 病棟ごとに看護職員は常時２人以上であること（複数夜勤）
- 夜勤に従事する看護職員数の月平均夜勤時間数が72時間以内であること

が規定されています。

急性期一般入院基本料、7対1および10対1入院基本料を届けている場合、夜勤専従者と夜勤時間16時間未満の者は、夜勤従事看護職員数からも月のベ夜勤時間の総数からも除かれます（急性期一般入院基本料、7対1および10対1**以外の**入院基本料の場合は、夜勤専従者と夜勤時間8時間未満の者が除外の対象）。月平均夜勤時間数は、同一の入院基本料を算定する病棟全体で計算するため、看護単位での**病棟ごとに72時間以内である必要はありません。**

POINT 9

夜勤従事看護職員数の計算のしかたを知る

最も単純な例として、次のように算出できます。

夜勤は準夜勤・深夜勤の**2勤務帯**のみ、それぞれ1回の勤務時間が**8時間**、1ヵ月の日数が**31日**の場合

月のべ夜勤時間数の総数＝夜勤配置数×8（時間）×2（勤務帯）×31（日）

月のべ夜勤時間と必要な夜勤従事看護職員数

月平均夜勤時間数を72時間以内にするために、病棟あたりに必要な夜勤従事看護職員数は**表2**の通りです。

月平均夜勤時間数は、夜勤に従事した看護職員数と月のべ夜勤時間数により算出できますが、実際には**看護職員によって夜勤回数は異なり、夜勤配置数も時間帯により変則的である**ため、細やかな管理を要します（**表3**）。

表2 病棟あたりに必要な夜勤従事看護職員数（月平均夜勤時間数72時間以内）

夜勤配置の看護職員数	月のべ夜勤時間数の総数	夜勤従事看護職員数
2人夜勤	992時間 （2人×8時間×2勤務帯×31日）	13.8人 （992時間÷72時間）
3人夜勤	1,488時間 （3人×8時間×2勤務帯×31日）	20.7人 （1,488時間÷72時間）
4人夜勤	1,984時間 （4人×8時間×2勤務帯×31日）	27.6人 （1,984時間÷72時間）

表3 夜勤従事看護職員が24人の病棟の例

7回2人、8回6人、9回9人、10回4人、11回2人、12回1人が夜勤を行った場合
計算対象となる夜勤時間数（月のべ夜勤時間数）＝8時間×（7回×2人＋8回×6人＋9回×9人＋10回×4人＋11回×2人＋12回×1人）＝1,736時間 月平均夜勤時間数＝1,736時間÷24＝72.3時間 …72時間以内の要件を満たせません
このうち、12回の夜勤を実施した看護職員が夜勤専従者の場合
計算対象となる夜勤時間数（月のべ夜勤時間数）＝1,736時間−（8時間×12回）＝1,640時間 計算対象となる夜勤従事看護職員数は夜勤専従者を除くため、24−1＝23人 月平均夜勤時間数＝1,640時間÷23人＝71.3時間 …72時間以内であるため要件を満たします。このように、夜勤専従者の雇用により72時間の要件を満たすことが可能となる場合もあります

プラスα

月平均１日あたり看護職員数を満たせば、24時間の範囲で病棟ごとに傾斜配置が可能であるため、夜勤時間帯は少なく配置されている病院が多くあります。しかし、看護師の離職理由の上位に夜勤の負担が大きいこと、休暇がとれないことがあげられており、急性期の手厚い看護の実践において、患者の安全の確保や看護師の負担軽減の面からも**夜間配置の看護師数が２人で十分とはいいがたい**と思われます。

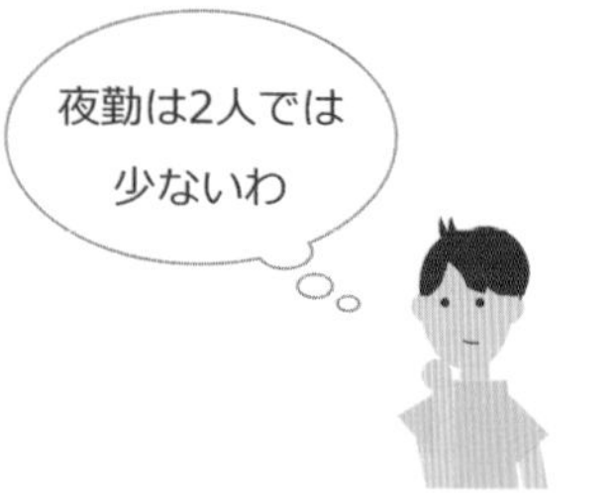

文献

1）厚生労働省．診療報酬に係る事務の効率化・合理化及び診療報酬の情報の利活用等を見据えた対応について．中央社会保険医療協議会 総会（第356回）資料（総-3参考）．2017年7月12日，6.

2）厚生労働省．基本診療料の施設基準等及びその届出に関する手続きの取扱いについて．平成28年3月4日保医発0304第1号，別添6 別紙4.

3）厚生労働省．中央社会保険医療協議会．入院（その1）．中央社会保険医療協議会 総会（第486回）資料（総-2），令和3年8月25日，14.

4）厚生労働省．看護職員の現状と推移．第1回看護職員需給見通しに関する検討会資料（資料3-1）．2014年12月1日，18-20.

5）和田千津子ほか．入院基本料等に関する施設基準について．Nursing BUSINESS．8(3)，2014，56-8.

ひとこと

もしも看護配置の計算・管理を誤り、入院基本料を算定できない事態が発生すれば、病院経営上大きな影響が及んでしまいます。看護管理と経営は密接な関係があり、管理の立場にある看護師の方々は、すでに重要な経営的業務に強く携わっているといえます。

5 職員の働きを正当に評価するために

DPC制度

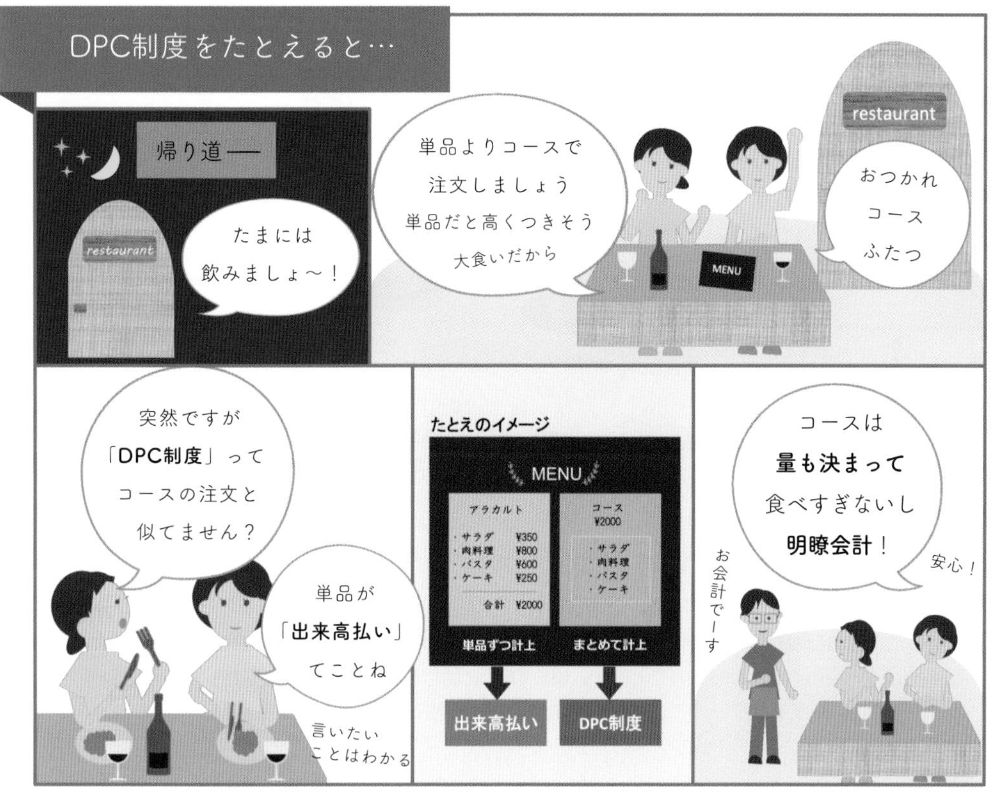

皆さんの施設でも「DPC制度」が導入されているかもしれません。DPC制度とは何か説明します。

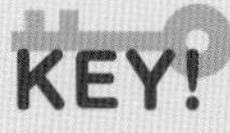

- DPC制度のしくみ
- DPC制度導入の背景
- DPC制度における診療報酬の算定方法
- 診断群分類点数表と医療機関別係数

POINT

1 DPC制度は医療費の算出方法の1つ

日本の診療報酬における医療費の算出方法には2つの方法があります（**図1**）。

・出来高払い：医療行為1つずつの点数を合計していく方式
・包括払い（DPC制度）：一連の医療サービスを一括りにして算出する方式

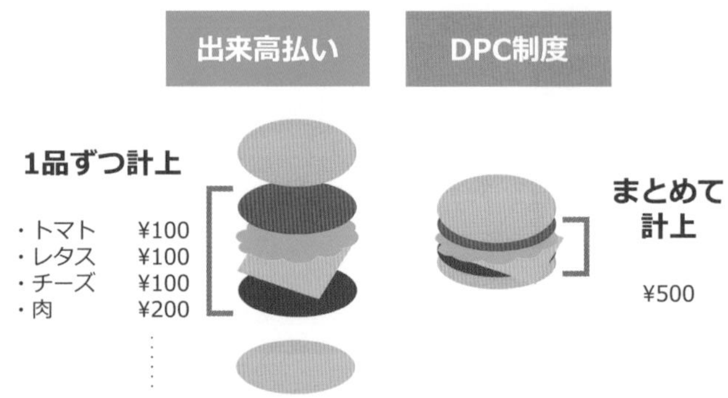

図1 「出来高払い」「DPC制度」のたとえのイメージ

プラスα

「DPC」（Diagnosis：診断、Procedure：処置、Combination：組み合わせ）とは、**診断群分類**を利用した**1日あたり**の診療報酬を**包括的**に評価する支払い制度「PDPS」（Per-Diem：1日あたり、Payment System：支払制度）のことです。単にDPCといわれることもありますが、正確にはDPCそのものは支払い制度ではないので混同しないよう注意が必要です。

POINT
2 DPC制度は2003年より導入された

日本では従来「出来高払い」を採用していましたが、2003（平成15）年4月、特定機能病院を対象として、**急性期入院医療**について診断群分類に基づく1日あたり包括払い制度（DPC制度）が閣議決定を受けて導入されました。これが「DPC制度（DPC/PDPS）」（以下、DPC制度）の始まりです。以降、DPC制度の対象病院は段階的に拡大されています。

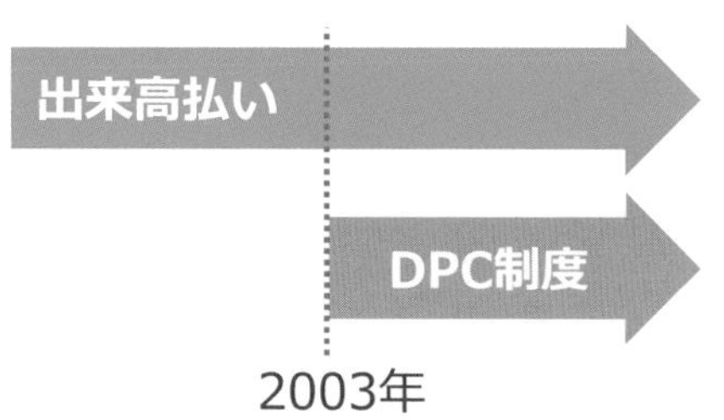

2003（平成15）年に、82病院・68,982床でスタートした参加病院・病床数は、2020（令和2）年4月1日見込みで1,757病院・約483,180床となり、全一般病床の約54％を占めるに至っています（**図2**）。

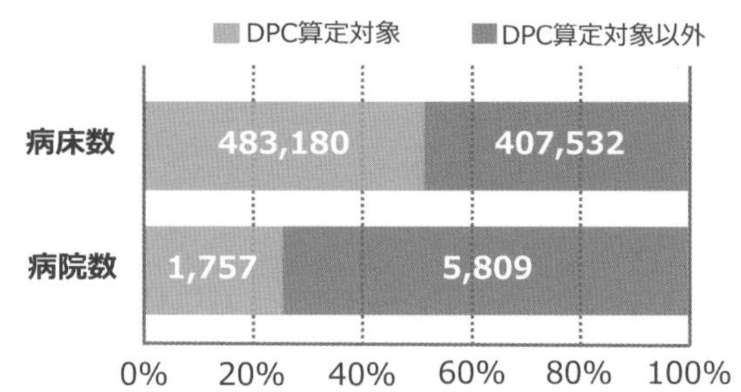

図2 DPC算定対象病院数と病床数割合
（2020年4月1日見込み）

［中央社会保険医療協議会 総会（第462回）資料（総-3-3）[1]，p.1-2より］

プラスα

導入の背景

日本の人口1,000人あたりの病床数は、1990（平成2）年まで増え続けました。これに伴う**医療費の伸び**は、限られた財源のなかで医療制度を維持していくうえで十分に危機感をもたせるものであったため、財源の配分方法を見直すためにも、各医療機関の**質**や**効率性**を**客観的に評価**する必要がありました。

しかし、それまでの出来高払いでは、同じ傷病において**入院期間の差**や**医療の質の差**が何により生じているかわからず、傷病名だけでは医療費の目安を立てにくい状況でした。また、**過剰診療**の弊害もありました。そこで、包括評価制度を取り入れデータの収集をすることで、医療の**透明化**による医療の**質の向上**が期待され、また**客観的評価**で医療の効率化を図ることにより医療の**標準化**が見込まれました。こういった経緯により、包括評価制度としてDPC制度を取り入れることになりました。

POINT 3 DPC制度は医療職の働き・医療の質を評価できる

DPC制度の導入によって、医療職にとっては**診療報酬の請求が楽に行えるようになった**といえます。また、患者にとっても治療を受ける医療機関によって大差のない**均質な医療を受けられる**メリットがあります。DPC制度を維持していくために、今後も継続してDPC制度のさらなる見直しが求められます。

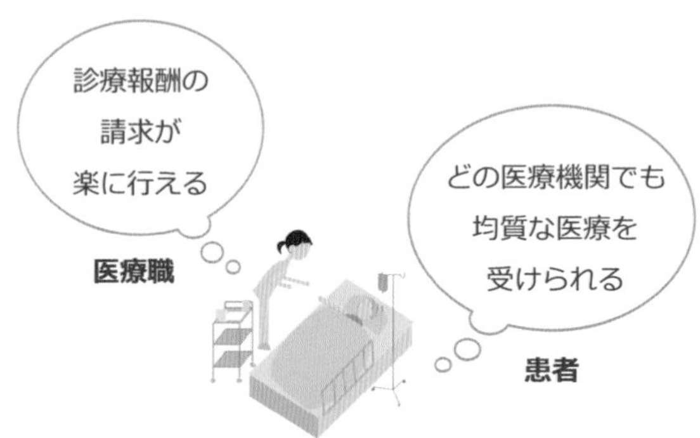

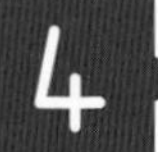

DPC制度は、費用の範囲内で診療・ケアが行われるので、過剰診療（無駄な投薬や検査など）が減ると期待されます。一方で、病院は医療サービスを抑えたその差額が利益になるため、本当に患者に必要な医療サービスまで減らされるのではないか、医療の質が低下するのではないかという構造的な問題があります。

POINT 4 DPC制度を導入するには要件がある

DPC制度は、病院側からの**手あげ**で始まります。DPC制度の対象病院になるには要件があり、その**要件を満たしたDPC対象病院の「一般病棟」**におけるDPC算定病床について、DPC包括算定ができます。基本的に、その病床に入院する患者はDPC包括算定の対象患者となります。ただし、患者の疾患によって一部は**出来高算定**となります。

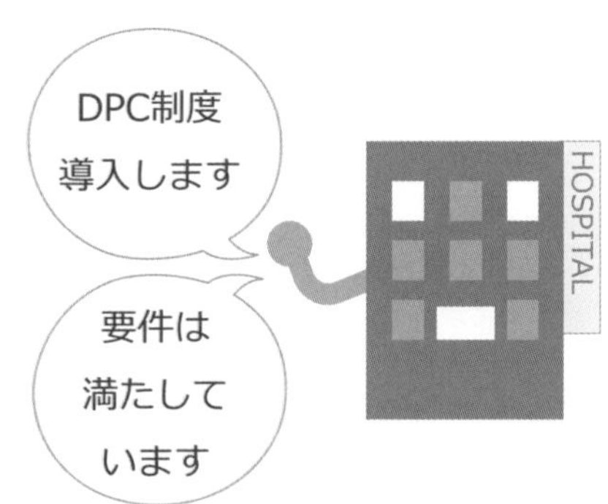

プラスα

DPC制度の対象病院としての**要件**は、急性期入院医療を提供する病院として、急性期一般入院料1～6の届出、もしくは特定機能病院等の7対1・10対1入院基本料の届出を行っていることなどをはじめ、大きく5つあります。

POINT 5 DPC制度の算定方法を知ろう

1人の入院患者が、DPC包括算定対象患者であるときの診療報酬の算定方法を説明します。

まず、その患者が最も資源を必要とした**傷病名**（「ICD-10：国際疾病分類」により定義）を選びます。

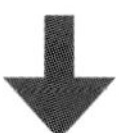

続いて、診療行為など（診療報酬における医科点数表上の区分［Kコードなど］）をたどり、判断樹を作成していくイメージで**診断群分類番号**を決めます。その番号に対応した**診断群分類点数**が、診断群分類ごとの1日あたり点数となり、そこに**医療機関別係数**と**在院日数**が乗じられます。ここまでの部分が包括評価部分で、**ホスピタルフィー的**報酬部分といわれています（**図3**）。

包括評価部分（ホスピタルフィー的報酬部分）

診断群分類点数表
医療機関別係数
診断群分類
ごとの
1日あたり
点数
×
基礎係数
+
機能評価係数Ⅰ
+
機能評価係数Ⅱ
+
激変緩和係数
×
在院日数

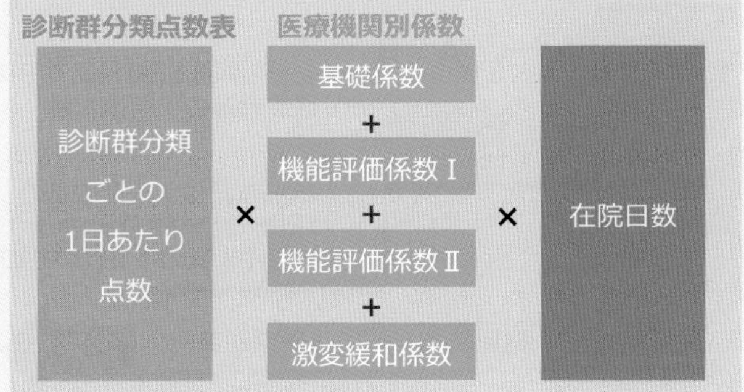

図3 包括評価部分の算定方法

［平成30年度診療報酬改定の概要（DPC/PDPS）[2)]，p.15を参考に作成］

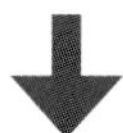

これに、**出来高評価部分**が加えられて診療報酬が算定されます。出来高評価部分は、**ドクターフィー的**報酬部分の、医学管理・手術・麻酔・放射線治療・1,000点以上の処置などです。

POINT 6

DPC制度では在院日数が増えると1日あたりの包括点数が低くなる

包括評価部分の診断群分類ごとの1日あたり包括点数は、一般的な診断群分類では1日あたりの点数を段階的に設定してあり、**在院日数が長くなると1日あたりの包括点数は低く**なります（**表1**、**図4**）。

表1 診断群分類(DPC)点数表における1日あたり点数の設定方法

- 入院初期を重点評価するため、在院日数に応じた3段階の定額報酬を設定
- 例外的に入院が長期化する患者（アウトライヤー）については、平均在院日数+2SD以上の30の整数倍を超えた部分について出来高算定
- 実際の医療資源の投入量に応じた評価とするため、4種類の点数設定パターンで対応

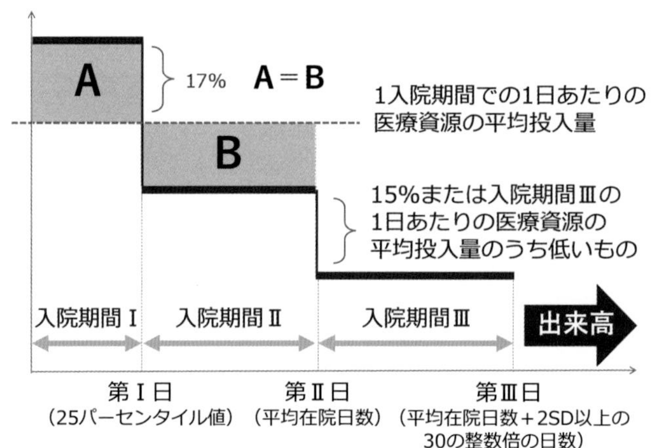

図4 現行の点数設定方式の例(標準的なパターン)

- **入院期間Ⅰ**：「**1入院期間での1日あたり医療資源の平均投入量**」に基づいて17%加算した点数
- **入院期間Ⅱ**：AとBの**面積がイコール**となる点数
- **入院期間Ⅲ**：「入院期間Ⅱより15%減算」および「入院期間Ⅲの1日あたり医療資源の平均投入量」のうち、**低いほう**の点数

［令和4年度診療報酬改定の概要[3]，p.92より］

POINT 7 「診断群分類番号」が包括評価部分を決定する

包括評価部分を決定する**診断群分類番号**は**14桁**からなります（**図5**）。まず、18種類の主要診断群分類（MDC）を左から2桁で表し、続いて4桁は傷病名の細分類で、この6桁が傷病名を表しています。決定された傷病名から診療行為（手術、処置等）などが8桁で構成され、2022年度改定時点で包括対象となっている診断群分類数は全部で4,726分類で、支払い分類は2,334分類となっています[3]。

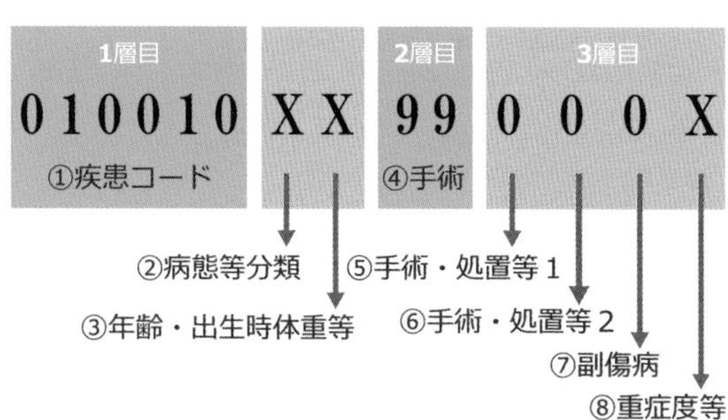

図5 診断群分類番号(14桁)の構成

診断群分類の構成
- 1層目：傷病名の層 → 上6桁コード（上2桁はMDC(主要診断群) コード）
- 2層目：手術の層 → 9・10桁目
- 3層目：その他 → 残りのコード

［厚生労働省．DPC／PDPS 傷病名コーディングテキスト 改定版(第5版) [4]，p.9-10を参考に作成］

POINT 8 「医療機関別係数」は基礎係数や機能評価係数などが足されたもの

実際の医療提供を点数化した診断群分類点数に影響を与えるのが「**医療機関別係数**」です（**図3**、p.115）。以下の4つを合算したものです。

① **基礎係数**（医療機関群別）：医療機関群別（大学病院本院群、DPC特定病院群、DPC標準病院群）に、医療機関の基本的な診療機能を評価（包括範囲に係る出来高報酬相当の平均値を係数化）したもの

② **機能評価係数Ⅰ**：当該医療機関の全入院患者が算定する項目（急性期入院料の差額や入院基本料等加算）を係数化したもの

③ **機能評価係数Ⅱ**：DPC/PDPS参加による医療提供体制全体としての効率改善等へのインセンティブ、および地域において医療機関が担うべき役割や機能等を評価したもの。6つの係数（保険診療係数、効率性係数、複雑性係数、カバー率係数、救急医療係数、地域医療係数）を基本的評価軸として評価

④ **激変緩和係数**：調整係数の廃止や診療報酬改定に伴う激変緩和に対応したもの（改定年度のみ）
＊該当する医療機関のみ設定

プラスα

これまではDPC/PDPS参加へのインセンティブと医療機関の診療内容などのバラつきを吸収し調整するために、「暫定調整係数」が設けられていました（2018［平成30］年度診療報酬改定で基礎係数と機能評価係数Ⅱに置き換え完了）。

文献

1) 厚生労働省．中央社会保険医療協議会．DPC対象病院・準備病院の規模（令和2年4月1日）見込み．中央社会保険医療協議会 総会（第462回）資料（総-3-3）．令和2年6月17日，1-2.
2) 厚生労働省．平成30年度診療報酬改定の概要（DPC/PDPS）．平成30年度診療報酬改定説明会資料．2018年3月5日，15.
3) 厚生労働省．令和4年度診療報酬改定の概要．2022年3月4日，89,92.
4) 厚生労働省．DPC／PDPS 傷病名コーディングテキスト 改定版（第5版）．令和4年4月，9-10.
5) 厚生労働省．平成28年度診療報酬改定の概要（DPC制度関連部分）．平成28年度第1回 診療報酬調査専門組織・DPC評価分科会資料（D-3）．2016年5月25日，71.
6) 三宅好子．DPC制度について．Nursing BUSINESS．8（10），2014，64-6.

ひとこと

もしかすると、DPC制度に対しては複雑であるとの印象を抱いている方が多いかもしれません。それが高いハードルとなり、取りかかりづらいのかもしれません。しかしそのぶん、DPC制度を理解しているかどうかで、実務における経営的な貢献度は大きく違ってくると思います。

6 「監査」を受けるときはすでに病院存続の危機！ 行政・第三者機関との関わり

「もしもの話」はすぐそこに
もしですよ
診療報酬の要件を満たせなかったら
病院はどうなりますか？
ときどきニュースでやってるよ
5年分さかのぼり 0000万円
診療報酬返還
お金を返すんですね
こんな大金払えるの？
説明しましょう
部長～
診療報酬に問題があれば行政の指導や監査が入りますが…
監査となると正直言って病院の存続にかかわる重大事です
こんなに重い話と思わなかった
だから皆慎重なんですよ

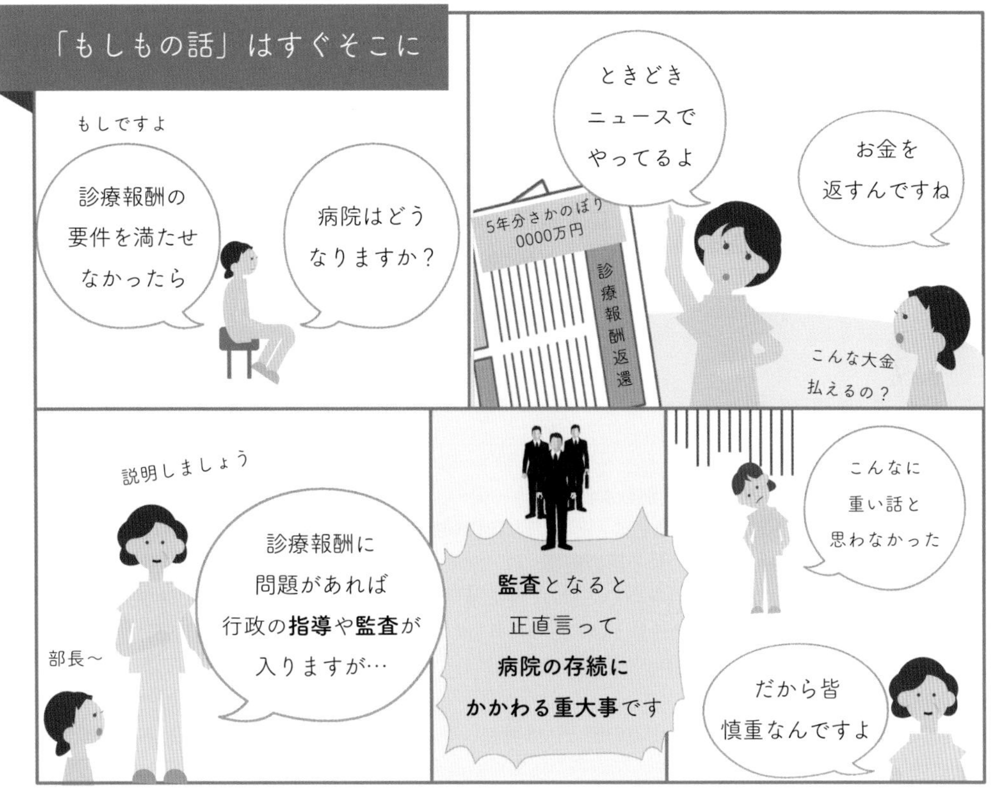

保険診療や診療報酬の請求が適正に行われるよう、行政は「指導」や「監査」などを行います。指導・監査とは何か、問題がある場合はどんな措置（取消処分や診療報酬返還）がとられるか、事例とあわせて紹介します。混同されやすい「適時調査」「指導」「監査」「立入検査」など用語の区別についても説明します。

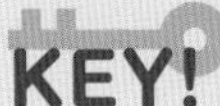

- 適正な保険診療を行うための行政との関わり
- 「適時調査」「指導」「監査」の違い
- 監査後の措置

POINT 1

「適時調査」「指導」「監査」は適正な保険診療のためのもの

適正な保険診療が行われるよう、行政は「**適時調査**」や「**指導**」「**監査**」を行います。ここでは**診療報酬が適正に算定されているかどうか**に焦点を当てます。

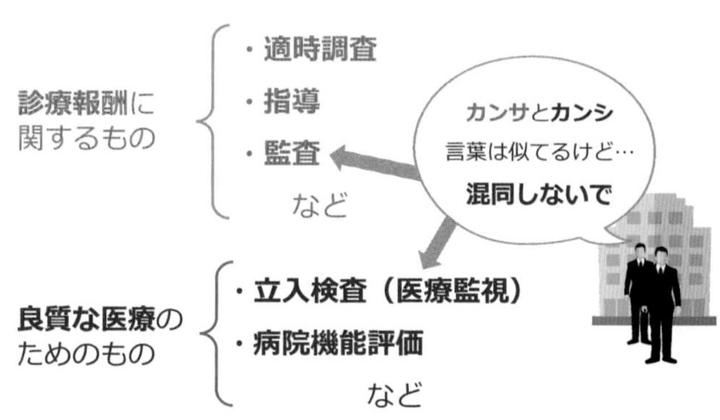

プラスα

「監査」と「立入検査」を正しく区別しよう

外部評価には「診療報酬に関するもの」と「良質な医療のためのもの」の大きく2種類あることを理解しましょう。「**立入検査**」（いわゆる**医療監視**）は、病院が医療を提供するうえで**医療法等に基づく適切な体制を整えているか**に焦点を当てたものです。混同して、立入検査を「監査」と呼ぶ人がいますが誤りです。立入検査は医療法に基づいて行われるもので、医療法に基づく**すべての病院**が対象で、実施回数は原則**年に1回**です。毎年の検査をいかに不備なく乗り越えていけるかは、個々の病院にとって非常に重要です。

また、医療機関の質を評価する日本の第三者機関として有名なものに、公益財団法人日本医療機能評価機構による「病院機能評価」や、国際標準化機構による「ISO9001認証」があります。医療の質と患者安全に関する国際的な医療評価機関としては、米国の「JCI（Joint Commission International）」が知られており、日本でもJCI認証を取得する病院が出てきています。

ほかに会計事務所や監査法人等による会計に関する監査もありますが、主に病院の事務局の人たちが対応し、看護師の関わりが少ないのでここでは触れません。

POINT

2 適時調査・指導・監査の違い

適正な保険診療のために行政が行うものに「**適時調査**」「**指導**」「**監査**」があります。

適時調査

地方厚生（支）局が当該保険医療機関等に直接赴き、**施設基準の充足状況を確認するために行う調査**のこと。原則として各医療機関に対し年1回実施されます（各都道府県の事情によって2年に1回や、もう複数年長いスパンで実施される事例もある）。

施設基準は、一定の人員要件や設備要件を充足している場合に、地方厚生（支）局長へ所定の届出を行うことによって診療報酬の算定において通常よりも高い点数が算定可能となるものです。たとえば、看護師の配置を手厚くすることにより算定が認められる入院基本料など、約400種類の施設基準があります。

指導

診療方針、診療報酬・調剤報酬の請求方法、保険医療の事務取扱などについて**周知徹底**を行うためのもの。実施対象や方法等により**集団指導、集団的個別指導、個別指導（共同指導／特定共同指導）**に分類されます。指導完了後は必要な措置（経過観察・再指導・要監査）がとられます。

監査

診療内容または診療報酬の請求について、**不正または著しい不当が疑われる**場合などにおいて、的確に事実関係を把握するために行われます。監査完了後、必要な措置（**取消処分・戒告・注意**）がとられます。取消処分の場合は同時に**刑法の詐欺罪で告発される**こともあります。

「監査」をほかの用語と混同しない

適時調査・指導・監査を、混同したり、ひとくくりに「監査」と呼ぶ人がいますが誤りです。**「監査」を受けるというのは、その医療機関にとって存続に関わるほどの重大事**です。「監査」になることが決してないように、「指導」の段階で指摘されたことには必ず従い、適切な対応をとらなければなりません。用語は正しく区別して使いましょう。

「監査」に至るまでの流れを**図1**に示します。監査による**取消処分**が最も重い措置となります。

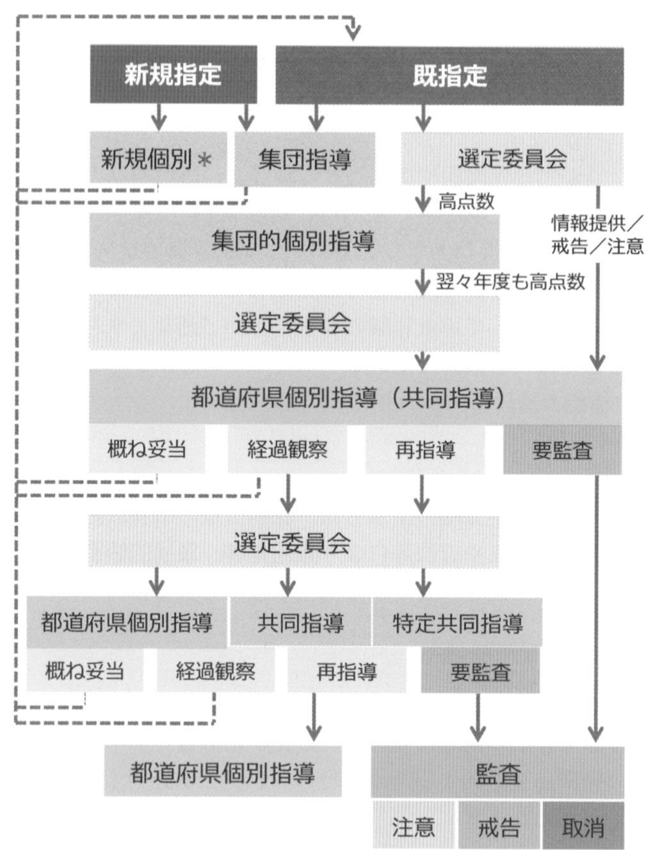

図1 指導・監査の流れ

＊明らかな不正または著しい不当が疑われた場合は、個別指導、監査に移行することもある

［厚生労働省．指導・監査の流れ[1]，p.1より］

POINT 4 前提となる関連法規・保険診療のルールを知っておく

保険診療や保険請求の一連のことが成り立つには関係法規に基づいている必要があります。指導や監査などを理解する前提として、**関係法規**を遵守し、**保険診療のルール**を熟知していなければなりません。もし法規を知らずルールを逸脱していたとしても、それは行政処分を免れる理由にはなりません。特に重要なポイントは4点です[2,3]。

（1）

療養の給付（保険医療機関が患者に対し診断・治療を提供すること）と**費用の負担**の流れ（**図2**）を知りましょう。医療費の大部分は保険に基づいています。

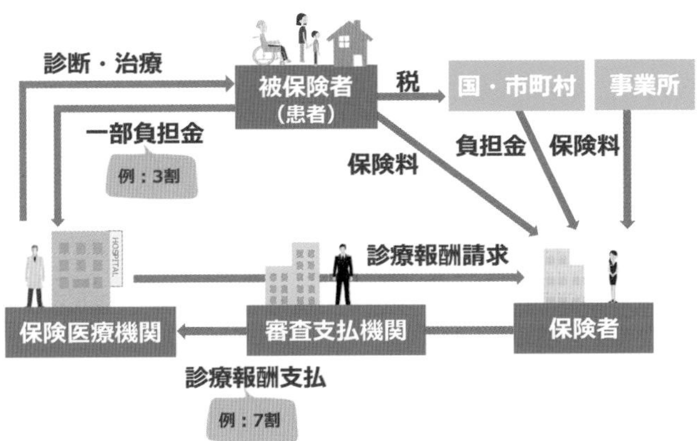

図2 療養の給付と費用の負担の流れ

［厚生労働省．保険診療の理解のために（医科）：平成28年版（スライド資料）[2]，p.3より］

（2）

医療保険制度が成り立つには**各種の医療保険法**が存在しています（**図3**）。

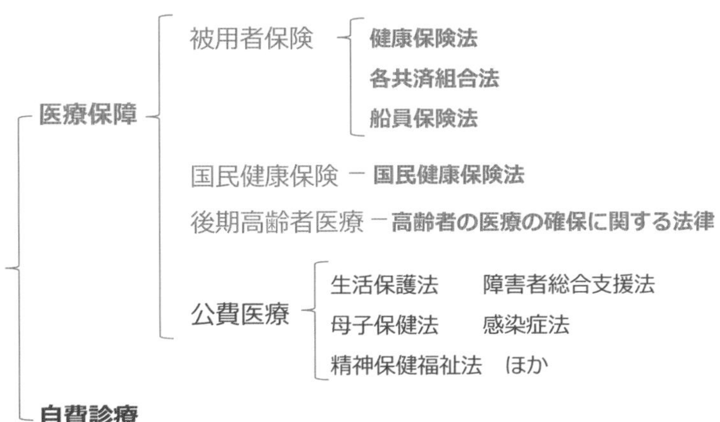

図3 医療保険制度を支える各種の医療保険法

［厚生労働省．保険診療の理解のために（医科）：平成28年版（スライド資料）[2]，p.4より］

(3)

保険医療機関で診療に従事する医師は**保険医**でなければならず、**医師の申請に基づき**厚生労働大臣が登録します。つまり、医師は自らの意思で保険医となります。

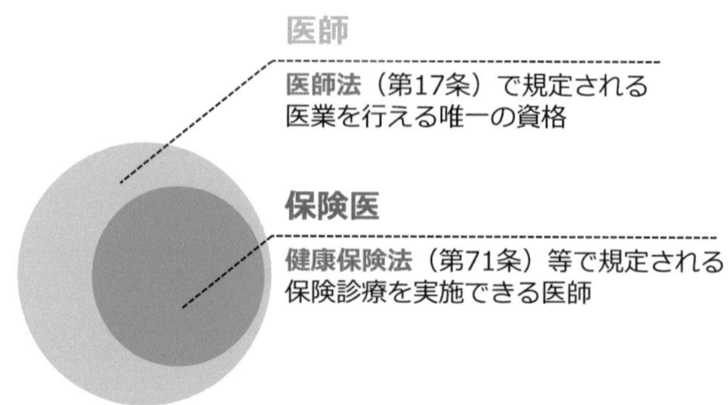

［厚生労働省．保険診療の理解のために（医科）：平成28年版（スライド資料）[2]，p.9より］

(4)

保険医療機関の指定は、病院または診療所の**開設者の申請**により厚生労働大臣が行います。その責務には、

・保険診療を実施すること

・保険診療実施に要する費用の額は厚生労働大臣が定めるところにより算定すること

があります。

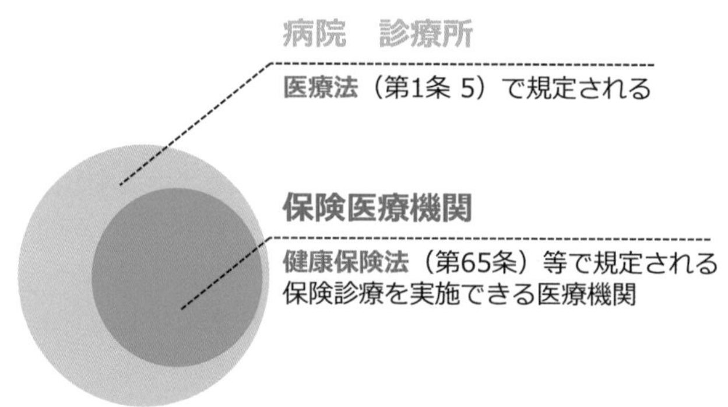

［厚生労働省．保険診療の理解のために（医科）：平成28年版（スライド資料）[2]，p.12より］

POINT 5 「指導」の目的は「保険診療の質的向上と適正化」

保険医療機関は**厚生労働大臣**の「**指導**」を受ける**義務**があります（健康保険法第73条）。「指導」とは「保険診療の取り扱い、診療報酬の請求等に関する事項について周知徹底させること」です（指導大綱）。国による指導は、**保険診療の質的向上と適正化**を目的として行われるものであり、保険医療機関、保険医として指定・登録された**すべて**が対象となりえます。指導完了後は、その内容に応じて必要な措置（**経過観察・再指導・要監査**）がとられます。実施対象や方法等によって**集団指導、集団的個別指導、個別指導**に分類されます。

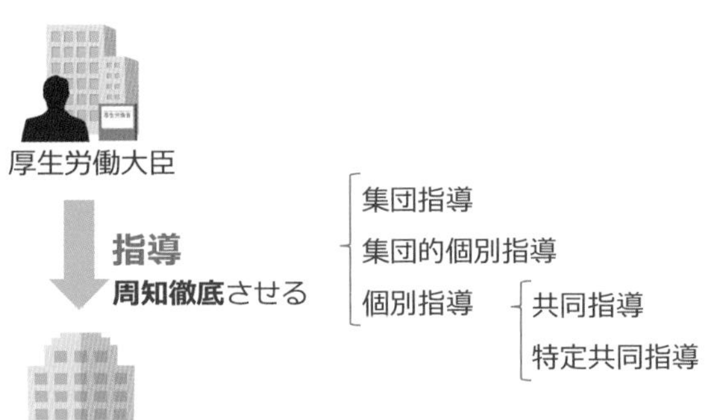

集団指導

集団指導は、保険診療の取り扱いや診療報酬請求事務、診療報酬の改定内容、過去の指導事例等について、講習、講演などの方法で行われます[4)]。

集団的個別指導

集団的個別指導は保険医療機関等の機能、診療科等を基準とする**類型区分**（**表1**）に応じて、診療（調剤）報酬明細書（レセプト）の**1件あたりの平均点数が高い**保険医療機関等を一定の場所に集めて講義形式などで行われます。指導対象となる保険医療機関等は、レセプト1件あたりの平均点数が都道府県の平均点数の一定割合を超えるもので、医科病院の場合は1.1倍、医科診療所、歯科病院および歯科診療所、薬局の場合は1.2倍、かつ前年度および前々年度に集団的個別指導または個別指導を受けた保険医療機関等を除き、類型区分ごとの保険医療機関等の総数の**上位よりおおむね8%**の範囲のものが対象となります。

使用される基礎データは、社会保険診療報酬支払基金および都道府県国民健康保険団体連合会で管理されている保険医療機関等ごとのデータで、使用されるレセプトの種類は、社会保険、国民健康保険の一般分および後期高齢者分です。レセプト1件あたりの平均点数の算出方法は、類型区分ごとに保険医療機関等のレセプトの総点数をレセプトの総件数で除したものです。

表1 類型区分

《病院：3区分（入院データ）》
①一般病院 ②精神病院 ③臨床研修指定病院・大学附属病院・特定機能病院
《医科診療所：12区分（入院外データ）》
①内科（下記②、③の区分に該当するものを除き、呼吸器科、消化器科（胃腸科を含む）、循環器科、アレルギー科、リウマチ科を含む）
②内科（下記③の区分に該当するものを除き、在宅療養支援診療所に係る届出を行っているもの）
③内科（主として人工透析を行うもの（内科以外で、主として人工透析を行うものを含む））
④精神・神経科（神経内科、心療内科を含む）
⑤小児科
⑥外科（呼吸器外科、心臓血管外科、脳神経外科、小児外科、こう門科、麻酔科、形成外科、美容外科を含む）
⑦整形外科（理学療法科、リハビリテーション科、放射線科を含む）
⑧皮膚科
⑨泌尿器科（性病科を含む）
⑩産婦人科（産科、婦人科を含む）
⑪眼科
⑫耳鼻いんこう科（気管食道科を含む）
《歯科診療所及び薬局》
それぞれ1区分

［厚生労働省．集団的個別指導及び個別指導の選定の概要について[5]，p.3より］

個別指導

個別指導のうち、厚生労働省・地方厚生（支）局・都道府県が共同して行うものを**共同指導**といい、特に大学附属病院、臨床研修指定病院、特定機能病院等を対象として行うものを**特定共同指導**といいます。個別指導は、診療報酬請求等に関する情報提供があった場合、個別指導を実施したが改善がみられない場合、集団的個別指導を受けた保険医療機関等のうち翌年度の実績においてもなお高点数保険医療機関等に該当（翌年度の実績において集団的個別指導を受けたグループ内の保険医療機関等の数の上位より、おおむね半数以上である保険医療機関等のこと）する場合などに、保険医療機関等を一定の場所に集めるなどして**個別面談方式**により行われます。

個別指導の実施件数は、医科、歯科および薬局ごとの類型区分ごとに全保険医療機関等の**4%程度**を実施することとされています。**個別指導の結果によっては、監査を受けなければならない**状況が起こりえます。

プラスα

共同指導・特定共同指導の主な指摘事項

共同指導・特定共同指導の主な指摘事項のなかで、特に、入院診療計画や院内感染防止対策、医療安全管理体制、褥瘡対策、栄養管理体制に対する指摘は、入院基本料に関わるものであるため**多額の自主返還が発生するおそれ**があり、医療機関にとっては大きな打撃となる可能性があります。入院基本料の返還リスクは、**適時調査**においても同様のことがいえます。

指摘事項の内容は厚生労働省ウェブサイトで公表されています[6)]。2019年の指摘事項を一部抜粋して**表2**に示しました。自施設で取り組めているか確認してみましょう。

表2 指摘事項の例（2019年度より一部抜粋）

看護・食事関連
- 看護職員の勤務時間について、計算方法が誤っている(研修・会議等に参加している時間を病棟勤務の時間に算入している等)
- 特別食加算について、特別食を提供している患者の病態が算定要件を満たしていないものについて算定している

施設基準関連
- 認知症ケア加算1：専任の常勤看護師が週16時間以上、認知症ケアチームの業務に従事していない
- 救命救急入院料：専任の医師が常時当該治療室内に勤務していない（他病棟での当直を兼任している等）

医療情報システム関連
- 医療従事者に係るアクセス権限の範囲設定が不適切である
- モバイル端末の利用に関する運用管理規定を定めていない

診療関連
- 診療録等：医師による日々の診療内容の記載が全くない日が散見される

［厚生労働省．令和元年度特定共同指導・共同指導（医科）における主な指摘事項[6)]，p.1-4より］

POINT 6 「監査」は診療報酬の不正請求・不当請求への措置

「**監査**」とは「保険医療機関等の**診療内容**また**は診療報酬の請求**について、**不正**または著しい**不当**が疑われる場合等において、的確に事実関係を把握し、公正かつ適切な措置を採ること」（監査要綱）です。厚生労働大臣から、帳簿書類の提出や出頭、検査などが求められれば応じなければなりません（健康保険法第78条など）。監査完了後、確認された事実に応じて必要な措置（取消処分・戒告・注意）がとられます。

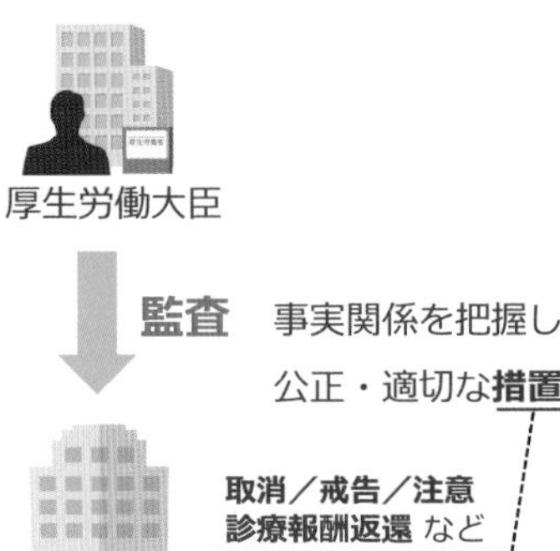

不正請求

不正請求は、診療報酬（調剤報酬を含む）の請求のうち、詐欺や不法行為にあたります。①**架空請求**、②**付増請求**、③**振替請求**、④**二重請求**、⑤**その他の請求**に区分されます（**表3**）。

表3 不正請求の区分

①架空請求
実際に診療（調剤を含む）を行っていない者につき、診療をしたかのように請求すること。診療が継続している者であっても、当該診療月に診療行為がないにもかかわらず請求を行った場合、当該診療月分については架空請求となる
②付増請求
診療行為の回数（日数）、数量、内容等を実際に行ったものより多く請求すること
③振替請求
実際に行った診療内容を保険点数の高いほかの診療内容に振り替えて請求すること
④二重請求
自費診療を行って患者から費用を受領しているにもかかわらず、保険でも診療報酬を請求すること
⑤その他の請求
・医師数、看護師数等が医療法の標準数を満たしていないにもかかわらず、入院基本料を減額せずに請求した場合 ・入院患者数の平均が基準以上であるにもかかわらず、入院基本料を減額せずに請求した場合 ・施設基準の要件を満たしていないにもかかわらず、虚偽の届出を行った場合 ・保険診療と認められないものを請求した場合（患者の依頼のない往診、健康診断、無診察投薬、自己診療等） など

不当請求

不当請求は、診療報酬の請求のうち算定要件を満たしていないなど、その**妥当性を欠く**もののことです。たとえばこのようなケースです。

（例）
- 診療録に腫瘍マーカーの検査結果・治療計画の要点を記載していないにもかかわらず、悪性腫瘍特異物質治療管理料を算定している
- 画像診断を担当する医師が読影していないにもかかわらず、画像診断管理加算を算定している
- 診療録にモニターの要点を記載していないにもかかわらず、呼吸心拍監視を算定している

POINT 7

監査後の措置（取消処分や診療報酬返還）を知る

監査後の措置には、「行政上の措置」「経済的な措置」があります。

行政上の措置：取消・戒告・注意

監査後の**行政上**の措置には、保険医登録・保険医療機関指定の「**取消**」「**戒告**」「**注意**」があります。これらの措置がとられるのは、**保険者等からの情報提供**（保険者、医療機関従事者等、医療費通知に基づく被保険者等）が端緒となっています。

取消処分とは、保険医療機関等の指定取消処分および保険医等の登録取消処分のこと。取消処分を受けるとその旨が公表されるほか、原則として5年間保険医療機関等の再指定および保険医等の再登録を受けることができなくなります。

取消処分の基準は、

・**故意**に不正または不当な診療（診療報酬の請求）を行ったもの

・**重大な過失により**、不正または不当な診療（診療報酬の請求）をしばしば行ったもの

とされており（監査要綱）、故意でなくとも**重大な過失**が認められれば処分の対象となりえます。取消処分を受けた場合は、**同時に刑法の詐欺罪で告発される**こともあります。

一番厳しい取消処分ではなく、状況に応じて「**戒告**」や「**注意**」の措置がとられることも多くあります。

経済的な措置：診療報酬返還

経済的な措置では、診療内容または診療報酬の請求に関し、不正・不当の事実が認められた場合、原則として**5年間分を返還する**ことになっています。最大40%の**加算金**が加えられることもあります。

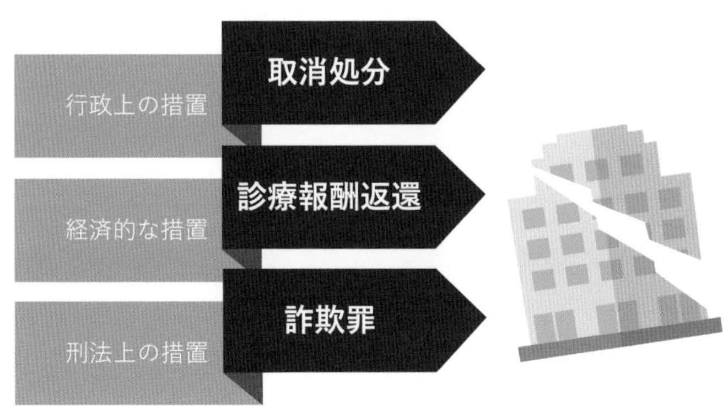

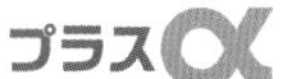

実際の事例にはこのようなものがあります（**表4**）。

表4 監査後に取消処分になった医療機関の事例

保険医療機関等名　Hクリニック〔2020（令和2）年8月20日指定取消〕

不正の区分　付増請求、振替請求

返還金額　4,645千円

監査に至った経緯

東海北陸厚生局に対し、医師が院長1人であるにもかかわらず同一日複数科受診を請求している、また、**後発品を納入しているにもかかわらず先発品の薬剤料を請求**している旨の情報提供があり、院長に事情を確認するも明確な回答が得られなかったため個別指導を中断した。

さらに、同一日複数科受診について院長に確認したところ、自身の診療科以外の診療も行ったように装い、**同一日複数科受診を請求**していること、また、**購入実績のない薬剤料を請求**していることが強く疑われたことから個別指導を中止し、患者調査を行った上で監査を実施した。

監査結果

・実際に行った保険診療に**行っていない保険診療を付け増して**、診療報酬を不正に請求していた。

・実際に行った保険診療を**保険点数の高い別の診療に振り替えて**、診療報酬を不正に請求していた。

・不正請求分に係る**一部負担金を受領**していた。

処分等

・2020（令和2）年8月20日　**保険医療機関の指定取消、保険医の登録取消**

［厚生労働省．令和2年度における保険医療機関等の指導・監査等の実施状況[7]，p.5より］

POINT

8 指導や適時調査でも死活問題となる

「監査」に至らなくとも「指導」や「適時調査」の対応は**医療機関にとって死活問題**となる可能性があります。（特定）共同指導や適時調査などで自主返還がなされている金額も小さくありません。2020（令和2）年度実績の返還金額は**計59億5,925万円**でした（**表5**）[7]。

表5 返還金額の年度推移（2016～2020年度）

年度	返還金額（単位：万円）			
	指導によるもの	適時調査によるもの	監査によるもの*	合　計
2016	408,898	435,931	44,705	889,535
2017	312,641	367,539	39,709	719,888
2018	327,869	493,272	52,699	873,840
2019	342,498	504,652	240,205	1,087,355
2020	286,594	260,872	48,459	595,925

＊監査になると返還額は少なくなるが、保険医療機関の取消などの処分を伴うことが多い

［厚生労働省．令和2年度における保険医療機関等の指導・監査等の実施状況[7]，p.2より］

プラスα

適時調査を受ける際にどのような対応が必要かは、厚生労働省のウェブサイトで公開されている**「適時調査実施要領等」の資料**[8]を参照してください。事前提出が必要な書類や当日用意しなければならない書類が記載されているだけでなく、「調査書」として公開されている資料には、**適時調査での「確認事項」がどういったものであるか**が詳細に記載されています。相当のボリュームであるため読み込むのに苦労すると思われます。しかし、この資料を参照すれば、多額の自主返還が起こりうる入院基本料に関する事項についても、何に注意する必要があるかほとんど網羅的に把握可能です。

POINT 9 適時調査・指導・監査の実例を見てみよう

保険医療機関等の**適時調査の実施状況、指導・監査の実施状況**や、**保険医療機関取消等状況**の実際のデータが厚生労働省のウェブサイト上で公開されています[7]。

2020（令和2）年度には取消（または取消相当）の処分は19件あり、それぞれどんな理由で、いくらの返還額かが記載されています。誌面の都合上すべてを紹介できませんが、ぜひ一読してみましょう。ここでは一部抜粋して紹介します（**表6、表7、表8**）。

表6 保険医療機関等の適時調査の実施状況 年度推移（2016～2020年度）

区分		保険医療機関等（単位：件）				
	年度	2016	2017	2018	2019	2020
適時調査	医科	3,356	3,632	3,623	3,519	3
	歯科	7	10	11	10	0
	薬局	0	1	2	15	2
	計	3,363	3,643	3,636	3,544	5

［厚生労働省．令和2年度における保険医療機関等の指導・監査等の実施状況[7]，p.2より］

表7 2020（令和2）年度における保険医療機関等の指導・監査の実施状況

(1) 個別指導

区分	医科	歯科	薬局	合計
保険医療機関等	530件	525件	742件	1,797件
保険医等	688人	621人	1,101人	2,410人

(2) 新規個別指導

区分	医科	歯科	薬局	合計
保険医療機関等	982件	781件	1,152件	2,915件
保険医等	1,120人	918人	1,720人	3,758人

(3) 集団的個別指導 ※対象施設等を一定の場所に集めて行うため、新型コロナウイルス感染拡大防止の観点から実施をすべて見合わせた

区分	医科	歯科	薬局	合計
保険医療機関等	0件	0件	0件	0件

監査の実施状況

区分	医科	歯科	薬局	合計
保険医療機関等	16件	23件	7件	46件
保険医等	25人	36人	21人	82人

［厚生労働省．令和2年度における保険医療機関等の指導・監査等の実施状況[7]，p.1より］

表8 2020(令和2)年度における保険医療機関の取消等状況

保険医療機関等

	指定取消	指定取消相当
医　科	1件	3件
歯　科	10件	5件
薬　局	0件	0件
計	11件	8件

保険医等

	登録取消	登録取消相当
医　科	4人	0人
歯　科	14人	0人
薬　局	0人	0人
計	18人	0人

［厚生労働省．令和2年度における保険医療機関等の指導・監査等の実施状況[7]，p.1より］

文 献

1）厚生労働省．指導・監査の流れ．1.
2）厚生労働省．保険診療の理解のために(医科)：平成28年版(スライド資料)．3-13，79，80-5.
3）厚生労働省．保険診療の理解のために(医科)：平成28年版(配付資料)．3-4，55.
4）厚生労働省．保険医療機関等及び保険医等の指導及び監査について(通知)．平成7年12月22日保発第117号.
5）厚生労働省．集団的個別指導及び個別指導の選定の概要について．1-4.
6）厚生労働省．令和元年度特定共同指導・共同指導(医科)における主な指摘事項．1-4.
7）厚生労働省．令和2年度における保険医療機関等の指導・監査等の実施状況．1-5.
8）厚生労働省ウェブサイト．適時調査実施要領等．https://www.mhlw.go.jp/seisakunitsuite/bunya/kenkou_iryou/iryouhoken/shidou_kansa_jissi.html

ひとこと

もしあなたの病院で「指導」ではなく「監査」が行われてしまったら…。想像するだけでも恐ろしいことだと思います。しかし、監査に至らなくとも、適時調査や（特定）共同指導は必ず受けなければならないときがあります。保険診療のルールをきちんと理解したうえで、いかに日常の業務を行えるか。当たり前のことでありながら、経営的な面においても最も重要なことです。

3章

病院収支のしくみ

1 あなたの病院の「稼働病床」は何床？

病床の捉え方・数え方

いろいろな「病床」があるけれど……
休憩中ー
よく許可病床とか稼働病床とかって聞くけど、どう違うの？
私もよく知らないな…
難しそうよね…
サッ
病院経営や医療行政の話をするためには大事なことよ勉強しておいてね
あ、部長
じゃあちょっと調べてみるか…
難しすぎる！

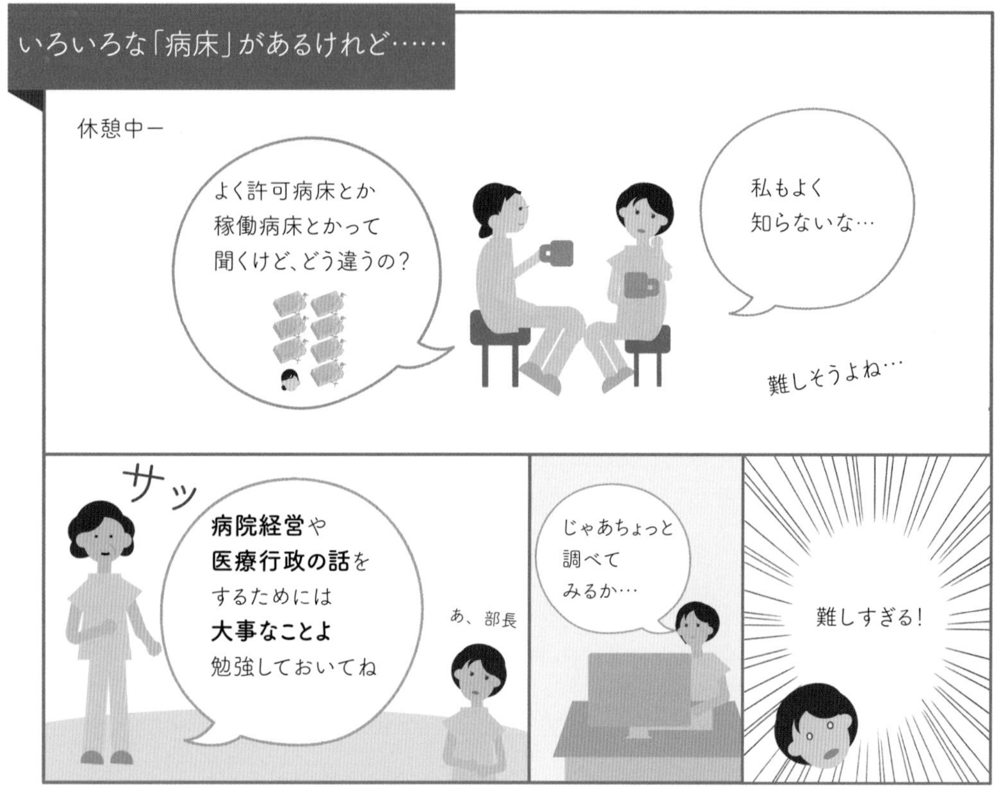

「許可病床」「届出病床」「稼働病床」など、色々な病床の違いを理解することは、病院経営や医療行政の問題を議論するうえでとても重要です。

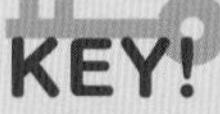

- 「病床」にはいろいろな定義がある
- 基礎となるのは「開設許可病床」、構造設備検査後に許可されたら「使用許可病床」
- 診療報酬を算定できるのは「届出病床」
- 「病床機能報告」の病床の定義は一般的な定義とは一部異なる
- 「病床稼働率」と「病床利用率」は似ているけど別のもの

POINT

1 「病床」にはいろいろな定義がある

院内では「許可病床」「届出病床」「稼働病床」など、色々な「病床」があります。皆さんも耳にしたことがあると思いますが、それぞれの違いは認識できているでしょうか。

同一の病床であっても、場合によって呼び名が変わり、それぞれの場合で病床数を正確に数えるのは思いのほか難しいことです。

我々の知る限り、さまざまな病床区分を網羅的に解説した文献は極めて少ないようです。そこでここでは、「病床の捉え方」について解説したいと思います。

各病床の定義をまとめると、**表1**の通りとなります。

表1 各病床の「定義」まとめ

	「病床」の名称	用語の意味	計算式	根拠となる法令・制度
a	開設許可病床	医療法第7条の規定に基づき、医療機関開設地の都道府県知事より許可を受けている病床（診療所・助産所は例外あり） ※「許可病床」と省略して記載されることが多い	a=開設にあたり許可を受けた病床数	医療法
b	使用許可病床	開設許可病床のうち、医療法第27条の規定に基づき、その構造設備について検査を受け、都道府県知事の使用許可を受けた病床（ただし厚生労働省の「医療施設調査」では、この病床の数を「許可病床数」として定義）	b=構造設備の検査を受け、使用許可を受けた病床数	医療法
c	休眠病床	開設許可病床から使用許可病床を差し引いた病床 ※「休床」と称されることもある	c=a-b	―
d	届出病床	地方厚生（支）局へ入院料等の届出を行っている病床	d=地方厚生（支）局に届け出ている病床数	診療報酬（療養担当規則）
e	（通常使われてきた）稼働病床	「届出病床」と同様の病床を指す	e=d	―
f	（通常使われてきた）非稼働病床	使用許可病床から届出病床（あるいは稼働病床）を差し引いた病床	f=b-d	―

POINT 2 最も基礎となるのが「開設許可病床」、構造設備の検査後に使用を許可されたのが「使用許可病床」

一般的に用いられる**「許可病床」という用語は、正確には「開設許可病床」のこと**を指し、医療法第7条の規定に基づき、都道府県知事から許可を受けている病床を意味します（診療所や助産所の場合、その開設地が「保健所を設置する市」、または特別区の区域の場合、当該「保健所を設置する市の市長または特別区の区長」の許可が必要です）。

開設許可病床は、色々な「病床」の中で、医療機関が保有する病床として最も基礎となるものです。開設許可病床の種別には、一般病床、療養病床、精神病床、感染症病床、結核病床があります。

実際に使用するためには

開設許可を受けた病床を実際に使用するには、さらに医療法第27条の規定に基づき、**その構造設備について検査を受け、都道府県知事の使用許可を受け**なければなりません。その際、病床は構造設備として「病室」である必要があります。この病床が「使用許可病床」です。

各医療機関において、開設許可病床のすべてを実際に稼働させているかと言えば、そうでない場合が多々あります。医師や看護師の不足で稼働していなかったり、施設の老朽化もさることながら、患者数の減少も要因となります。

プラスα

「使用許可病床」という呼び名は、一般的にはあまり耳にしないと思われます。また、厚生労働省の「医療施設調査」では、使用許可病床の数が「許可病床数」として定義されており、何ともややこしい状況になっています。

POINT 3 「開設許可病床」だけど「使用許可病床」ではないのが「休眠病床」

開設許可病床と使用許可病床がわかれば、「休眠病床（あるいは休床）」も正確に把握できます。**休眠病床とは、「開設許可病床だけど、使用許可病床ではない病床」**のことで、つまり**「開設許可病床から使用許可病床を差し引いた病床」**となります（自由診療用の病床の場合を含めるとさらに複雑になってしまうため、ここでは省いて解説を進めます）。

図で表すと次のようになります（**図1**）。

開設許可病床
使用許可病床
休眠病床
開設許可病床－使用許可病床＝休眠病床

事例を使って考えてみると
A病院は、開設時に県知事より一般病床600床の使用許可を受けた。構造設備の申請は、まだ完成していない一病棟を除いて県知事から540床で許可を受けた。
この場合の各病床の数は次の通りとなります。
- 開設時に知事から使用許可を受けたので、「開設許可病床」は600床。
- 構造設備について知事からまだ完成していない一病棟を除き540床で許可を受けたので、「使用許可病床」は540床。
- 「開設許可病床」から「使用許可病床」を差し引くことで算出される「休眠病床」は60床。

図1 休眠病床のイメージ

休眠病床が発生するのは次のようなときです。
- 病院開設時、一部の病棟が完成していないとき。
- 病院開設時は開設許可病床と使用許可病床が一致していたが、数年後、数十年後に新築工事や改修工事によって病棟の再編が行われたとき。

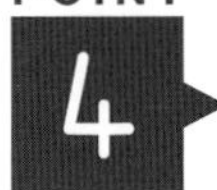

POINT 4 診療報酬を算定できるのは「届出病床」

「届出病床」とは、診療報酬上の病床であり、地方厚生（支）局へ「入院料等の届出」を行っている病床のことを意味します。

実は、開設許可病床や使用許可病床の区分が決まっただけでは、入院患者から入院料等の診療報酬を算定することはできません。医療機関が入院料を算定するには、施設基準を満たしたうえで、所在地の地方厚生（支）局に対して届けを出す必要があります。

「使用許可病床」と「届出病床」の違いは？

「使用許可病床」が施設の構造上の問題、つまり建築的な面を見ているのに対して、「届出病床」は、人員の配置や入院に対する計画など安全基準を満たしているのかという**診療報酬を算定するにあたってのルール**的な面を見ています。

届け出を行うときは、所定の様式を用います。届出後、届出の内容と異なった事情が生じた場合は、遅滞なく変更の届出等を行わなければなりません。そして、**毎年7月1日時点の状況等を保険医療機関から地方厚生（支）局へ「報告」**することが求められています。それぞれの申請や届出について、フロー図を示します（図2）。

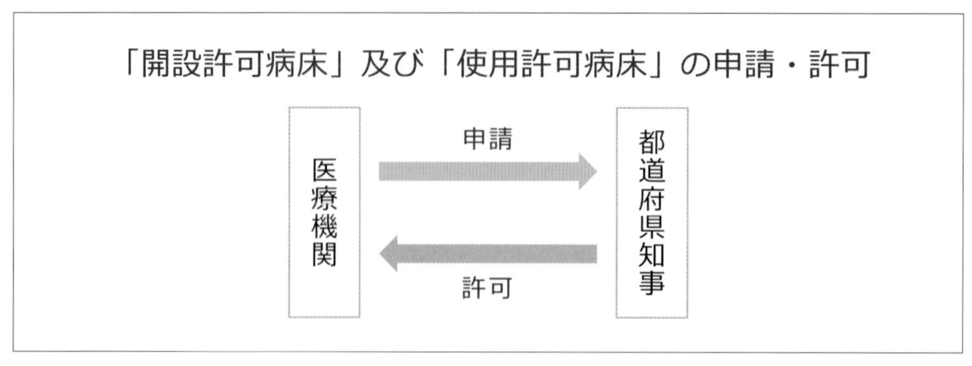

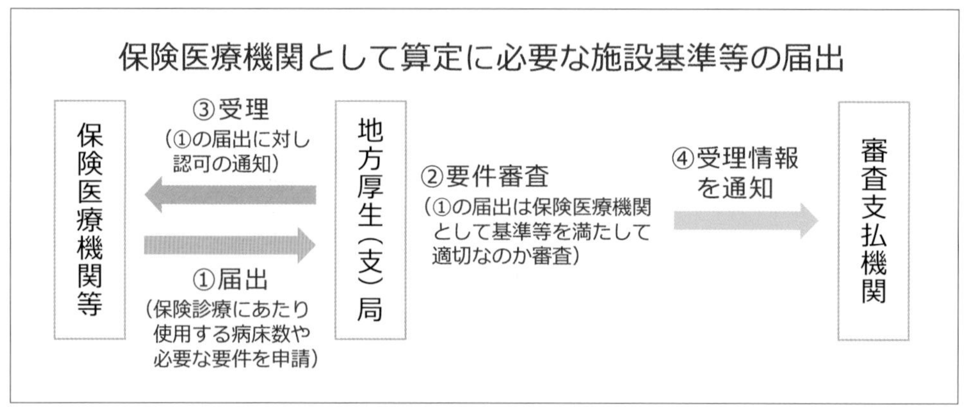

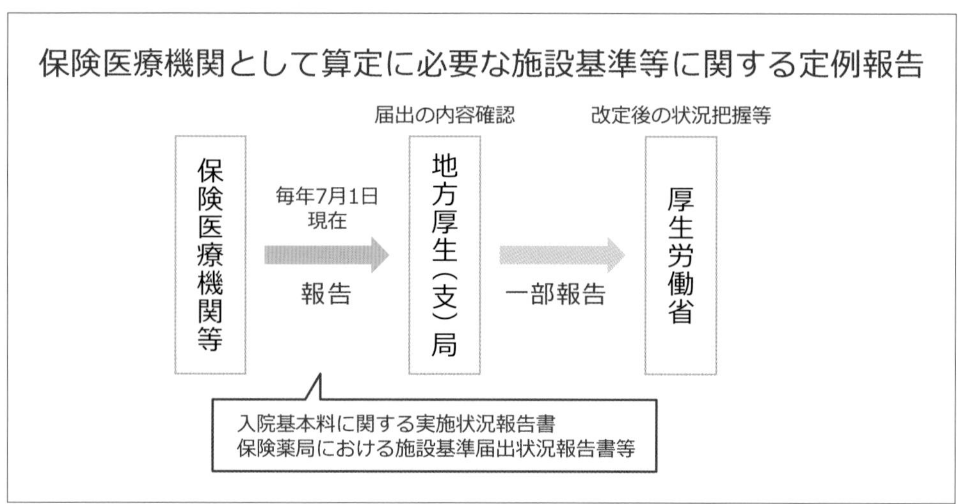

図2 各病床の申請・届出等フロー図

※施設基準等の届出と施設基準等に関する定例報告は、p.103の図1・2の流れと同様

［中央社会保険医療協議会 総会（第419回）資料（総-2）[1]，p.4より］

POINT 5 「使用許可病床」から「届出病床（稼働病床）」を引いたのが「非稼働病床」

ここまで、「使用許可病床」は構造的に許可されて使用できる病床のことで、「届出病床」は地方厚生（支）局に届出をした入院料等の診療報酬が算定できる病床であることを解説してきました。これら二つのことが満たされていれば、入院料を算定して問題のない、稼働を認められた病床であると解釈できます。この病床がいわゆる**「稼働病床」**と呼ばれるもので、つまりは**「届出病床」とイコール**として一般的に用いられています（医療現場では、「運用病床」と呼ばれることもありますが、運用病床という用語の確かな定義はありません）。

では、構造的には許可されていても、地方厚生（支）局に届け出ていない、もしくは人手不足などが原因で届出ができていない病床はどうなるのでしょうか。例えば、病院の構造のキャパシティ上は人員配置可能だが、人手が足りず届出病床は数を減らさざるを得ない場合などが想定されます。

「届出の内容と異なった事情が生じた場合は、保険医療機関等は遅滞なく変更の届出等を行う」とルールが定められている以上、実態をごまかすことなどは決して許されません。そうすると、「使用許可病床」と「届出病床」の間に差ができることになります。この場合に生じるのが、稼働していない病床、つまり「非稼働病床」です。**非稼働病床は、使用許可病床から届出病床（あるいは稼働病床）を差し引いた病床**ということになります。

つまり、施設の構造としては問題なくとも、人員配置等の基準が満たせていないため使用できない病床のことを「非稼働病床」と呼びます（**図3**）。

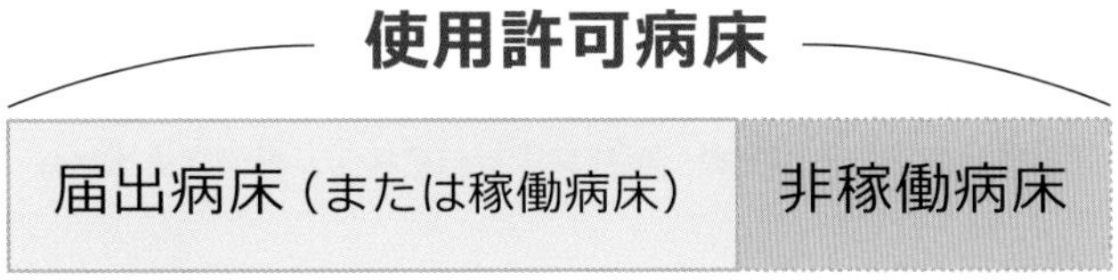

図3 非稼働病床のイメージ

一般的な定義とは違う「病床機能報告」の「病床」の定義

ここからは、**「病床機能報告制度」に基づく病床の定義**について解説します。

「病床機能報告」における各病床の定義をまとめると、**表2**の通りとなります。一般的な病床の定義をまとめたp.135の**表1**と見比べてみると、多々違いがあることがよくわかります。病床機能報告では、「使用許可病床」に全く言及されていないことも特徴的です。

表2 現在の「病床機能報告」における各病床の定義

「病床」の名称	用語の意味	根拠となる法令・制度
（病床機能報告で使われている）許可病床	医療法第７条第１項から第３項に基づいて開設許可を受けている病床数 基準病床数制度で特例とされている特定の病床等や休床中の病床も含める ※「開設許可病床」と同義	医療法
休床	「休床」という用語は用いられているが、用語の定義は特に記載されていない	—
届出病床	入院料等を算定するものとして地方厚生（支）局に届け出ている病床数	診療報酬
最大（最小）使用病床	１年間に施設全体で最も多く（少なく）入院患者を収容した時点で使用した病床数 新型コロナ感染症緊急包括支援交付金のうち、病床確保にかかる補助金を受けている病床に限って、コロナ患者受け入れに備えて確保している空床の病床数、コロナ対応にかかる感染管理・人員確保等のために休床した病床数も含める 人間ドックでベッドを使用した場合も（最大または最小）使用病床数にカウント	病床機能報告

※「病床機能報告」では一般病床と療養病床のみが対象（精神病床、結核病床、感染症病床は除く）

プラスα

「病床機能報告制度」とは

病床機能報告制度は、2014年の第６次医療法改正で義務付けられた新しい制度で、「地域医療構想」における制度の一つです。一般病床・療養病床を有する病院・診療所は、それぞれが担っている**病床機能の「現状」と「今後の方針」について、「高度急性期機能」「急性期機能」「回復期機能」「慢性期機能」の４つの区分の中から「病棟単位」で機能を選択**し、都道府県へ報告しなければなりません。都道府県は、地域医療構想の策定等のためにそれらの情報を活用します。

POINT 7 病床機能報告における「許可病床」は「開設許可病床」とイコール、「休床」の定義はなし

「病床機能報告」における許可病床数の定義は、2021（令和3）年度の「記入要領」によると、「令和3年7月1日時点で、医療法第7条第1項から第3項にもとづいて開設許可を受けている病床数」と記載されています。また、「基準病床数制度で特例とされている特定の病床等」や「休床中の病床」も含めるとあります。

まず押さえておきたいのは、**病床機能報告で用いられる「許可病床」は、表1の「開設許可病床」と同義**ということです。「開設」という文言が省かれているため、「使用許可病床」と混同しないよう注意してください。「病床機能報告」には「使用許可病床」という用語は用いられていません。

次に、「記入要領」の中にある、「基準病床数」と「休床」という用語に注目します。

「基準病床数」とは、現時点で医療提供体制の整備のために必要とされる2次医療圏別病床数のことで、いわゆる「病床規制」の際に用いられる数です。全国統一の算定式で、一般病床・療養病床であれば2次医療圏ごとの性別や年齢階級別人口、病床利用率等から計算されます。精神や結核、感染症病床についても算定式があります。

プラスα

「基準病床数」は「基準病床数制度」によるものです。この制度は現状の病床の過剰地域と非過剰地域における病床の偏在を見直し、全国的に一定水準以上の医療を確保することをねらいとしています。簡単に言えば、**医療提供のバランス調整**を目的としています。一般の医療従事者や医療行政に馴染みのない人達には、あまり知られていない用語だと思われます。

「基準病床数」に対して「必要病床数」というのも存在します。こちらは「将来的な推計」を見て機能の分化や連携の推進を目的としています。「基準病床数」は病床機能報告特有の用語ではなく、病床機能報告よりももっと前から存在する「基準病床数制度」における用語です。

「休床」については、POINT3で「休眠病床」の別称と解説しましたが（p.135**表1**参照）、**病床機能報告における「休床」には注意が必要**です。病床機能報告の「記入要領」において「休床」という用語が使用されているものの、その定義は記されていません。後で詳しく触れる「最大使用病床数」等の説明の箇所でも、新型コロナ対応に関して「休床」の用語が使用されていますが、一般的な「休眠病床」のことを指すのか、何か別の新たな意味を持つ用語なのかは明確ではありません（**図4**）。

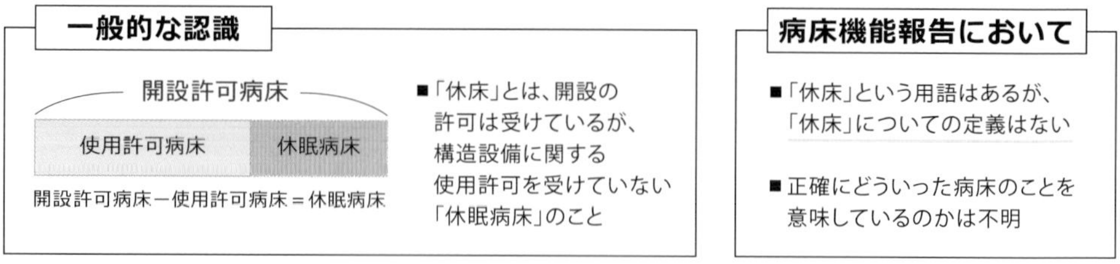

一般的な認識

開設許可病床

使用許可病床	休眠病床

開設許可病床－使用許可病床＝休眠病床

■「休床」とは、開設の許可は受けているが、構造設備に関する使用許可を受けていない「休眠病床」のこと

病床機能報告において

■「休床」という用語はあるが、「休床」についての定義はない

■正確にどういった病床のことを意味しているのかは不明

図4 病床機能報告における「休床」

病床機能報告における「届出病床」は一般的な意味と同一

「届出病床」については、病床機能報告の「記入要領」に「地方厚生（支）局長に届け出ている病床数」という説明があります。つまり、この意味は**一般的な「届出病床」の意味と同一**であり、特殊な用いられ方はしていません。

POINT 8 病床機能報告独自の用語、「最大使用病床数」「最小使用病床数」

一般的な病床区分にはない、病床機能報告独自の用語として、「最大使用病床数」と「最小使用病床数」があります。2021（令和3）年度以前は、病床機能報告においても「稼働病床数」という用語が使用されていましたが、**現在は「最大使用病床数」に名称が変更**されています。

「記入要領」では、最大使用病床数は、「許可病床数のうち令和2年4月1日～令和3年3月31日の1年間に施設全体で最も多く入院患者を収容した時点で使用した病床数」と定義されています。また、最小使用病床数は、「許可病床数のうち令和2年4月1日～令和3年3月31日の1年間に施設全体で最も少なく入院患者を収容した時点で使用した病床数」と定義されています（最小使用病床数の報告は任意）。

注意点として、**報告が求められる最大（最小）使用病床数は、1年間で施設全体で最も多く（少なく）入院患者を収容した時点の数値**であり、各病棟で最大（最小）となった時点の数値を足し上げるものではありません。さらに、最大（最小）使用病床数には、新型コロナ感染症緊急包括支援交付金のうち、病床確保にかかる補助金を受けている病床に限って、「コロナ患者受入れに備えて確保している空床の病床数、コロナ対応に係る感染管理・人員確保等のために休床した病床数」も含めることとされています。

なお、**人間ドックでベッドを使用した場合についても、最大（最小）使用病床数にカウント**すると記載されています。

POINT 9 似ているけど別のもの「病床稼働率」と「病床利用率」

ここまでは行政寄りの話題が中心でしたが、ここからは病院経営寄りの話題として、「病床稼働率」と国の統計指標としても使用されている「病床利用率」を取り上げます。

「病床稼働率」と「病床利用率」はよく似た用語ですが、この2つは全く違うベクトルで、それぞれが重要な指標となっているのが現状です。

まず**「病床利用率」**については、国の公的統計である「病院報告」で50年以上前から用いられている用語であり、国が実施している統計調査に基づく指標です。地域医療構想等において、**医療機関の病床の利用率を知り、それを基に今後の地域医療などにおける方針を推し量る**イメージです。一つ注意が必要なのは、「病院報告」は「統計法」に基づき行われる一般統計調査であり、法律に基づき施行されているという点です。不正があれば刑事罰を受けるため、罰金や最悪、懲役刑の場合もあります。病院報告は今や行政のための統計ではなく、社会の情報基盤としての統計として運用されています。

次に**「病床稼働率」**については、病院経営において重要な指標となります。病床の稼働が病院経営において無駄なくできているか、空き病床は増えているのか減っているのか、他病院と比較してどうかなど、**経営について考察するために重要な指標**と言えます。

POINT 10 「病床利用率」の算出方法

「病床利用率」は「病院報告」の調査結果に基づき公表されている指標であり、医療機関のベッド（病床）がどの程度利用されているのか、**一般病床だけでなく精神病床や感染症病床、療養病床などの全国の状況が毎月、毎年公表**されます。月ごとの病床利用率は、「月末病床利用率」といいます。

全国の医療機関（開設許可を受けている病院及び療養病床を有する診療所）は、毎月「病院報告」の調査票に在院患者延数や新入院患者数などを記入し、管轄の保健所に報告します。保健所に報告された情報は、都道府県を経て厚生労働省に最終報告されます。

「病床利用率」の計算式

「病床利用率」の算出方法としては、厚労省により下記の計算式が示されています。実は「病床利用率」の計算式は他にも存在しますが、本書ではこの計算式をゴールドスタンダードとします。

$$
\text{病床利用率} = \frac{\text{月間在院患者延数の1月～12月の合計}}{\text{（月間日数×月末病床数）の1月～12月の合計}}
$$

※月間在院患者延数とは、毎日24時現在に在院していた患者の合計
※月末病床数は「使用許可病床」が対象

［厚生労働省．病院報告：用語の解説[2]／病院報告：記入要領[3]を参照して加筆］

まず注意が必要なのは、分子の「在院患者延数」の定義です。**「在院患者延数」は「毎日24時現在に在院していた患者の合計」**を用いることとなっています。

プラスα

「病院報告」の記入要領には、「在院患者延数」について下記の通り記されています。

○在院患者延数

病床の種別ごとに、毎日24時現在に在院していた患者の合計を記入します。

（1）この欄には、現に当月中に在院していた患者の延数を記入します。
（2）在院中の患者が外泊していた場合も、計上します。
（3）入院してその日のうちに退院あるいは死亡した者は、計上しないでください。
（4）当月中に開設したときは、開設した日から当月の末日までの延数を記入します。
（5）開設中の施設が、当月中に休・廃止したときは、当月の１日から休・廃止した日の前日までの延数を記入します。

次に、分母の「月末病床数」にも注意が必要です。ここでの病床数は「使用許可病床」を用います。「開設許可病床」ではないということに気をつけましょう。

「病院報告」には使用許可病床数を記入する欄は存在しませんが、各医療機関の使用許可病床数は別に「医療施設調査」によって把握されています。「医療施設調査」も、「病院報告」と同様に統計法に基づき実施されていますが、こちらは基幹統計（国の行政機関が作成する統計のうち、総務大臣が指定する特に重要な統計）となります。医療施設調査には、「静態調査（3年ごとの10月1日）」と「動態調査（開設・変更等のあった都度）」があり、動態調査は毎月、毎年の結果が公表されます。

なお、**「月末病床利用率」の算出方法**については、下記の通りとなります。

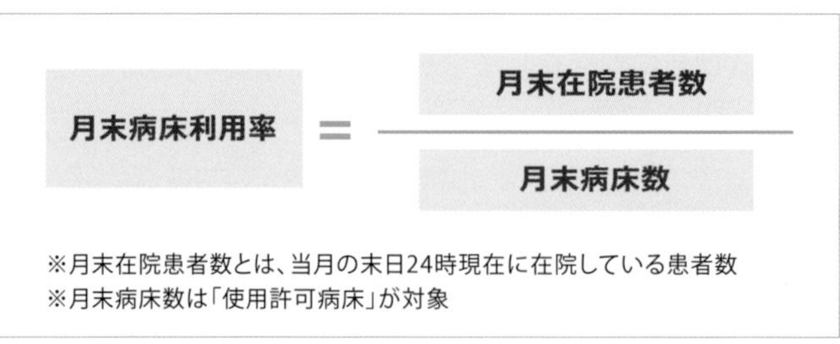

［厚生労働省．病院報告：用語の解説[2]／病院報告：記入要領[3]を参照して加筆］

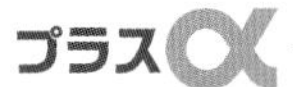

「病床利用率」の算出に関して事態をややこしくしている原因の一つは、厚労省の定義とは別に、**総務省からも異なる定義が示されている**点です。

総務省自治財政局の資料によると、「病床利用率」の算出方法は下記のように示されています。

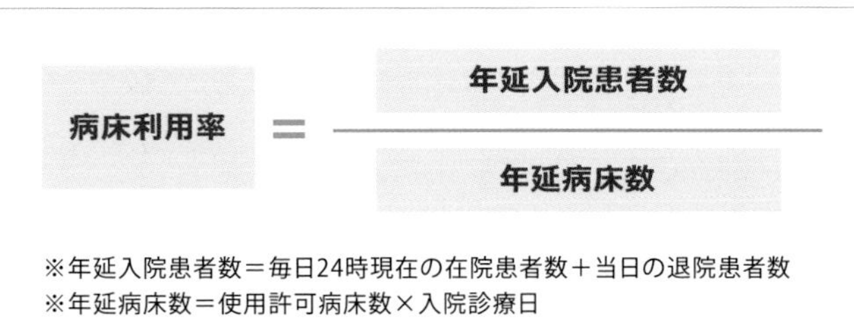

［平成30年度決算 経営比較分析表：経営指標の概要（病院事業）[4]．／
平成30年度決算 経営比較分析表：経営比較分析表の基本情報[5]より］

本書でゴールドスタンダードとしている厚労省の算出方法と比較すると、総務省自治財政局が示す病床利用率の分子が異なります。厚労省の計算式は「毎日24時現在に在院していた患者の合計」ですが、総務省の計算式では「毎日24時現在の在院患者数＋当日の退院患者数」となっており、**総務省が示す病床利用率の方が数値は大きくなり**ます。

計算式が入り乱れる「病床稼働率」の算出方法

ややこしい話はさらに続きます。各病院が病床稼働率をどのように算出しているか調べてみると、驚くことに**病院によって様々な計算式が入り乱れている**ことがわかりました。

なぜこのような事態となっているのでしょうか。その理由は、公的に示された「病床稼働率」の計算式が存在しないためであり、厚労省も病床稼働率の定義づけを行なっていないためです。

公式が存在しないのは、「病床稼働率」は「病床利用率」を基に経営指標として派生し作り出されたためであると思われます。そのため、**それぞれの病院が独自の基準に則って思い思いに算出している**のが実態です。

「病床稼働率」を求める式は多々あるため、下記の通り一度簡単に整理してみました。病床稼働率を求める計算式のベースとしては、

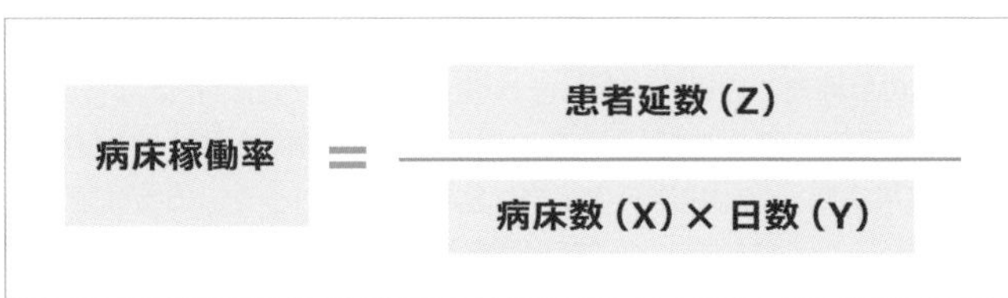

となっているように思われます。そして、おおまかには下記のパターンでそれぞれを式に当てはめて求めているのではないでしょうか。

病床数（X）	日数（Y）	患者延数（Z）
X1　開設許可病床	診察日数 （○日間・月間・年間）	Z1　24時時点の延在院患者
X2　使用許可病床		Z2　Z1＋延退院患者
X3　稼働病床（届出病床）		Z3　Z2＋延死亡患者

これだけ多様になると、比較する際に用語や計算方法を比較先と合わせなければ、正しく分析をすることができません。皆さんがこれまで他病院と経営状況の比較を行ってきた際は、適切な指標を用いた比較ができていたでしょうか。

例えば、「当院の病床稼働率は、同じ二次医療圏の○○病院が発表している稼働率よりも低くなっている。明らかに我々の方が多くの患者を受け入れているはずなのに……。経営改善を行うために何かテコ入れしないと……」と落とし穴にはまりかけてはいないでしょうか。仮に同じ病床数の分母でも、分子に退院数も含めて病床稼働率を出しているならば、当然数字は大きくなります。他病院との比較を行う際は、計算式の分母・分子の定義はどうなっているか、式に当てはめる数字はどのような条件で抽出されているかを、まずは詳細に確認することが重要です。

文献

1）厚生労働省．診療報酬に係る事務の効率化・合理化及び診療報酬の情報の利活用等を見据えた対応について．中央社会保険医療協議会 総会（第419回）資料（総-2），2019年7月17日，4.
2）厚生労働省．病院報告：用語の解説
3）厚生労働省．病院報告：記入要領
4）総務省自治財政局．平成30年度決算 経営比較分析表：経営指標の概要（病院事業）.
5）総務省自治財政局．平成30年度決算 経営比較分析表：経営比較分析表の基本情報.
6）厚生労働省．基準病床数制度における既存病床数等について．第3回地域医療構想に関するワーキンググループ資料（資料2），2016年9月23日.
7）厚生労働省．令和3年度 病床機能報告 報告様式1 記入要領（病院用）.
8）今村知明．寄稿"令和時代"の医療と介護―地域や現場から考える第9回「許可病床」「届出病床」「稼働病床」はどう違うのか：「病床稼働率」と「病床利用率」ってちゃんと使い分けができてますか?．MEDIFAX web，2020年6月10日.
9）今村知明．寄稿"令和時代"の医療と介護―地域や現場から考える第8回「許可病床」「届出病床」「稼働病床」はどう違うのか：「病床機能報告」の新たな定義によってさらに複雑に．MEDIFAX web，2020年4月22日.
10）今村知明．寄稿："令和時代"の医療と介護―地域や現場から考える第7回「許可病床」「届出病床」「稼働病床」はどう違うのか：病床の捉え方、数え方は意外とややこしい．MEDIFAX web，2020年3月25日.

ひとこと

開設許可病床や届出病床は似た用語なのに、行政的な手続き先が都道府県あるいは地方厚生（支）局と、全く別の組織によって管理されています。それぞれの担当者は、自分たちが管理する範囲は把握できても、他の組織の範囲までは通常把握しきれないし、把握しなければならない義務もありません。各病院でも、使用許可病床の申請や届出病床の変更業務等は事務部門の少数の職員が担っていて、開設許可病床や使用許可病床、届出病床等の業務に網羅的に携わっている者は限定的です。しかも、ほとんどの医療従事者にとっては知らなくても日常業務に支障ないことです。

しかし、例えば「病床稼働率」を経営指標の1つとして用いる際、これまで解説してきたように開設許可病床数や使用許可病床数、あるいは届出病床数を用いることで値が異なる場合があります。分母が適切でなければ、当然算出した「病床稼働率」も適切な指標とは成りえず、誤った経営判断を引き起こす恐れがあります。

2 院「内」処方にするほうが、もう少し経営状態がよかった？ 薬剤利益のしくみ

薬剤収入で利益が上がる？
業務には
直接は関係ない
かもしれないけど
病院収益を知る
うえで説明して
おきたいのが…
「薬剤利益」
初耳です
うまくやれば
病院の利益を
上げられるわ！
ヤッター！
いったい
どうやって？

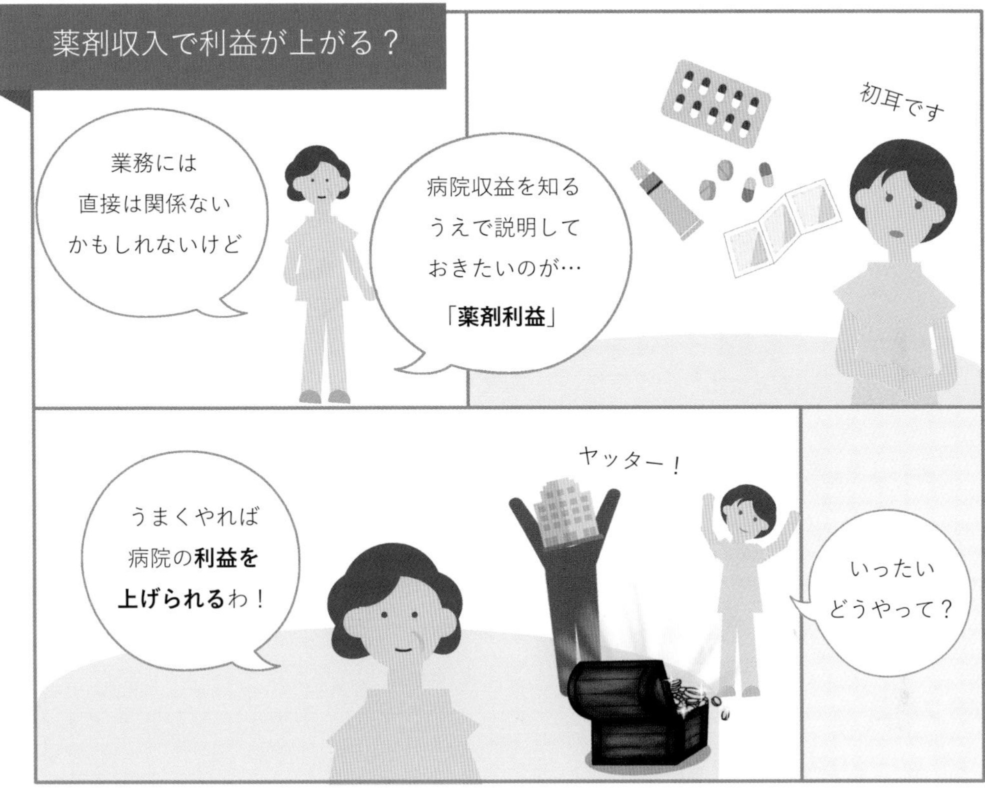

病院経営の改善において「薬剤利益」も目が離せません。後発医薬品の導入は儲けにつながるのか？ 院内処方・院外処方はどちらが利益を得られるのか？ 薬剤の仕入れ価格を値引きすることにはどのようなメリットがあるか？ 知っておきましょう。

KEY!

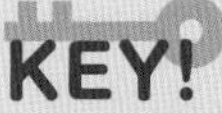

- 病院経営と薬剤の関係
- 薬剤利益の計算方法
- 薬剤利益の規模
- 後発医薬品の導入
- 院外処方
- 薬剤値引き率
- 毎年の薬価調査・改定

POINT 

1 「薬剤利益」は病院経営に影響を及ぼす

医師が患者に薬を処方すると、診療報酬（薬価、処方料、調剤料など）を算定できます（＝収入［収益］）。一方で、薬を製薬会社から購入する費用や、院内処方であれば調剤業務を行う薬剤師の人件費も発生します（＝費用）。これら収入から費用を引いたものが「**薬剤による利益（薬剤利益）**」です。病院経営において、この**利益を今後どのように確保していくか**、的確な施策の選択が重要です。

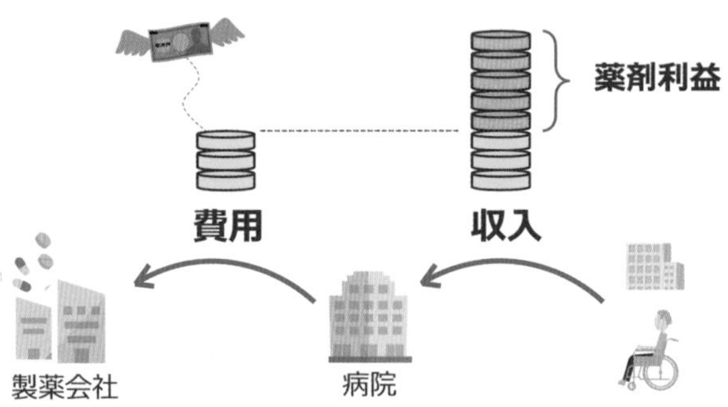

薬剤利益を確保する施策には、このようなものがあります。

・後発医薬品の導入で、DPCでは病院の薬剤利益は増える
・院内処方のほうが病院は薬剤利益を確保できる
・値引き交渉で薬剤利益は上がる（特に院内処方において）

プラスα

シミュレーションしてみよう！

平均的な大規模病院（DPC 対象病院、一般病床数800 床）をモデルケースとして、薬剤利益をシミュレーションした結果[1]をもとに解説します（モデルとなる実際の病院の2013年度実績データをもとにシミュレーションします）（**図1**）。

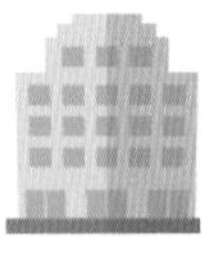

モデルケース
800床・DPC

外来	**入院**	**院外処方率**
1万1,000円	6万5,000円	75%
年間 50万人	年間 25万人	

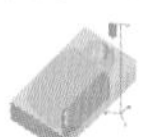

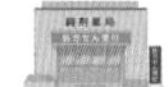

・患者1人あたりの外来単価：約1万1,000円
（院外処方率約75％）
・患者1人あたりの入院単価：約6万5,000円
・年間での外来患者のベ数：約50万人
・年間での入院患者のベ数：約25万人
・外来・入院収入：約215億円程度
（外来収入約54億円・入院収入約161億円）

図1 モデルケース

POINT
2 後発医薬品の導入は薬剤利益増を見込める

後発医薬品（以下、後発品）は**先発医薬品**（以下、先発品）の5割程度の費用であり、後発品の普及は医療費の減少へとつながります。また、DPCに包括される薬剤を後発品に切り替えて**入院薬剤経費を減らす**ことは、大きな利益増につながります。**一般的な医療を行う病院**のほうが、高度な医療を主とする病院に比べ、DPCに包括される薬剤を後発品に切り替えやすいため、より多くの入院薬剤経費の削減が見込めます。

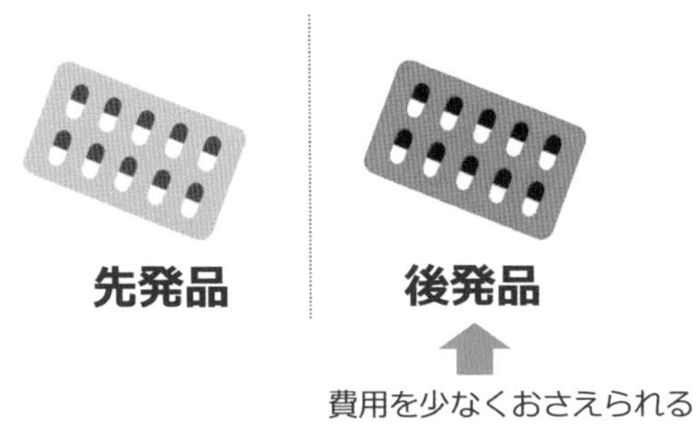

後発品の数量シェアの推移と目標値

なかなか進まなかった後発品導入ですが、診療報酬に「**後発医薬品係数**」が加えられるなどして急速に進みました。すでに多くの病院で導入が進んだため、2018（平成30）年度の診療報酬改定で後発医薬品係数はなくなりました。しかし、2020年9月までに後発品の使用割合を80%とすることが目指されてきたものの、実績は78.3%と目標には届きませんでした。病院での使用率が上昇するにつれ、診療報酬上のメリットは年々減少しつつあります（**図2**）。

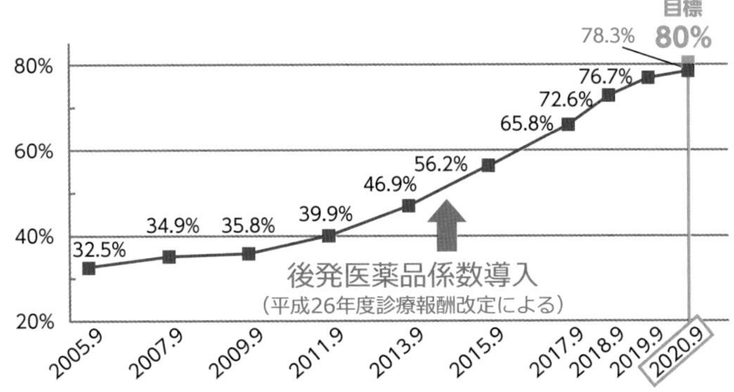

図2 「後発医薬品のある先発医薬品」「後発医薬品」を分母とした「後発医薬品」の数量シェア

［中央社会保険医療協議会総会（第483回）資料（総-5）[2]，p.43より］

プラスα

モデルケースのシミュレーション①

後発品導入率が0％から100％に変化すると薬剤利益はどうなるか。モデルケース（**図1**、p.148）でのシミュレーション結果です[1)]。

後発品導入率が0％から100％に変化すると、
- 約2億1,143万円の薬剤利益増
- 入院薬剤経費が約1億5,155万円減少した
- 後発医薬品係数による診療報酬は約5,988万円（2013年度）

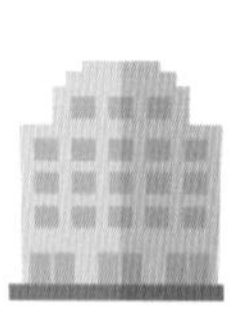

モデルケース
800床・DPC

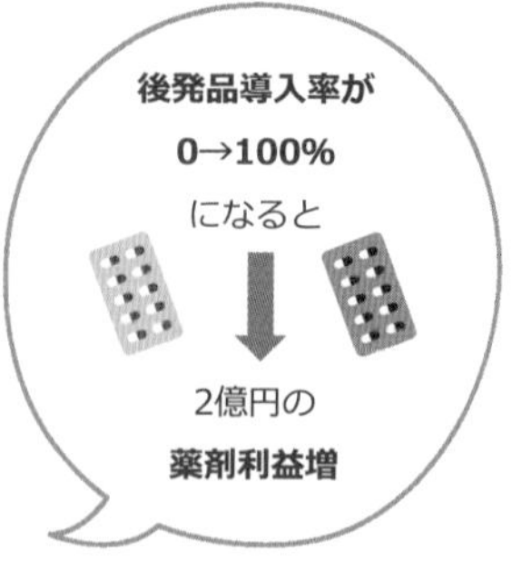

POINT 3 値引き交渉を有利に進められれば院内処方のほうが病院は薬剤利益を確保できる

ほとんどの病院で「**院外処方**」が行われています。国の政策で、医薬分業（医師が処方せんを交付し、薬局の薬剤師が調剤を行う）を目的に、院内処方から院外処方への政策誘導が長らく続けられてきたためです。

ところが現在、院外・院内処方のあり方が再び議論されています。その理由は下記の通りです。

- 患者の経済的な負担が増している
- 患者の利便性にマイナスの影響がある
- 院外処方で**保険薬局が多くの利益をあげている**

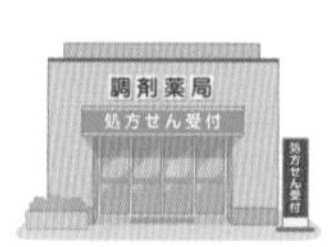

院外処方

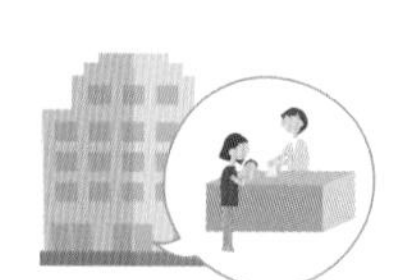

院内処方

病院が利益を確保できる

膨らむ保険薬局市場と悪化が進む病院の経営状況

処方せん受取率は年々上昇し、医薬分業が進展してきました（**図3**）[2)]。院外処方への切り替えにより**病院が手放した薬剤利益は、保険薬局の利益へと移行した**ことになります。実際、保険薬局市場は大きく膨れ上がっています。例えば、2014（平成26）年時点での保険薬局市場の規模は7.2兆円でしたが、直近の約10年間で2倍程度にまで規模は拡大しました。2019（令和元）年時点での保険薬局市場の規模は7.7兆円となっています（**図4**）[2)]。

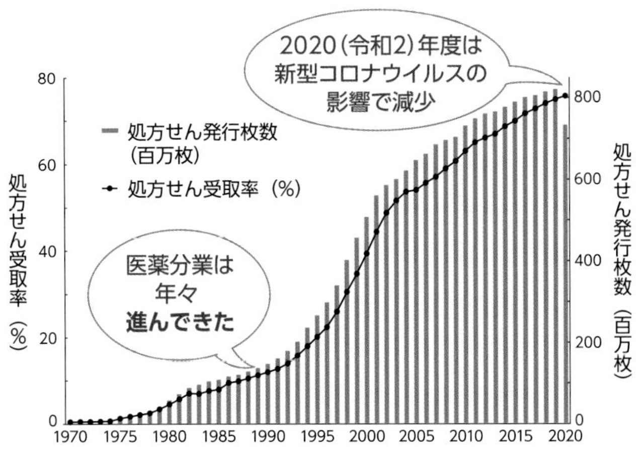

図3 処方せん受取率の年次推移

［中央社会保険医療協議会総会（第483回）資料（総-5）[2)]，p.6より］

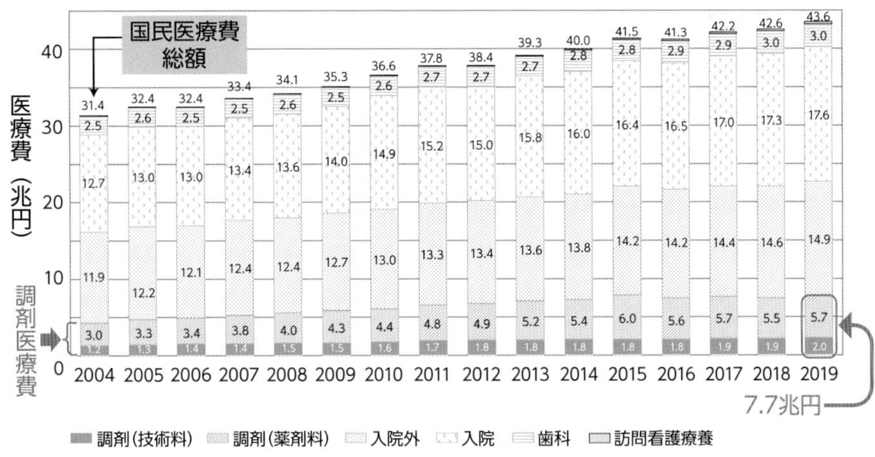

図4 医療費と調剤医療費の推移

［中央社会保険医療協議会総会（第483回）資料（総-5）[2)]，p.31より］

プラスα

モデルケースのシミュレーション②

院外処方率10％時点と90％時点とを比較すると薬剤利益はどうなるか。モデルケース（**図1**、p.148）でのシミュレーション結果です[1)]。

院外処方率10％時点と90％時点とを比較すると、90％時点で約**2億442万円の薬剤利益減**となった

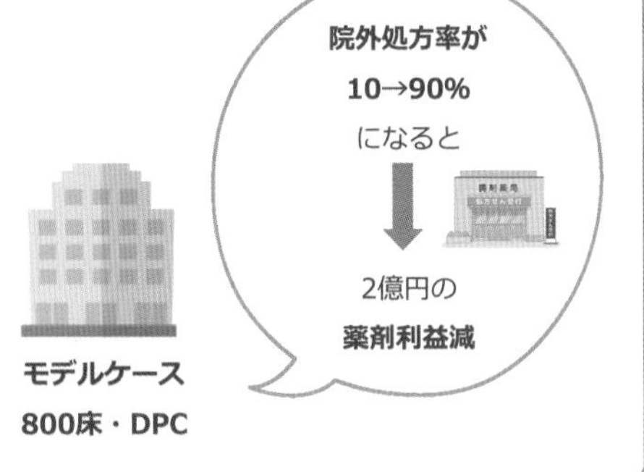

POINT 4 値引き交渉で薬剤利益は上がる（特に院内処方において）

薬を患者に処方して得る診療報酬は「**公定価格**」により決まっています。一方で、業者からの薬の「**仕入れ価格**」は、業者との交渉により医療機関ごとに違います。「公定価格」から「仕入れ価格」を引いたものを「**薬価差益**」といいます。

（例）公定価格 100円（10点）－ 仕入れ価格 90円 ＝薬価差益10円（値引き率10%）

薬価差益は病院経営に大きな影響を及ぼします。特に院内処方率の高い病院にとって、薬剤値引き率の影響は非常に大きくなります。**値引き交渉**による各病院の経営努力によって、**院内処方率の高い病院はさらなる薬剤利益の改善が見込めます**。院外処方であっても、DPC対象病院では、包括される**薬剤経費の削減**につながります。

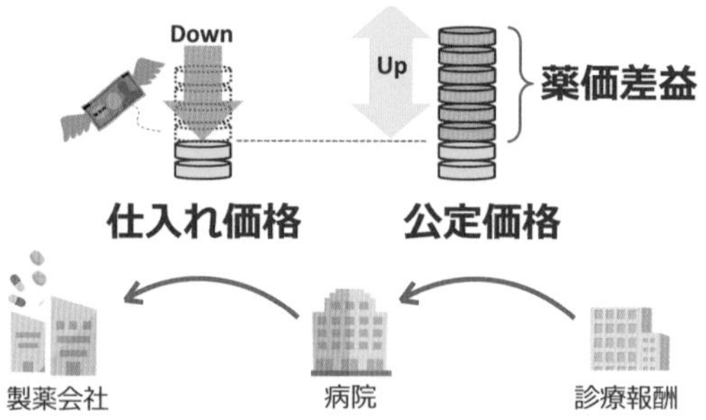

個々の病院の薬価差益は非公開ですが、薬価の公定価格と市場の価格の乖離を示す**「薬価差」の推定値**は公表されています（**図5**）。

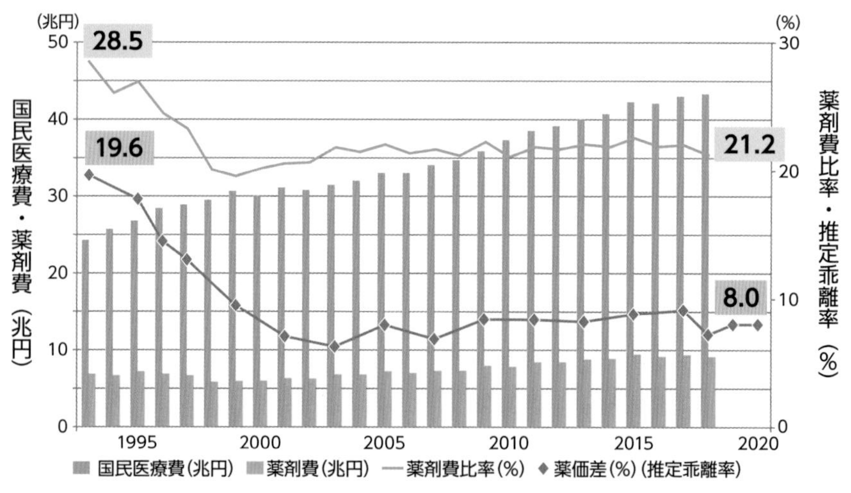

図5 薬価差（推定乖離率）及び薬剤費比率の年次推移

［中央社会保険医療協議会．国民医療費、薬剤費等の推移[3]より］

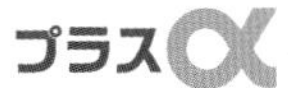

モデルケースのシミュレーション③

先発品値引き率7％・後発品値引き率13％から、先発品値引き率11％・後発品値引き率17％へ増加させると薬剤利益はどうなるか。モデルケース（**図1**、p.148）でのシミュレーション結果です[1]。

先発品値引き率7％・後発品値引き率13％から、先発品値引き率11％・後発品値引き率17％へ増加させると
・院外処方率10％のとき：約**1億2,745万円の薬剤利益増**
・院外処方率75.4％のとき：約3,500万円の薬剤利益増

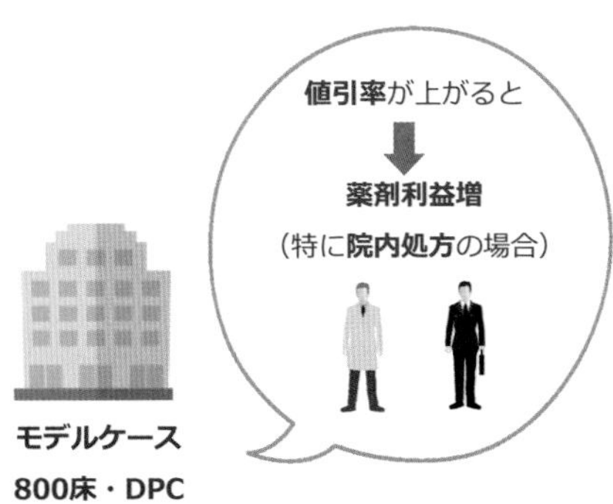

POINT

5 毎年の薬価調査・改定が決定

近年**高額薬剤**が増え、医療費膨張を助長していることが議論となり、非常に高額な薬剤に対して、緊急の薬価改定が行われた経緯がありました。1人の患者に対して年間3,500万円の医療費がかかるということで議論を呼んだ「オプジーボ®」の話を記憶している人も多いと思います。

これをきっかけに**薬価調査・改定**が毎年行われるようになり、抜本的な**薬価制度改革**が進められています。

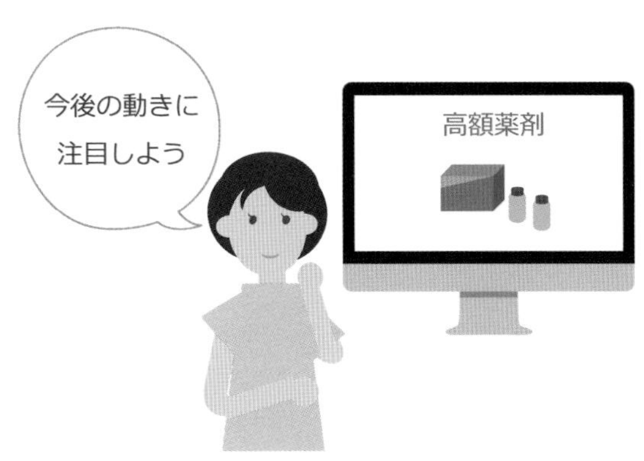

文献

1) 中西康裕ほか.「後発医薬品導入率」「院外処方率」及び「薬剤値引き率」等の変化が病院経営に及ぼす影響：一般的な線形式作成による薬剤収益試算と感度分析を用いた損益変化の検討. 医療情報学. 36(3), 2016, 123-34.
2) 厚生労働省. 中央社会保険医療協議会. 調剤(その1). 中央社会保険医療協議会総会(第483回)資料(総-5), 2021年7月14日, 6, 31, 43.
3) 厚生労働省. 中央社会保険医療協議会. 国民医療費、薬剤費等の推移. 中央社会保険医療協議会 薬価専門部会(第180回)資料(薬-2参考), 2021年8月4日, 1.
4) 中央社会保険医療協議会. 第20回医療経済実態調査(医療機関等調査)報告. 2015, 10-37.
5) 全国公私病院連盟, 日本病院会. 平成26年病院運営実態分析調査の概要. 2015, 10. https://www.hospital.or.jp/pdf/06_20150311_01.pdf
6) 厚生労働省. 現行の薬価基準制度について. 中央社会保険医療協議会薬価専門部会(第121回)資料(薬-1参考7). 2016年11月30日, 18.

ひとこと

多くの医療従事者にとって、薬剤による利益の話は普段の業務上ほとんど関係がなく、もしかすると話題にのぼったことすらないかもしれません。しかし、解説を読んでいただいた通り、病院経営にとって薬剤利益をいかに確保できるかは、非常に重要な課題となります。もし少しでも興味を持たれたら、ご自身の勤める病院で、薬剤の購入費用が病院費用全体の何割を占めているかをぜひ調べてみてください。影響の大きさをよく理解していただけると思います。

3 収支でみると儲かっているのに倒産寸前？

財務諸表

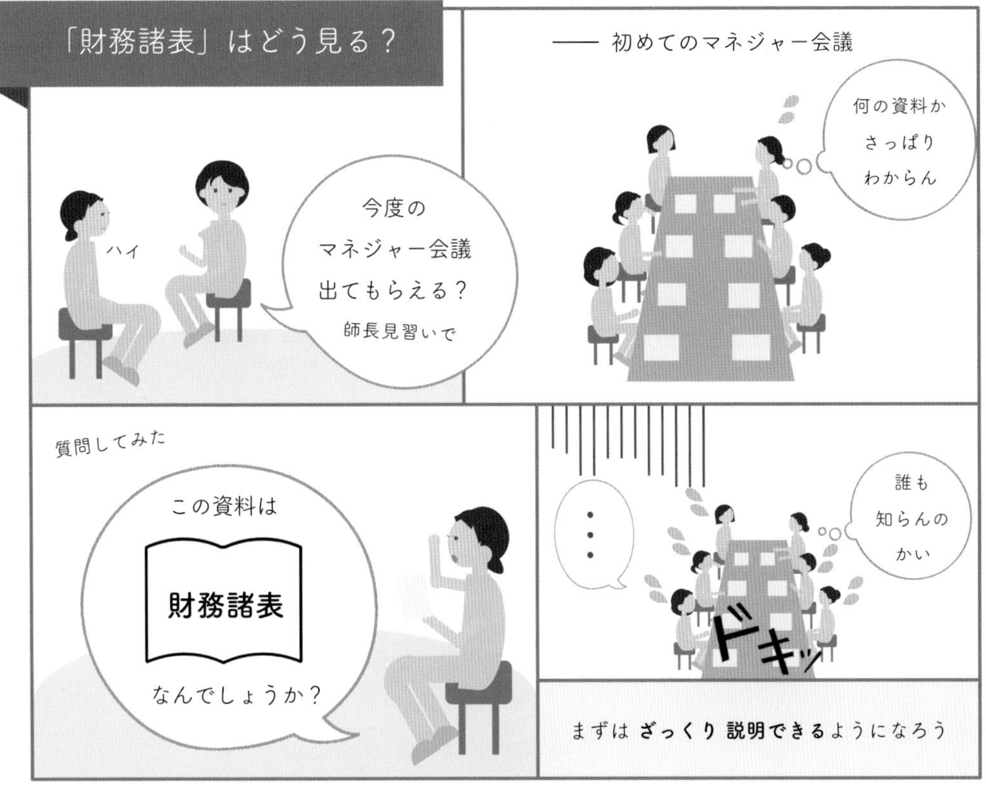

財務諸表から重要な情報をおおまかにつかめるようになりましょう。細かいことはわからなくて問題ありませんが、財務諸表に書かれている意味がまったくわからないと、(特にマネジャーは）誤った経営判断をしてしまいかねません。

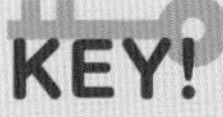

- 財務諸表
- 貸借対照表のしくみ（資産・負債・純資産）
- 損益計算書の意味
- キャッシュ・フロー計算書を把握する重要性
- 経営状態を正しく認識する

POINT 1 財務諸表から重要な情報をおおまかにつかめるようになろう

財務諸表（Financial Statements）とはいわゆる**決算書**のことで、企業や病院など法人の経営成績や財務状態などを明らかにするものです。

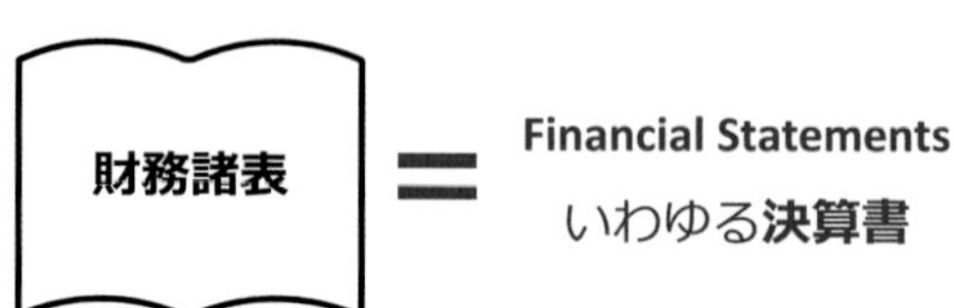

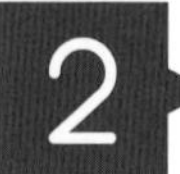

医療法人は「病院会計準則」、国立大学病院は「国立大学法人会計基準」、地方独立行政法人は「地方独立行政法人会計基準」というルールに従って財務諸表を作成します。決算書を作る機会のない方は細かいことはわからなくて問題ありませんが、病院経営に携わる管理者は、**財務諸表から重要な情報をおおまかにつかめるようになりましょう**。財務諸表に書かれている意味がまったくわからないと、**誤った経営判断**をしてしまいかねません。

POINT 2 財務諸表は４つの財務表の総称である

財務諸表は、諸表というだけあって**４つの財務表**の総称です。

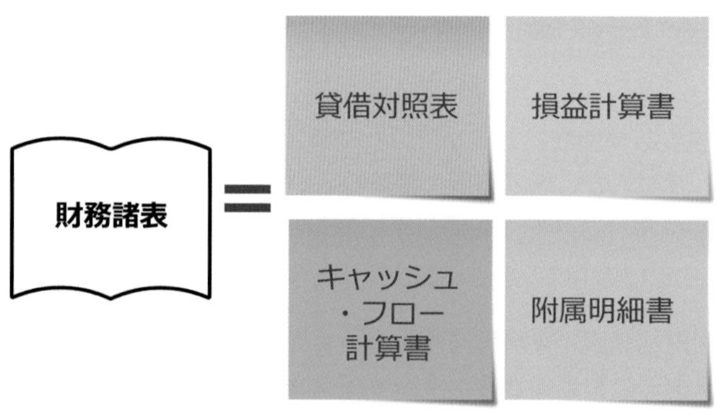

貸借対照表

貸借対照表は、その法人がどう資金調達をして、どう運用しているかという**財務状態**を明らかにするものです。ある一時点（たいていは年度末の決算日）における法人の**資産、負債、純資産**の状態を把握できます。

損益計算書

損益計算書は、その法人がどれだけ利益を上げることができたのか**経営成績**を明らかにするものです。一定期間（たいていは4月1日から翌年3月31日までの年度単位）における法人の活動成果として、いくらの**利益・損失**が発生したのかを把握できます。

キャッシュ・フロー計算書

キャッシュ・フロー計算書は、その法人においてどれだけ**資金の増減**があったのかを明らかにするものです。一定期間（たいていは損益計算書と同様年度単位）における法人の現金等による収入、支出、その結果としての資金の増減額、つまりその法人の「**実際のお金の流れ**」が把握できます。

附属明細書

附属明細書は、貸借対照表、損益計算書、キャッシュ・フロー計算書の内容を**補足する**ものです。たとえば病院会計準則においては、純資産明細表、固定資産明細表、貸付金明細表、借入金明細表、引当金明細表、補助金明細表、資産につき設定している担保権の明細表、給与費明細表、本部費明細表などを作成することとなっています。

POINT 3 「貸借対照表」：資産、負債、純資産の意味を知る

貸借対照表は、財務に関わる要素として、**資産、負債、純資産**の3つの要素を集約したものです。英語で「Balance Sheet」と呼ばれ、日本語では「ビーエス（B／S）」と略されます。

表の左側に資産（調達した資金をどう運用したか）、右側に負債と純資産（資金をどう調達したか）が表示され、左右の金額は必ず**イコールの関係**になります（資産＝負債＋純資産）。このことが「Balance Sheet」と呼ばれるゆえんです（**図1、図2**）。

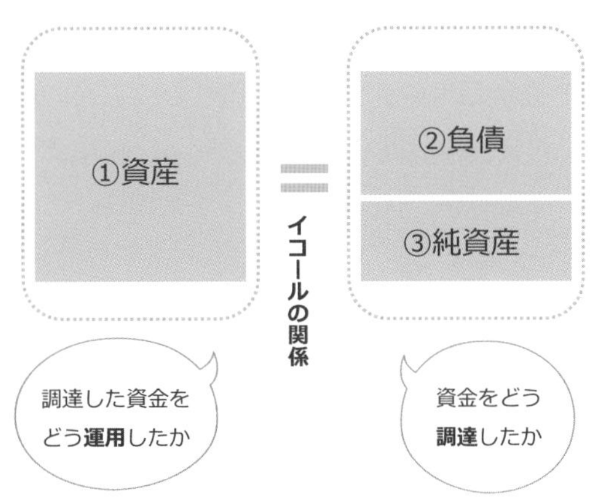

図1 貸借対照表の構造

［厚生労働省．医療法人の適正な運営に関する調査研究報告書（2014）[1]，p.90を参考に作成］

①資産とは、純資産・負債で集めてきたお金が、現在どのように使われているかを示す部分です。通常の事業活動で生じるものと1年以内に現金化予定のものは流動資産、それ以外は固定資産となります。

②負債とは、調達した資金のうち、他人から調達した（＝返済の必要がある）部分です。通常の事業活動で生じるものと1年以内に返済予定のものは流動負債、それ以外は固定負債となります。

③純資産は、調達した資金のうち、返済の必要がない部分です（利益の蓄積など）。

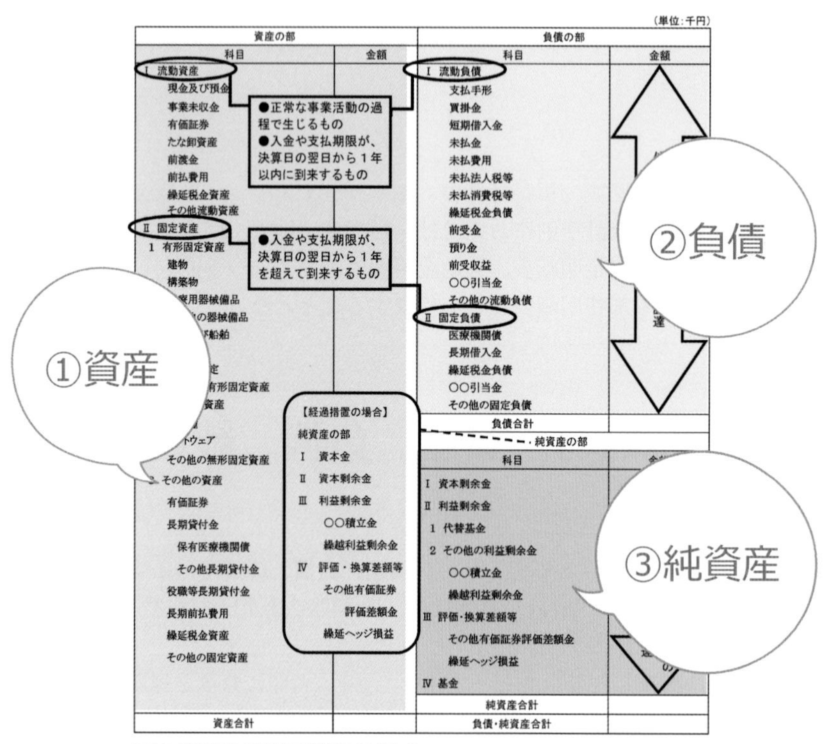

図2 実際の貸借対照表の様式

［厚生労働省．医療法人の適正な運営に関する調査研究報告書[1]，p.91より］

プラスα

「**資産**」「**負債**」「**純資産**」の内容は下記のようなものとなります。

資産	現金及び預金、事業未収金、たな卸資産、建物、医療用機械備品、ソフトウェア　など
負債	買掛金、借入金、未払金　など
純資産	基金、資本剰余金、利益剰余金　など

「資産」「負債」はそれぞれ「**流動**」と「**固定**」に区分されます。

流動（資産・負債）	正常な事業活動の過程で**生じる**ものは流動に区分 例）資産：事業未収金、たな卸資産 　　負債：買掛金
	（上記以外）入金や支払い期限が、決算日の翌日から**1年以内**に到来するもの
固定（資産・負債）	（上記以外）入金や支払い期限が、決算日の翌日から**1年を超えて**到来するもの

［厚生労働省．医療法人の適正な運営に関する調査研究報告書(2014)[1]，p.90より］

POINT 4 「損益計算書」：利益がプラスなら黒字、マイナスなら赤字となる

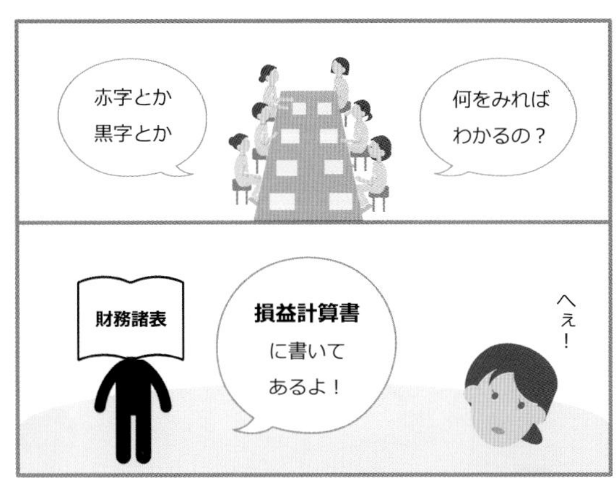

損益計算書は財務に関わる要素として、2つの要素（**収益、費用**）を集計し作られます。英語では「Profit and Loss Statement」と呼ばれ、日本語では「ピーエル（P／L）」と略されます。

損益計算書で用いられる「**収益**」という用語は、法人に入ってくるお金、つまり「**収入**」のことで、「**利益＝収益－費用**」という形で経営成績が表されます。この利益、すなわち「**当期純利益**」がプラスであれば黒字、マイナスとなれば赤字となります（マイナスの場合は「**当期純損失**」となります）（**図3**）。

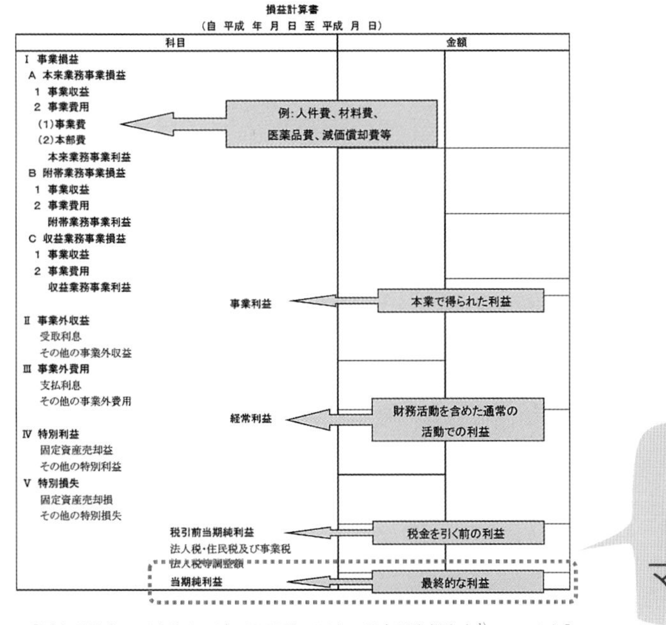

損益計算書
（自 平成 年 月 日 至 平成 月 日）

科目	金額	
Ⅰ 事業損益		
A 本来業務事業損益		
1 事業収益		
2 事業費用		
(1)事業費		
(2)本部費		
本来業務事業利益		
B 附帯業務事業損益		
1 事業収益		
2 事業費用		
附帯業務事業利益		
C 収益業務事業損益		
1 事業収益		
2 事業費用		
収益業務事業利益		
事業利益		
Ⅱ 事業外収益		
受取利息		
その他の事業外収益		
Ⅲ 事業外費用		
支払利息		
その他の事業外費用		
経常利益		
Ⅳ 特別利益		
固定資産売却益		
その他の特別利益		
Ⅴ 特別損失		
固定資産売却損		
その他の特別損失		
税引前当期純利益		
法人税・住民税及び事業税		
法人税等調整額		
当期純利益		

［厚生労働省．医療法人の適正な運営に関する調査研究報告書[1)]，p.94より］

図3 実際の損益計算書の様式

POINT 5 「損益計算書」の黒字・赤字では、経営状態を正確に認識できない

注意したいのは、**損益計算上の収益・費用**と実際の**お金（キャッシュ）の出入り**には乖離があるということです。損益計算書の黒字・赤字というのは、あくまで「会計上」の数字であり、**損益計算書の数字のみで経営状態のすべてを正確に認識できるものではありません**。

損益計算書
リアルな
お金の動きと
ズレがあるよ
気をつけ
なくちゃ

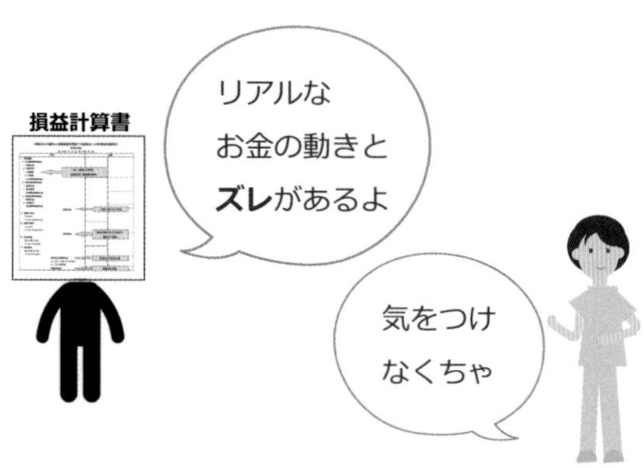

プラスα

損益計算書は、該当期間（たいていは年度単位）の経済活動に必要となった費用を適切に表そうという発想のもとに、会計上のルールが決められています。たとえば、購入した医療機器などの固定資産は、数年あるいは長年にわたって使うものであり、1年限りの消耗品ではないため、**「減価償却」**（過去の投資した額を毎年少しずつ費用とみなしていく）というルールになっています。つまり、実際のお金はその医療機器購入に必要な全額がすでに支出されていますが、**損益計算書で表される「費用」には支出された全額が含まれていません**。

POINT 6 「貸借対照表」と「損益計算書」は表裏一体の関係にある

貸借対照表と損益計算書は**表裏一体の関係**にあります。

・損益計算書で**利益が出る**と、貸借対照表の**資産が増える**
・貸借対照表の**資産が増える**と、貸借対照表の仕組み上、**負債または純資産も増える**

プラスα

ここでは取引の流れを追うことで、貸借対照表と損益計算書の関係を見ていきます。大きな流れを理解することが目的のため、税金などは考慮せず話を単純化します。

図4を見てください。まず期首における現金等の資産が100あり、借入金としての負債が50、純資産が50あるという状況設定となっています。期中は診療を行い、事業収益として200を現金などで得て、人件費で100、経費で80を現金等で支払ったとします。すると期末では、**損益計算書**上、事業収益200から事業費用180を差し引きすることで、**利益**が**20**となります。

また、**貸借対照表**上、現金等による**資産**は、期首に100だったところに事業収益200と事業費用180の差額が加えられ**120**となります。借入金としての負債は50のままなので、**純資産**は期首の50に利益剰余金として**20**加えられ、**70**となります。

結果として、**損益計算書で利益20**が出ると、**貸借対照表の資産も20増**えます。そして、貸借対照表の資産が20増えると、**純資産も20増えることになります。**

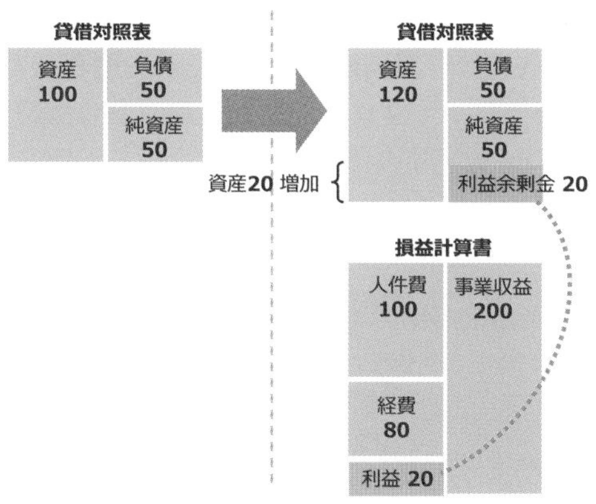

図4 貸借対照表と損益計算書の関係

［厚生労働省．医療法人の適正な運営に関する調査研究報告書[1]，p.97より］

POINT 7

「キャッシュ・フロー計算書」でお金の流れを把握する

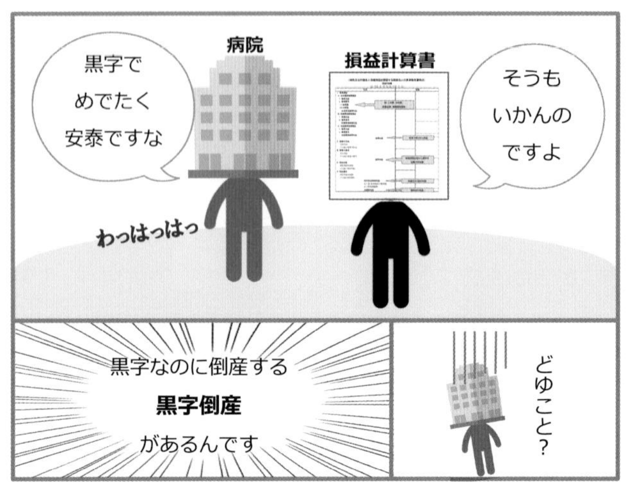

キャッシュ・フロー計算書は、医療機関においてどれだけ資金の増減があったかを明らかにするものです。英語では「Cash Flow Statement」と呼ばれ、日本語では「シーエフ（C／F）」や「シーエス（C／S）」と略されます。キャッシュ・フロー計算書を用いることで、一定の期間における**現金**等による収入、支出およびその結果としての資金の増収や減収の額を把握できます。医療機関の財務体質を表すためには損益計算書による利益・損失だけでなく、**実際のお金（キャッシュ）**の動きにも注目することが重要です。

キャッシュ・フロー計算書では、**業務**活動・**投資**活動・**財務**活動に区分して、資金の増減を表します（企業のキャッシュ・フロー計算書では「業務活動」ではなく「営業活動」となります）。これら3つの活動区分のキャッシュ・フローが明らかにされることにより、どの活動で資金を調達・消費したかを把握できます（**図5**）。

キャッシュ・フロー計算書	
区分	金額
Ⅰ業務活動によるキャッシュ・フロー ← 通常の活動から生じる資産の増減 税引前当期純利益 減価償却費 医業債権の増減額 たな卸資産の増減額 仕入債務の増減額　ほか	
Ⅱ投資活動によるキャッシュ・フロー ← 固定資産の取得・売却などから生じる資金の増減 有形固定資産の取得による支出 有形固定資産の売却による収入　ほか	
Ⅲ財務活動によるキャッシュ・フロー ← 資金の調達活動から生じる資金の増減 長期借入による収入 長期借入金の返済による支出　ほか	
Ⅳ現金などの増減額	
Ⅴ現金等の期首残高	
Ⅵ現金等の期末残高	

図5 キャッシュ・フロー計算書のひな形

［厚生労働省．医療法人の適正な運営に関する調査研究報告書[1]，p.98より］

POINT 8 「損益計算書」と「キャッシュ・フロー計算書」の両方を見る

実際の経営において、損益計算書の利益がプラス（黒字）にもかかわらず、やりくりするお金がなくなってしまうことがあります。運用するお金がなくなれば、いくら会計上は黒字でも、病院は運営できなくなってしまいます。この状態は、事実上の倒産状態で「**黒字倒産**」と呼ばれる現象です。黒字か赤字かばかりに気をとられては、このような状態に陥る危険性があります。そのリスクを回避するためにも、**キャッシュ・フローに注目した経営**が必要となります。留意点を**表1**に示します。

表1 損益計算書とキャッシュ・フロー計算書のパターンごとの留意点

損益計算書	キャッシュ・フロー計算書		
プラス	プラス	➡	優良
プラス	マイナス	➡	事業活動は良好だが 借入返済や設備投資が大きく 資金繰りに注意が必要
マイナス	プラス	➡	事業活動の赤字を 借入金で補填しており 事業活動の黒字化が必要
マイナス	マイナス	➡	資金調達方法を検討のうえ 事業活動の収益力改善が必要

［厚生労働省．医療法人の適正な運営に関する調査研究報告書(2014)[1]，p.98より］

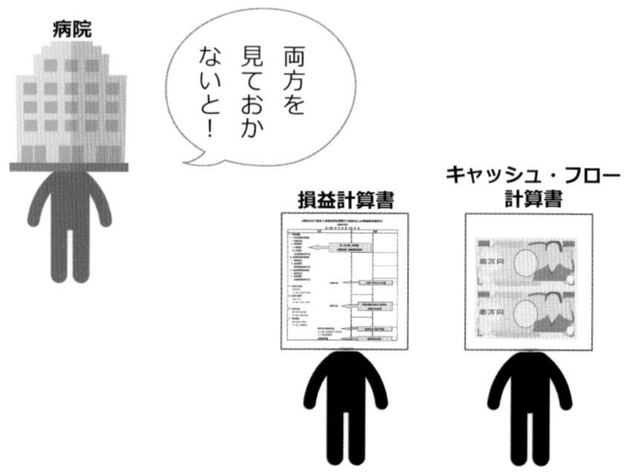

文献

1）厚生労働省．医療法人の適正な運営に関する調査研究報告書．平成25年度医療施設経営安定化推進事業．2014, 89-99.
2）経済産業省．医療経営人材育成テキスト：会計管理．経済産業省サービス産業人材育成事業．2006, 14-29.

ひとこと もっと詳しく理解したいという方は、財務諸表や決算書、簿記に関する本を手に取ってみてください。また、皆さんが勤める病院の財務諸表にぜひ目を通してみてください。財務を担当している事務担当者に質問してみるのも一つです。実際の財務諸表に目を通し、詳しい人に質問をしてみることで、徐々に財務諸表の要点がつかめるようになるはずです。

4 経済学の知見も活用しよう！

経済・経営の基礎用語

なにごとも基礎から
専門分野は自信あるけど…
経済・経営難しそう…
学んだことないし
これでこの先管理者になれるのかなぁ
勉強しよう
よし！
ダメだ
わからん〜
まずは基礎用語から学んでみよう
部長〜

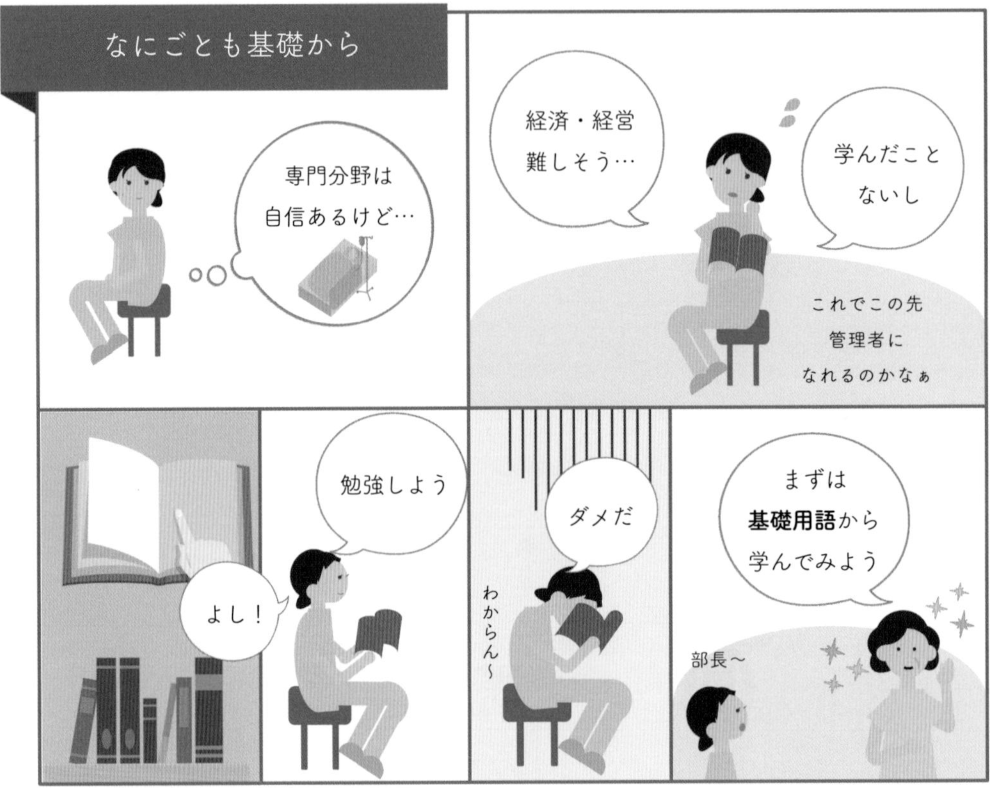

リーダー・マネジャーに役立つ経済・経営の用語を紹介します。経営改善の方策を考えていくうえで土台となる基礎知識になるでしょう。まだ経営に携わる立場にない方も、事前に学んでおきましょう。

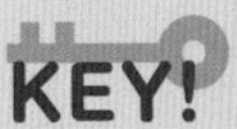

- 減価償却費
- 機会費用
- 比較優位
- 規模の経済
- 赤字の経済学

POINT 1 経済・経営の用語を知る

経済・経営の専門用語を説明します。専門用語だからといって、難しく考える必要はありません。業務管理者として、実際に経営に携わるようになると、**いつかは理解しなければならない**ものばかりです。経済学・経営学の知恵は経営改善の方策を考えるときに活用できます。まだ経営に携わる立場にない方も、事前に学んで、これから長きにわたって経営を考えるうえで土台となる**基礎知識**をつけましょう。

これから「減価償却費」「機会費用」「比較優位」「規模の経済」「赤字の経済学」の用語を紹介します。

POINT 2 「減価償却費」は長期利用するものを買った購入費が、数年にわたり分割して計上されること

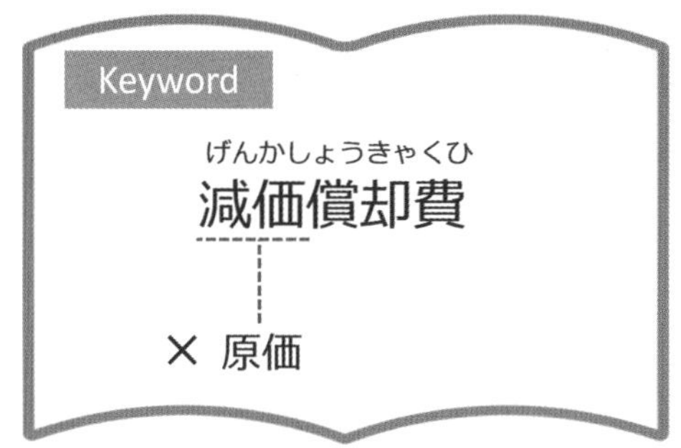

この用語を学ぶ最初の注意点として、漢字間違いに気をつけましょう。「原価」ではなく「**減価**」償却です。

法人（企業や病院など）が購入する建物・備品はその法人の「固定資産」です。減価償却とは、その購入額を、**何年かの期間に分けて少しずつ費用にする**しくみのことです。そしてその費用を「**減価償却費**」と呼びます。減価償却の対象は、一般的には購入金額が**10万円以上**かつ**1年以上**利用するものです。10万円に満たないものや、1年以上使えないものは「消耗品」として扱われ、減価償却は適用されません。

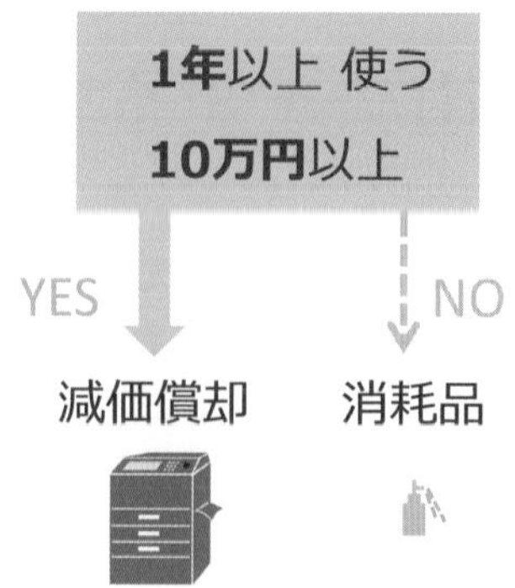

耐用年数（使用期間）と減価償却

例として「固定資産を1,000（千円）で取得し、耐用年数（使用期間）5年として減価償却する」イメージを**図1**に示します。何年に分割して費用に計上していくかは、基本的には**税法**上の「耐用年数」に基づき定められます（**表1**）。

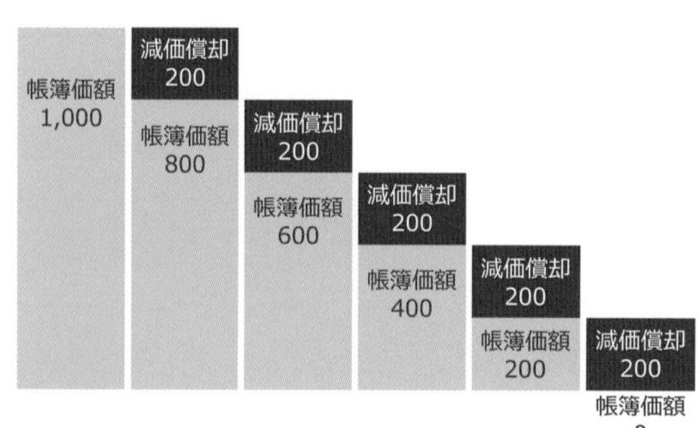

図1 イメージ図：固定資産を1,000（千円）で取得し、耐用年数（使用期間）5年として減価償却する（単位：千円）

「帳簿価額」とは、会計上記録される資産の取得金額のことで、**固定資産の価値**と理解してください。この例では5年目で固定資産の価値がなくなっています。

［厚生労働省．医療法人の適正な運営に関する調査研究報告書（2014）[1]，p.99より］

表1 耐用年数（医療機器）の例

機器	耐用年数
消毒殺菌用機器	4年
手術機器	5年
血液透析または血しょう交換用機器	7年
光学検査機器（ファイバースコープ）	6年
光学検査機器（その他のもの）	8年
レントゲンその他の電子装置使用の機器	4年

［国税庁．耐用年数（器具・備品 その2）[2]より］

プラスα

損益計算書で計上される減価償却費

減価償却費は、**損益計算書の「費用」**に計上されます。あくまで会計上の費用で、実際は**購入時に全額支出されています**。

なぜ会計上では「減価償却」の考え方をするのでしょうか？ それは、**該当期間の経済活動に必要となった費用を適切に表そう**とする発想によるものです（専門的にいうと「複式簿記」の「発生主義」という考え方です）。

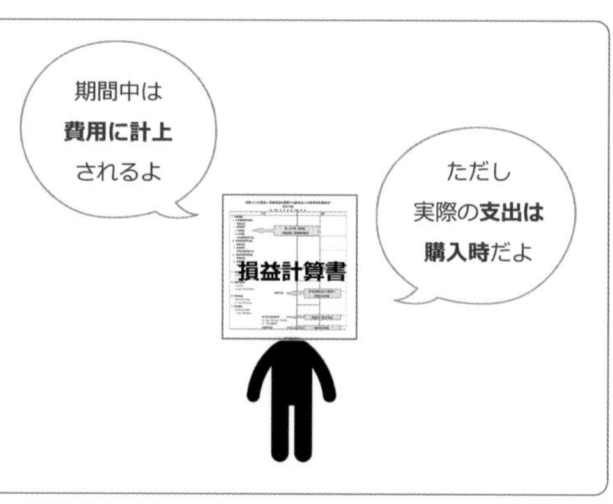

POINT

3 費用には「機会費用」を含める

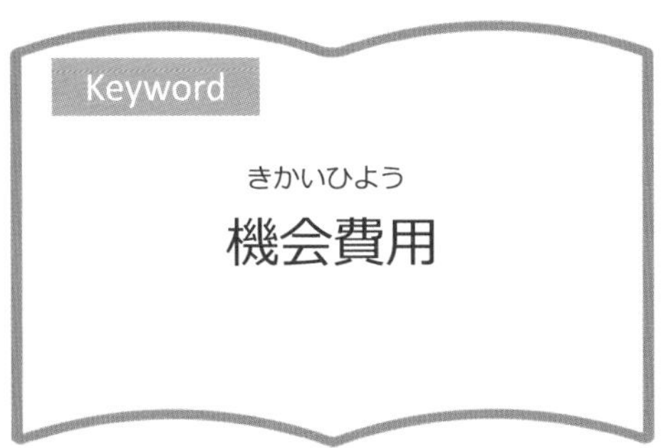

「**機会費用**（opportunity cost）」とは、いくつかの代替案から1つを選択し、ほかの代替案を断念した結果、**失われる最大の利益**のことです。これはある案を選択した結果として、それ以外の案を選択する「機会」がなくなったということです。つまり、利益を上げられるチャンスに何もしなかったことで生じる**損失**ともいえます。また、収支の試算を行う場合、増収と費用をみるときは**費用に必ず「機会費用」を含めて**検討します。

（例）休日の過ごしかたで考える「機会費用」

たとえば、休日の過ごし方として、買い物、睡眠、映画鑑賞の3つのプランがあるとします。それぞれのプランで得られる予定の満足度（利益）が順番に、100・80・60であった場合、買い物を選択した際の機会費用は、**断念したプランのうち一番大きいもので計る**ため、睡眠によって得られる満足度（利益）80がこれにあたります。睡眠を選択した場合は買い物の満足度（利益）100。このように、**実際には行わなかったものの、できたはず**の選択のうちそれによって得るもの（利益）が**一番高いもの**を1つ選び、それを**機会費用**と評価します。

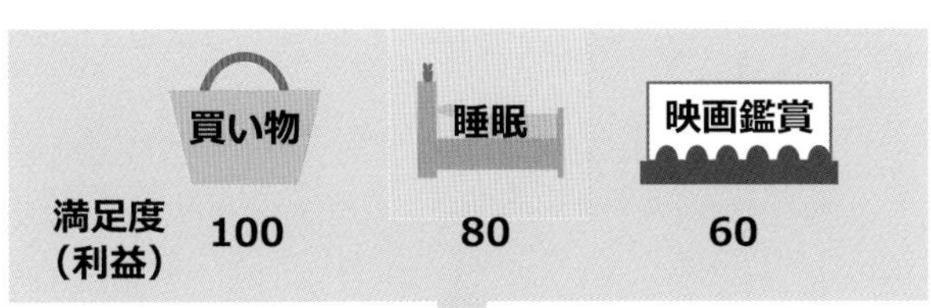

（買い物）を選択したときの**機会費用**
＝（睡眠）によって得られる**満足度（利益）＝ 80**

（睡眠）または（映画鑑賞）を選択したときの**機会費用**
＝（買い物）によって得られる**満足度（利益）＝ 100**

（例）手術室の増室で考える「機会費用」

たとえば手術室を増室するとして、それにかかる「増収」と「費用」を考えるとき、「費用」には実際にかかる工事費や設備費などだけでなく、「**機会費用**」として「**増室の工事をしない場合に得られていたはずの利益**」を必ず含めて考えましょう。

増収
- 手術件数の増加
- 待ち時間の短縮による病院評価の向上
- 患者数の増加による増収

費用
- 病院の手術室の増室にかかる工事費、設備費、維持費、人件費など
- **機会費用**（増室の工事をしない場合に得られていたはずの利益）として
  工事に伴う病室等閉鎖による損失額

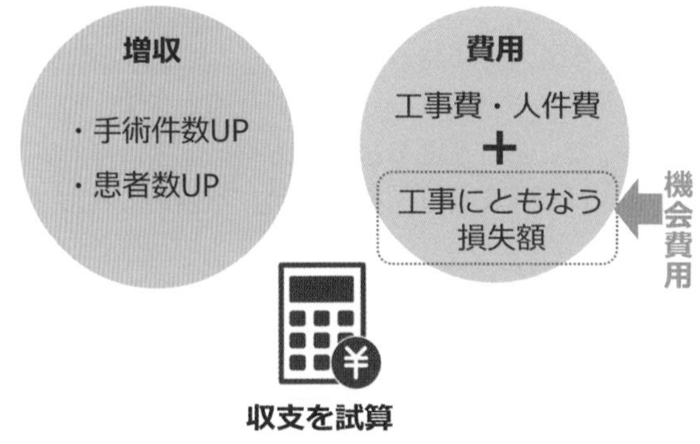

POINT 4 「比較優位」をふまえた業務分担で、組織の効率を上げる

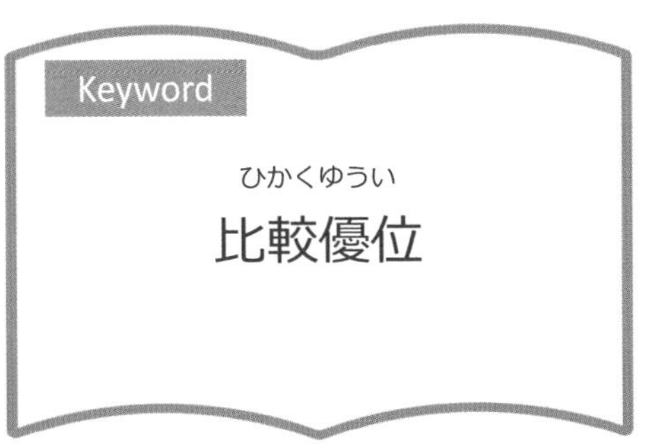

「**比較優位**（comparative advantage）」とは、組織を効率的に動かし、**分業を最も効率的に行う**方法です。「その作業をしなかった場合の**損失（つまり機会費用）が少ないもの**」に比較優位があるとされます。

組織で働く人たちの能力はたいていバラバラです。しかし誰もが**比較優位にある分野を見つけて分業**すれば、すべての人にメリットが出るようになります。つまり、組織のなかに、個人単位でみれば生産性が低い人がいるとしても、比較優位にある分野に特化して分業を成立させることで、組織の効率向上に貢献できる可能性があります。かぎられた人員で、組織の生産性を上げたいときには、比較優位にある＝「**それをしなかった場合の損失（機会費用）が少ないほう**」**の仕事に特化させ、分業させる**とよいでしょう。

比較優位をふまえて効率的に仕事を分担する例を示します。

（例）比較優位をふまえて効率的に仕事を分担する方法

ここにAさんとBさんがいます。1時間にできる仕事（取引、または、資料作成）の能力をみてみましょう。

Aさん	取引4件、または、資料20頁
Bさん	取引1件、または、資料10頁

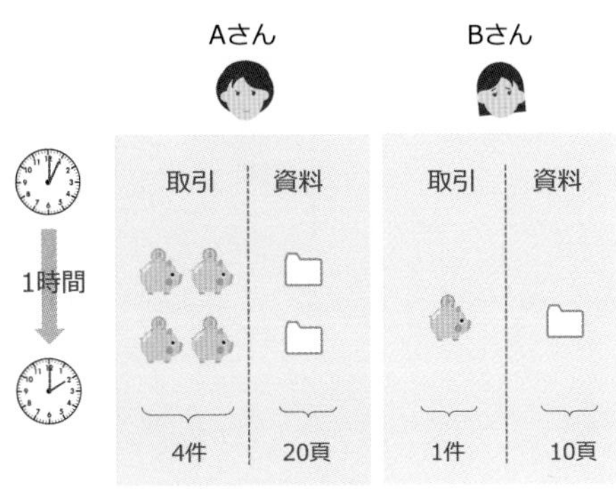

BさんはAさんに劣るように見えますが、分業にしてみると、両方が仕事の成果を向上させることができます。やってみましょう。

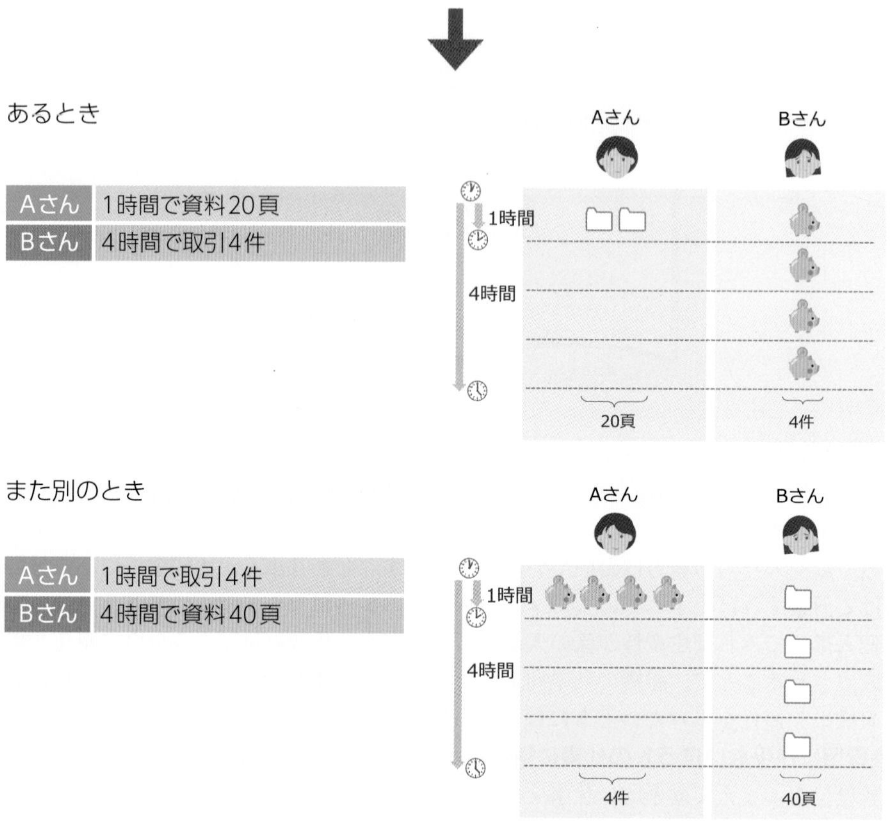

ここで、作業を互いに分業したということで、成果【Aさん：取引4件】と【Bさん：資料30頁】を交換します。

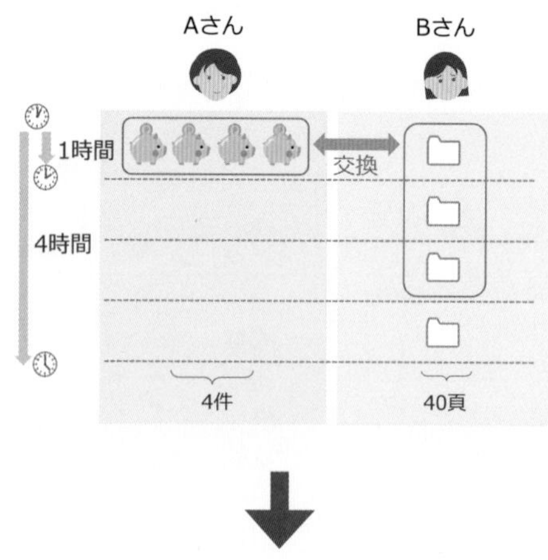

すると、成果がアップしました。

Aさん	通常は1時間で資料20頁のところ、30頁を作成したことになり、成果アップ
Bさん	通常通り(4時間で取引4件)に加えて、資料10頁を作成したことになり、成果アップ

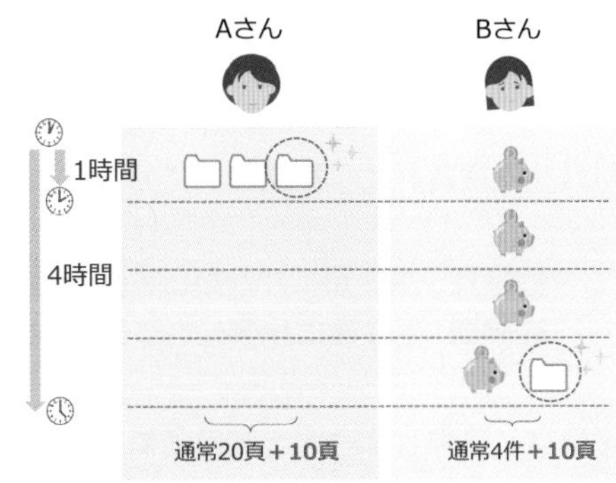

つまり

・Aさんの資料10頁は取引2件に相当
・Bさんの資料10頁は取引1件に相当 ←**「取引」の損失が少ない**

・Aさんの取引1件は資料5頁に相当 ←**「資料」の損失が少ない**
・Bさんの取引1件は資料10頁に相当

Aさんに比べ、Bさんは同一時間の作業量で見ると劣るようにみえますが、分業を前提にしてみると、このように「**やらなかった場合の損失が少ないほう**」に比較優位があるということになります。

Aさんが取引をまとめるほうが、資料作成の点で**損失(機会費用)が少ない**
＝Aさんは取引において比較優位

Bさんが資料作成するほうが、取引の点で**損失(機会費用)が少ない**
＝Bさんは資料作成において比較優位

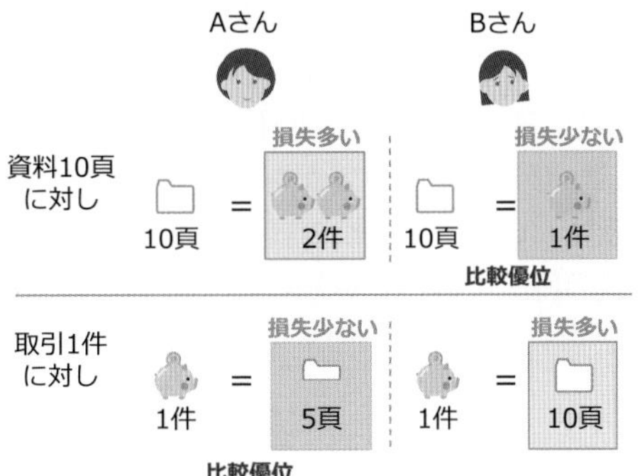

POINT

5 医療機関では「規模の経済」はみられにくい

費用は「**固定費**」と「**変動費**」に分かれます。

固定費：生産量にかかわらず基本的に一定の費用（人件費や家賃など）
変動費：生産量に比例して変化（企業が何か製品を作る際の原材料など）

固定費は、変動しない「一定の金額」です。そのため、売れる数が増えていけば、製品あたりの固定費は低くなり、費用効率が向上します。このことを、「**規模の経済**（Economies of Scale）」といいます。

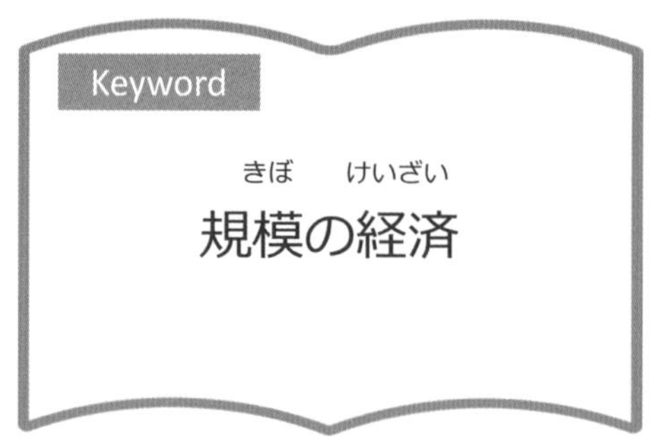

規模が大きくなると、固定費だけでなく変動費も安くできます。生産するための原材料を大量に仕入れることにより、仕入れ価格における交渉力が増します。

しかし、規模の経済は絶対ではありません。「**規模の不経済**（Diseconomies of Scale）」についても考慮する必要があります。たとえば、介護施設における研究では、低品質の介護施設においてのみ規模の経済がみられ、**標準的な質の施設におけるコストは一定**であり、**高品質の施設においては規模の不経済がみられた**といわれています。

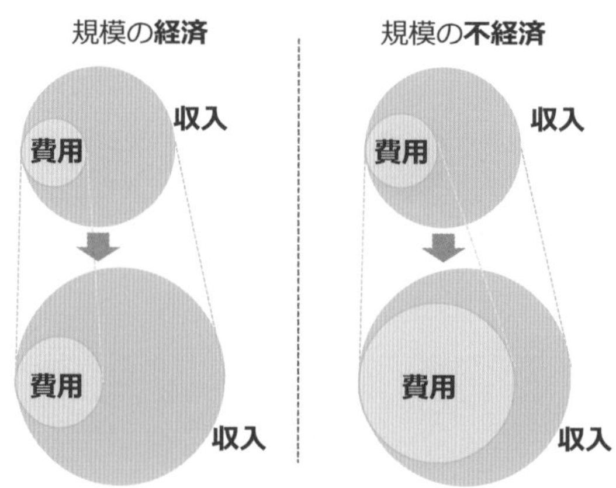

人的資源に大きく依存する医療機関においては、規模が大きくなるに従い、患者も増加するため投入される職員などの人的資源も増加します。人材に高度な知識や技能を求めなければ、大量に採用し、教育することが可能ですが、ベテラン職員が持つような高度な知識や技能は画一的な選別や教育で得られるものではありません。そのため、**医療機関においては規模の経済が得られにくい**という状態になります。

プラスα

売上（収入）から変動費を引いた残りを「**限界利益**」と呼びますが、この限界利益で固定費がちょうどまかなえる売上高を、**損益分岐点における売上高**といいます。この売上高は、収支がマイナス（赤字）にもならず、プラス（黒字）にもならない、ちょうどプラスマイナスゼロの状態を意味します（**図2**）。

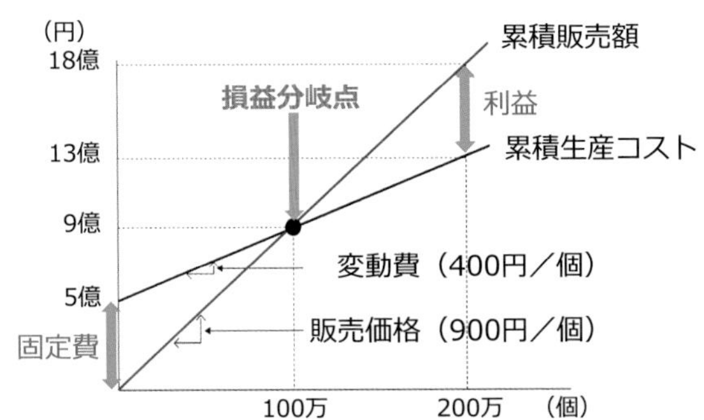

損益分岐点における売上高費用

売上高：900円（販売価格）× 100万個 ＝ 9億円
費　用：固定費（5億円）＋ 変動費（400円 × 100万個 ＝ 4億円）＝ 9億円

合　計：9億円（売上高）－ 9億円（固定費＋変動費）＝ 0円

図2 損益分岐点における売上高費用はプラスマイナスゼロとなる

［経済産業省．医療経営人材育成テキスト3 経営戦略[3)]，p.43より］

POINT

6 「赤字の経済学」を意識する

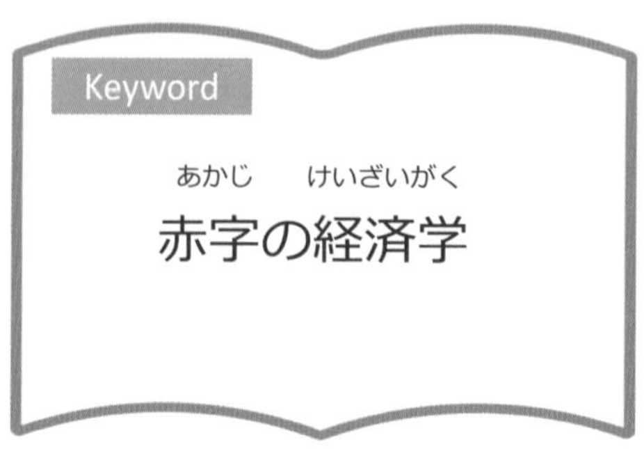

企業が行う原価計算を病院に適用すると、赤字の病院においては**一番がんばっている診療科に赤字が集中する**という現象が起きます。たとえばICU（集中治療室）がなぜ赤字に陥るかというと、その理由は空床を作ってしまうためです。2対1や4対1看護で運用するICUは、稼働率が下がると**多額の人件費により費用が収入を上回ってしまいます**。この状況で、原価計算により算出された費用を利用率で割り戻すと、ICUやICUのヘビーユーザーが赤字の原因になってしまいます。

企業は赤字では経営が成り立たないため、こういった現象は問題化しません。しかし、多くの病院は赤字のまま長年運営し続けており、**企業を対象に発展してきた経済学や経営学の理論がそのまま医療経営に反映しにくい**のは、こうした事情によります。よって、医療（病院）経営では、「黒字の経済学」とは別の「**赤字の経済学**」を意識する必要があります。

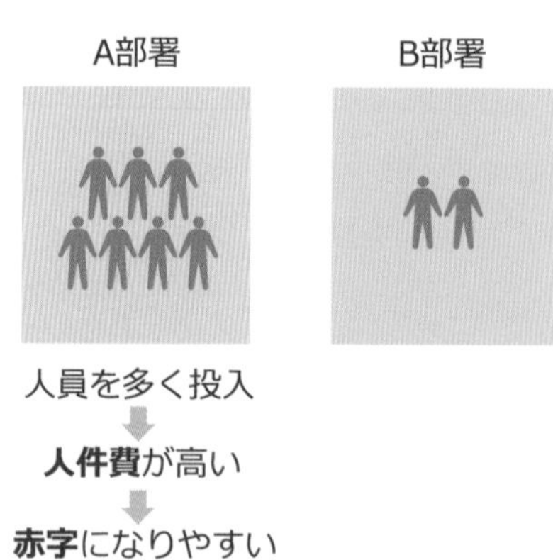

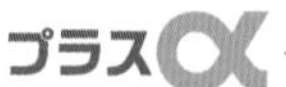

「赤字の経済学」は一般的な用語としては存在しない、筆者らの造語です。このような学問分野が存在するわけではありませんが、**医療経営の分野においては、この用語を使わざるをえない**状況があると考えています。

文 献

1）厚生労働省. 医療法人の適正な運営に関する調査研究報告書. 平成25年度医療施設経営安定化推進事業. 2014, 99.
2）国税庁ウェブサイト. 耐用年数表. 耐用年数（器具・備品）（その2）.
3）経済産業省 医療経営人材育成事業ワーキンググループ. 医療経営人材育成テキスト3：経営戦略. 経済産業省サービス産業人材育成事業. 2006, 42-3.
4）今村知明ほか. 医療経営学 第2版：病院倒産時代を生き抜く知恵と戦略. 東京, 医学書院, 2011, 103-5.
5）吉本佳生ほか. 出社が楽しい経済学：Shall we learn lovely Economics?. 東京, NHK出版, 2009, 23-46.
6）経済産業省 医療経営人材育成事業ワーキンググループ. 医療経営人材育成テキスト11：会計管理. 経済産業省サービス産業人材育成事業. 2006, 45.
7）合志清隆ほか. 一酸化炭素中毒による社会医学的な課題：社会的損失の推計から. 日本職業・災害医学会会誌. 60 (1), 2012, 20.
8）金森久雄ほか編集. 有斐閣経済辞典 第5版. 東京, 有斐閣, 2013, 33.

ひとこと

経済学や経営学で蓄積されている知識は、実務上役立つものもあれば、まったく役立たないと感じるものも多くあります。経営に携わるようになれば、経済・経営に関する書籍やセミナーにも自然と興味が出てくるかと思います。その際に注意していただきたいのが、すでに解説してきた通り、医療経営の特殊性というものを見落とさないようにすることが重要です。世の中には、（特に公立・公的の）医療機関はもっと民間企業の経営手法を導入しなければならないと主張する人がいます。しかし、本書全体を通して読んでいただければ、そう簡単な話ではないことが明らかであると思います。

4章

将来人口・超高齢社会のゆくえ

1 高齢者が増えて若者が減って、これからの医療費どうなるの？ 社会保障費の増大

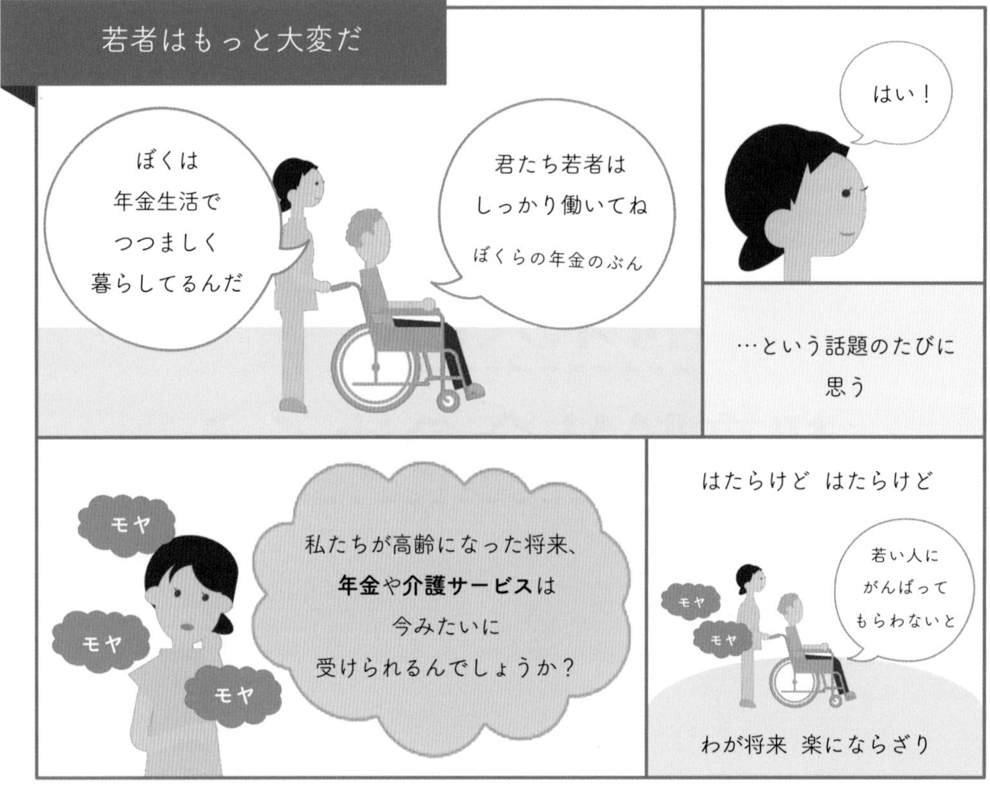

日本の高齢化はどれくらい深刻なのでしょうか？ 高齢者数の増加により、日本の社会保障費や医療費は年々増大していますが、社会保障制度は維持できるのでしょうか？

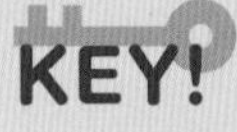

- 社会保障費は増大している
- 社会保障の給付と財源の関係
- 国の財政健全化の必要性
- 医療費増加の推移とその要因
- 日本の医療費の水準を国際比較

POINT

1 日本の社会保障給付費は増加している

日本の年金・医療・介護は、これまでの**急速な高齢化**に対して、制度改正を行いながら必要な給付の確保を図ってきました。その結果、**社会保障給付費は増加を続けています**（**図1**）。

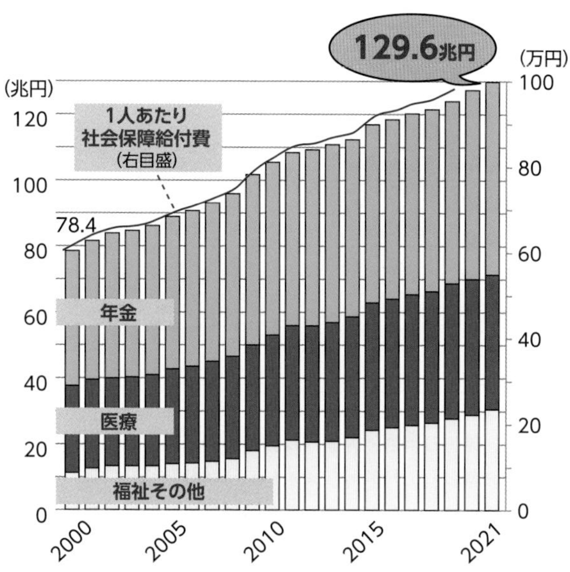

図1 社会保障給付費の推移（2021年度予算ベース）

［厚生労働省．社会保障給付費の推移[1]を参考に作成］

プラスα

2021年度の**社会保障給付費**は、約129.6兆円（対GDP比23.2%）にのぼっており、国の**一般会計の歳出総額**（約106.6兆円）よりも大きくなっています。その給付の内訳は、**年金**5割、**医療**3割、**福祉（介護等）**2割となっており、負担は**保険料**6割、**公費（税）**4割（うち国3割、地方1割）によりまかなわれています（**図2**）。

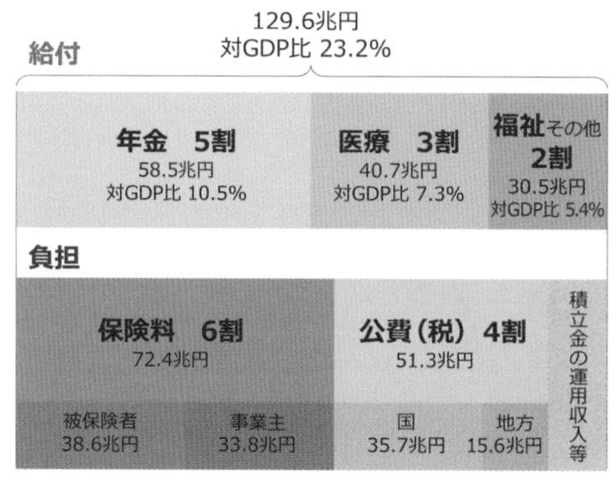

図2 社会保障の給付と負担の現状（2021年度予算ベース）

負担には「積立金の運用収入等」が1割未満であるが含まれている

［厚生労働省．社会保障の給付と負担の現状（2021年度予算ベース）[2]より］

POINT 2 高齢者数の増大により社会保障制度の維持が困難になる

近年、増加する高齢者医療・介護給付費をまかなう**財源を確保できていない**ため、給付と負担のバランス（社会保障制度の持続可能性）が損なわれ、**将来世代に負担を先送りしている**といわざるをえない状況です。

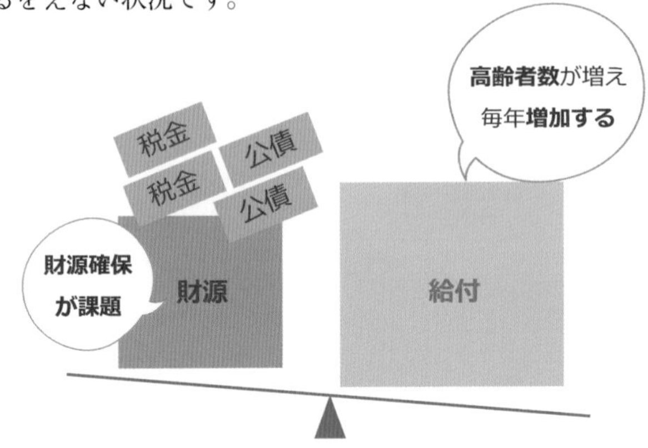

高齢者数の増大により、現在の年金・医療・介護のサービス水準を維持するだけでも**税金投入を毎年1兆円規模で増加させる**必要があります。この財源を確保できなければ、**社会保障制度の維持が困難**になります。

POINT 3 社会保障制度の見直しが進められている

人口構成の変化がいっそう進んでいく社会では、給付は**高齢世代**中心、負担は**現役世代**中心という現在の社会保障制度を見直すことが必要です。制度の見直しは容易には進んでいませんが、社会保障を維持していくには必須となる財源確保を目的として、税の在り方を含めた**一体改革**が政府によって現在進められています。

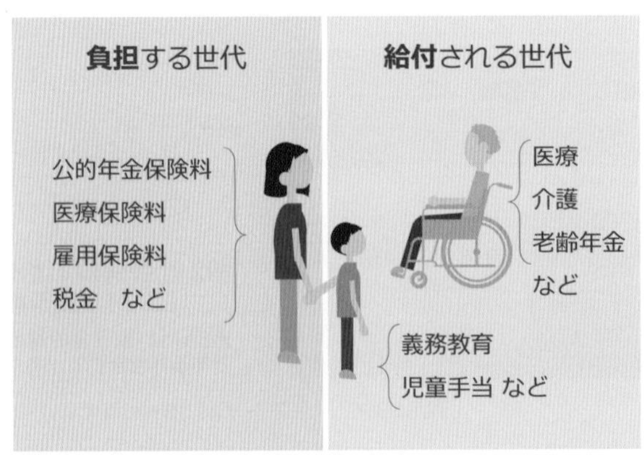

POINT 4 社会保障関係費は国の一般歳出（政策経費）の半分以上を占めている

歳出・歳入構造の変化を見てみると、1990年度と2021年度（当初予算）の国の一般会計の比較では、**公債金が大幅に増加**するとともに**社会保障関係費も大幅に増加**し、国の一般歳出（政策経費）の**半分以上を占める**ようになっています（**図3**）。

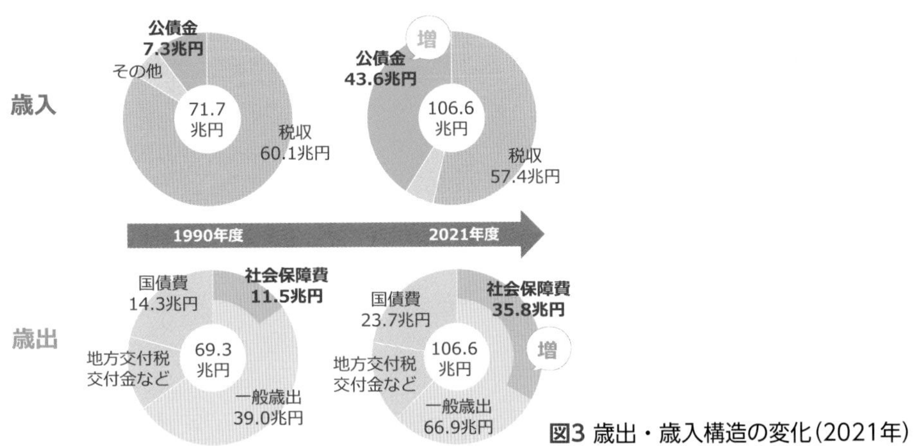

図3 歳出・歳入構造の変化（2021年）

［厚生労働省．なぜ今、改革が必要なの？：歳出・歳入構造の変化[3]／財務省．2021年財政関連資料[4]，p.1-2より］

POINT 5 公債残高は年々増加している

一般会計における歳出・歳入は、歳出が税収等を上回る**財政赤字**の状況が続いています。歳出と税収等の差額を借金で埋め合わせた結果、**公債残高**は年々増加し、2021年度末で990兆円程度にのぼる見込みです。

これは、景気低迷による税収の減少や景気対策等の減税により**歳入は減少した**一方で、公共事業をはじめとした景気対策や高齢化などによる**社会保障関係費の増大**等によって**歳出が伸び続けた**ことによります（**図4**）。

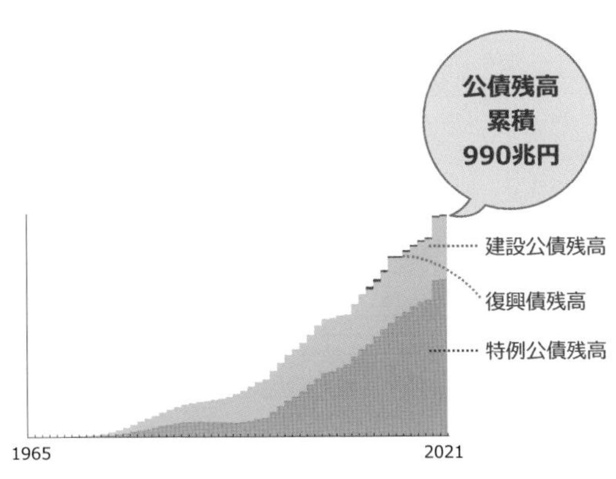

図4 公債残高の累増（2021年）

［財務省．2021年財政関連資料[4]，p.5より］

プラスα

現在、**政府債務残高**、いわゆる「国の借金」は1,000兆円を超えており、国際的な基準に基づく算出方法では1,404兆円（2020年度末実績）にまで上昇しています。債務残高の対GDP比では、1990年代後半に財政健全化を着実に進めた主要先進国と比較して、日本の財政は**急速に悪化**しており、最悪の水準となっています（**図5**）。

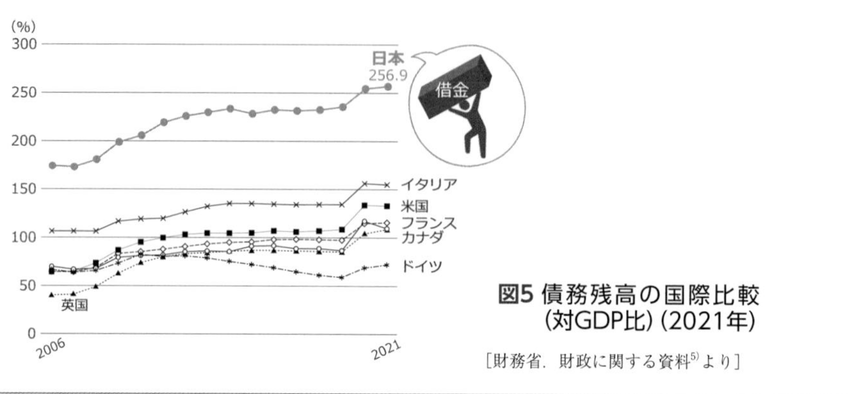

図5 債務残高の国際比較（対GDP比）（2021年）

［財務省．財政に関する資料[5]より］

POINT 6 高齢化にともない医療費は増加している

医療費（**国民医療費**）とは、医療機関における疾病の**治療等に要した費用の合計**のことを指します。医療費の推移をみると、2019年度の医療費は約44.4兆円で、前年度の約43.4兆円に比べ2.3％の**増加**となっています（**図6**）。医療費の増加は、日本国民の**高齢化**のみが要因ではありませんが、決定的な要因であることは明らかといえます。しかし、2020年度の医療費は、新型コロナの影響で前年度と比べ逆に3.2%の減少となりました。診療所の小児科や耳鼻咽喉科の患者数の減少が特に大きく、年齢層では未就学者の減少が顕著でした。諸外国との状況と比較してみても、医療費が増加した国が多い中、日本の医療費の減少幅は大きかったといえそうです[6-8]。

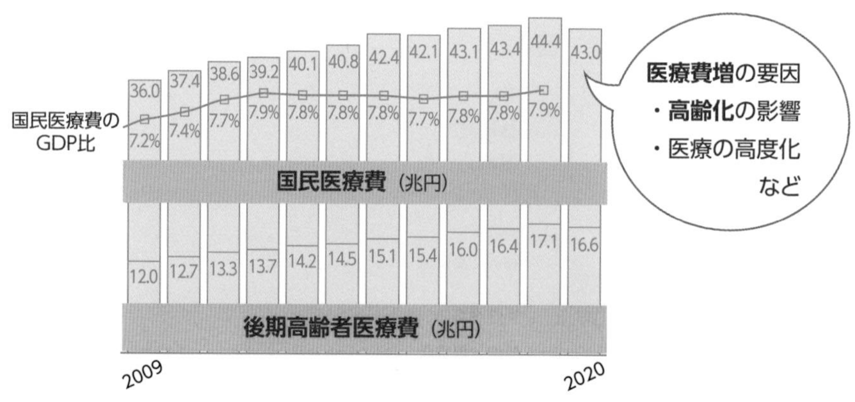

図6 国民医療費・後期高齢者医療費の推移

［厚生労働省．参考1 医療費の動向[9]より］

プラスα

自由診療に係る費用や差額ベッド代、予防や公衆衛生に係る費用、医療システムの運用に係る費用、医療機関の運営費・施設整備費用、介護保険に含まれるようになった項目等は医療費には含まれません。

POINT 7

国際的にみたとき、日本の医療費は低水準に抑えられている

ここまで日本の社会保障費や医療費が年々増大し深刻化していること、また日本の財政が危機的な状態にあることを述べてきました。しかし注意しておきたいのは、国際的にみたとき、**日本の医療費は低水準に抑えられている**ということです（**図7**）。日本は、世界で最も質の高い医療を提供している国の1つであり、**最も高齢化が進んでいるにもかかわらず、医療費は一定程度の抑制を実現してきた**といえます。

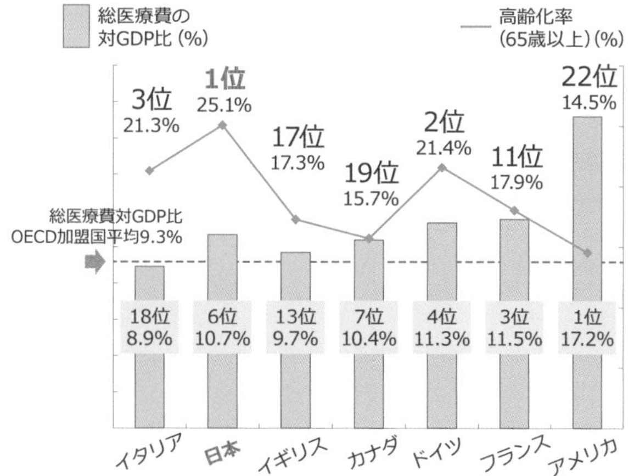

図7 G7諸国における総医療費（対GDP比）と高齢化率の状況（2018年）

G7諸国間での比較では、最も高齢化率が高いにもかかわらず、総医療費はイタリア、イギリス、カナダに次いで低く抑えられています

［厚生労働省．G7諸国における総医療費（対GDP比）と高齢化率の状況（2018年）[10]より］

プラスα

現在の日本は、将来の医療費をいかに抑制するかが大きな課題です。今後世界の多くの国々もいずれは日本と同様の**超高齢社会に直面する**運命にあり、日本の取り組みがうまく機能することで、**世界に先駆けた社会保障・医療の在り方の模範となる**可能性も考えられます。

文 献

1) 厚生労働省ウェブサイト．社会保障給付費の推移．
2) 厚生労働省ウェブサイト．社会保障の給付と負担の現状(2021年度予算ベース)．
3) 厚生労働省ウェブサイト．なぜ今、改革が必要なの?：歳出・歳入構造の変化．
4) 財務省．2021年財政関連資料(令和3年4月)．1-8．
5) 財務省．財政に関する資料．財政収支の国際比較(対GDP比)．
6) 厚生労働省．令和2年度医療費の動向：概算医療費の年度集計結果．令和3年8月31日．1-5．
7) WHO．Global expenditure on health：Public spending on the rise?．2021．49-65．
8) OECD. Health at a Glance 2021: OECD Indicators. 191.
9) 厚生労働省ウェブサイト．参考1 医療費の動向(令和元年度)．
10) 厚生労働省ウェブサイト．G7諸国における総医療費(対GDP比)と高齢化率の状況(2018年)．
11) 厚生労働省．社会保障・税一体改革について．第24回社会保障審議会資料(参考4)，2012年4月25日，5-7，10．
12) 財務省．日本の財政を考える ウェブサイト．2. 国の財政の現状は?.
13) 財務省．日本の財政を考える ウェブサイト．3. 国の借金の現状は?.
14) 財務省．日本の財政を考える ウェブサイト．4. 財政事情を諸外国と比較してみると?.
15) 国立社会保障・人口問題研究所．日本の将来推計人口(平成29年推計)．3．

ひとこと

医療費をいかに抑制できるかは、今後も質の高い医療の提供を持続させていくうえで最も重要な課題の一つです。しかし、医療費が抑制されれば、多くの医療機関の経営が厳しくなるのは必然で、医療経営に関わる者にとっては苦しい課題です。もちろん、過剰な医療はすぐにでも改善されるべきで、無駄を省くことは医療機関と国の財政双方にとってプラスとなります。医療経営を正しい方向へと導くには、マクロとミクロ両方の視点が必要となります。

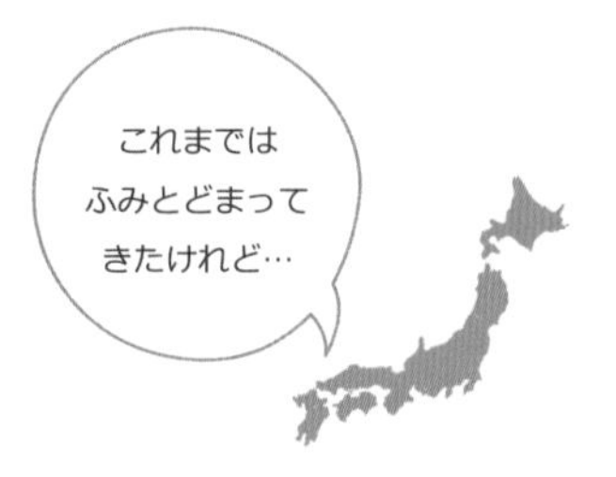

2 育児に介護…職員のかかえる問題は日本の問題だ
将来人口推計と深刻な課題

社会の問題はつながっている
たくさんの職員がいるけど
皆いろんな問題をかかえているなぁ
育児
婚活
介護
妊活
あ、部長
職場の皆がかかえる問題は…
サッ
日本の人口の問題につながっています
俯瞰してみてみましょう
ハイ！

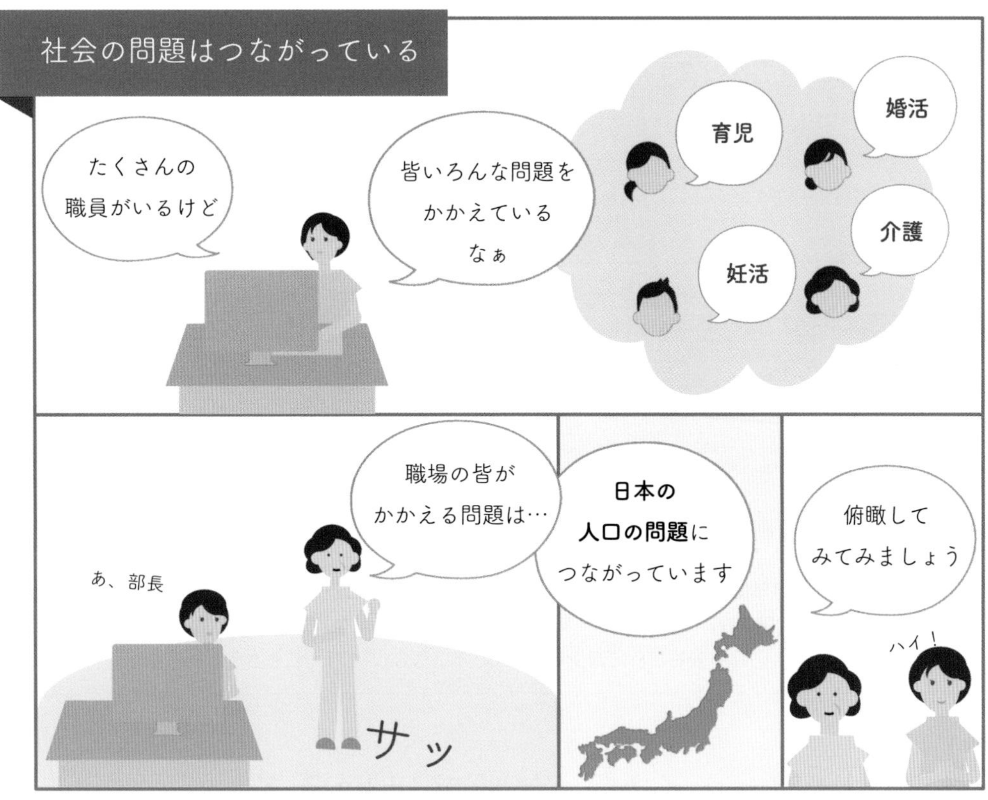

平均寿命が延び、日本人の暮らしは多様に変化しています。このようなライフサイクルの変化は医療・介護に大きな関わりがあります。変化に伴って生じる諸課題とその対策について解説します。

KEY!

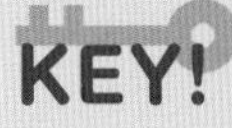

- 将来人口推計の深刻な課題
- 日本の人口の歴史的変遷と将来推計
- 人口構成の移り変わり
- 高齢化率の国際比較
- ライフサイクルの変化
- 日本の死亡数・出生数の推移と将来推計

POINT 1 この100年で急激に人口が増加し、今後100年でまた戻ることが予測されている

日本の人口の歴史的変遷は、平安時代から江戸時代までは緩やかな増加であったものが、明治時代後半の**1900年ごろから100年をかけて急激に増加**してきました。しかし、2100年には5,000万人を下回る見込みとなっており、**今後100年のうちに再び明治時代と同じ水準に戻る**ことが予測されています（**図1**）。

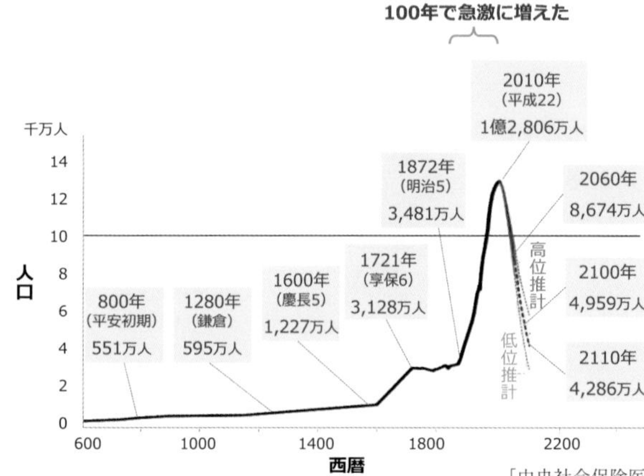

図1 日本の人口の推移

［中央社会保険医療協議会総会（第341回）資料（総-2参考）[1]，p.7より］

プラスα

日本の人口は**2008年に1億2,808万人とピークに達しました**。しかし、その後は**減少**傾向に転じ、2020年の総人口は1億2,615万人と2011年から減少し続けています。国立社会保障・人口問題研究所によると、日本の人口は**今後もさらに減少し**、2060年には8,674万人になると推計されています。

POINT 2 総人口は減るが、高齢者は増える

2010年と2060年の人口ピラミッド（**図2**）を比較すると、**総人口が減少している**ことが分かりますが、年齢区分別で見ると年少人口および生産年齢人口が大きく減少し、高齢者人口（特に**75歳以上**の後期高齢者人口）は**増加**していることが分かります。

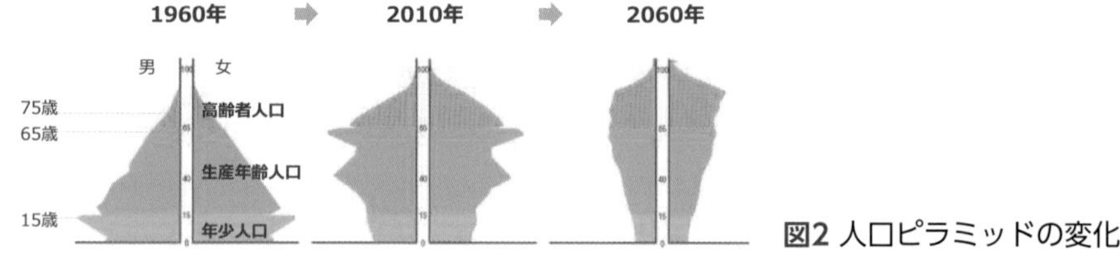

図2 人口ピラミッドの変化

［中央社会保険医療協議会総会（第341回）資料（総-2参考）[1]，p.5より］

プラスα

2020年、**65歳以上**の高齢者人口は3,602万人で総人口（1億2,615万人）に占める割合は28.6％、**75歳以上**人口は1,860万人で総人口の割合は14.7%です。65歳以上の人口の増加は今後もまだまだ続く見込みです。国立社会保障・人口問題研究所の推計[2]によると、65歳以上人口は今後**2025年**に3,677万人へと増加し、その後しばらく**緩やかな増加**期間を経て、2030年には3,716万人になるとしています。さらにその後、第二次ベビーブーム世代が老年人口に入った後の**2042年**には、3,935万人で**ピークを迎える**との推計を出しています。

ただし、この推計は新型コロナ感染拡大前のものであるため、感染拡大後の出生数のさらなる減少等により、人口構造の変化は現在の見込みよりも加速する可能性があります。

数をイメージしよう！

・65歳以上の高齢者数は、現状**3.5人に1人**、2065年時点では**2.6人に1人**となる見込みです[3]。

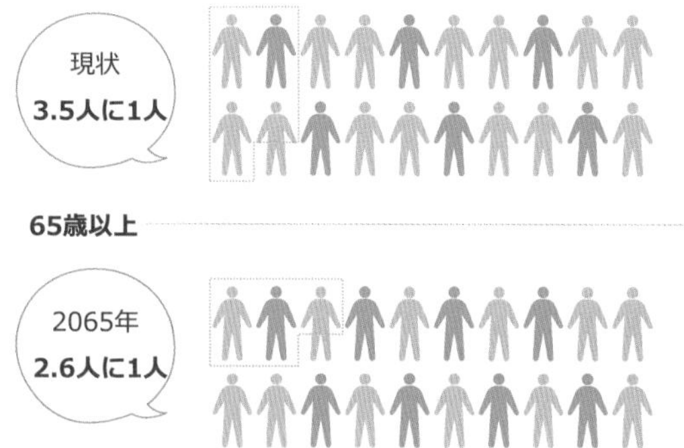

・1980年時点では65歳以上の高齢者1人を**7.4人**の現役世代で支えていたのが、2020年には**2.1人**、2065年には**1.3人**まで支え手が減少する見込みで、現役世代の負担は厳しくなる一方です[3]。

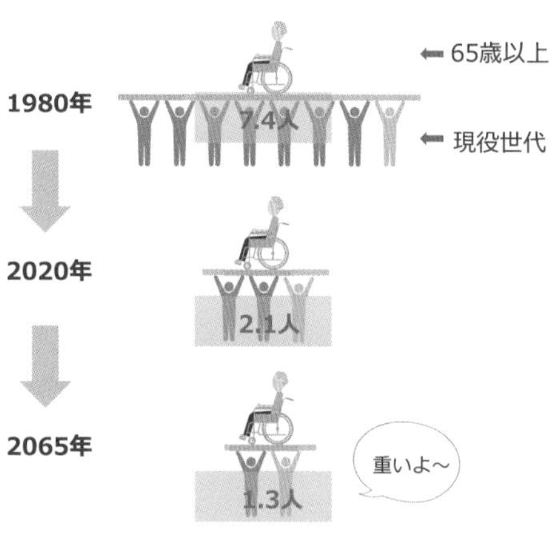

POINT

3 特に都市部で高齢者が増える

高齢者人口の増加数が顕著なのは特に**都市部**です。たとえば2010年から2025年までに増加する65歳以上の高齢者数は、高齢者数の多い上位9県（東京都、大阪府、神奈川県、埼玉県、愛知県、千葉県、北海道、兵庫県 、福岡県）で全体の**約60%**を占める見込みです[4)]。

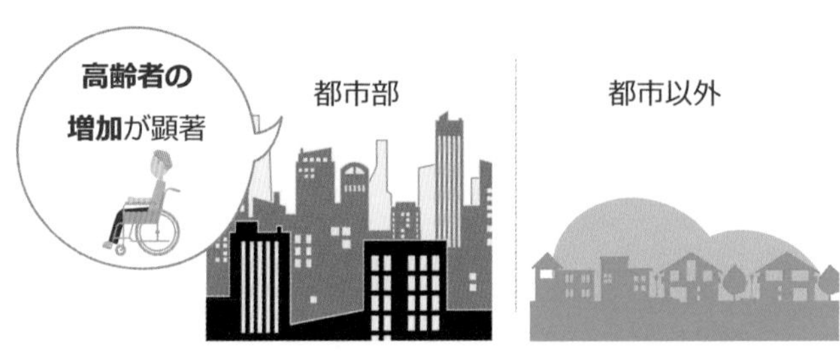

POINT

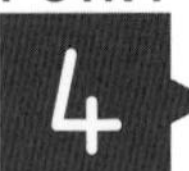

4 世界でも高齢化が急速に進展する

2020年の**世界の総人口**は77億9,480万人ですが、2060年には101億5,147万人になるとみられています（**図3**）。

総人口に占める65歳以上の人の割合（高齢化率）は、1950年の5.1％から2020年には9.3%、さらに2060年には17.8％にまで上昇すると見込まれ、今後半世紀で**世界の高齢化は急速に進展する**ことになります。これまで高齢化が進行してきた先進地域はもちろんのこと、**開発途上地域**でも高齢化が急速に進む予想です。

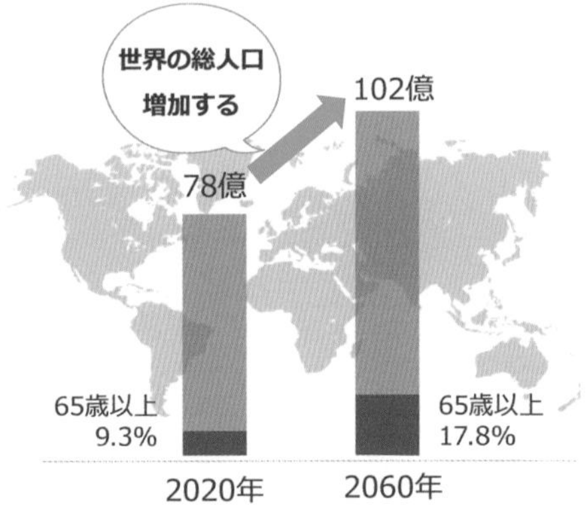

	2020年	2060年
総人口	7,794,799 千人	10,151,470 千人
65歳以上人口	727,606 千人	1,810,398 千人
先進地域	245,648 千人	357,344 千人
開発途上地域	481,959 千人	1,453,053 千人
65歳以上人口比率	9.3%	17.8%
先進地域	19.3%	28.2%
開発途上地域	7.4%	16.4%
平均寿命（男性）	69.9 年	76.3 年
同　（女性）	74.7 年	80.6 年
合計特殊出生率	2.5	2.1

図3 世界人口の動向

［令和4年版高齢社会白書[3)] p.7を参考に作成］

POINT 5 日本の超高齢社会への対応は世界から高い関心を寄せられている

どの国も高齢化は進展していますが、特に**日本の高齢化が著しく速いスピードで進展**してきました。さらに、シンガポール、韓国の倍加年数（高齢化率が7%を超えてからその倍の14%に達するまでの所要年数）を見てみると、それぞれ17年、18年と予測されており、日本を上回るペースで高齢化が進展する見込みです。高齢化は世界各国が今後日本と同様に直面する問題であり、その先陣を切っている日本の対応には**多くの国から高い関心が寄せられています**。

主要国の倍加年数

高齢化の速度を、倍加年数によって比較すると、フランスが126年、スウェーデンが85年、ドイツが40年、イギリスが46年であるのに対し、日本は1970年に7%を超えると、その24年後の1994年には14%（さらに2007年には21%）に達しています（**図4**）。

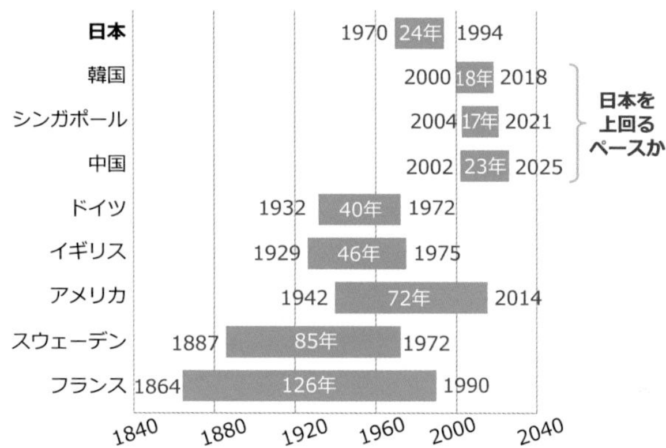

図4 主要国の倍加年数

［令和4年版高齢社会白書[3]，p.8より］

POINT 6 「高齢化社会」から「超高齢社会」へ移行する

65歳以上人口の比率が**7%**を超えた社会を「**高齢化社会**」(aging society) といい、**14%**を超えた社会を「**高齢社会**」(aged society)、さらに**21%**を超えた社会を「**超高齢社会**」(super-aged society) といいます。日本の高齢化率は2015年時点で26.7％であり、すでに「超高齢社会」に突入しています。

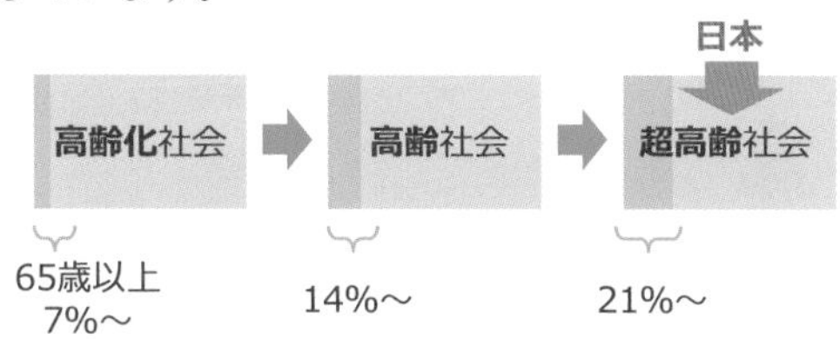

POINT

7 日本人の平均寿命は今後も延びる

日本人の**平均寿命**（0歳児が平均してあと何年生存できるかの指標）は、2020年実績では男性81.56歳、女性87.71歳、2065年には男性84.95歳、女性91.35歳と推計されています[3)]。

平均寿命が延びるにつれ、仕事現役世代からの「**引退後**」の期間も延伸していきます。このことは一生のライフサイクルに関わる問題で、**引退後をどう生きていくか**ということは、個々人の人生に大きく影響することになります。

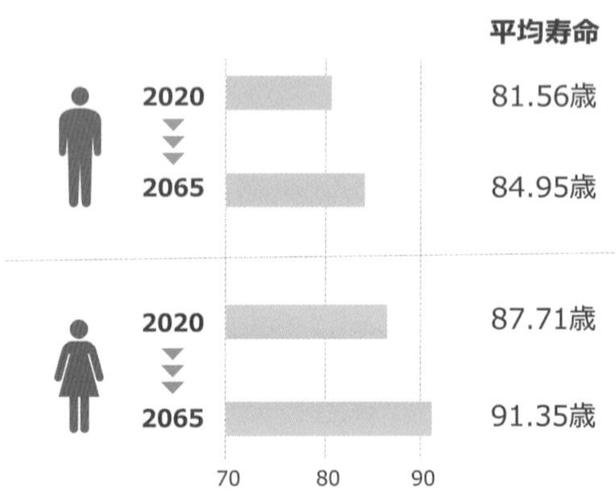

POINT

8「健康寿命」を延ばすことが課題

超高齢社会では、**健康寿命**（健康上の問題で日常生活が制限されることなく生活できる期間）をいかに延ばしていけるかが重要とされます。現在の日本人の健康寿命は男性72.68歳、女性75.38歳です（2019年時点）[5)]。**平均寿命との差**（男性で**マイナス9歳**程度、女性で**マイナス12歳**程度）**をどの程度縮められるかが、今後の課題の1つ**です。

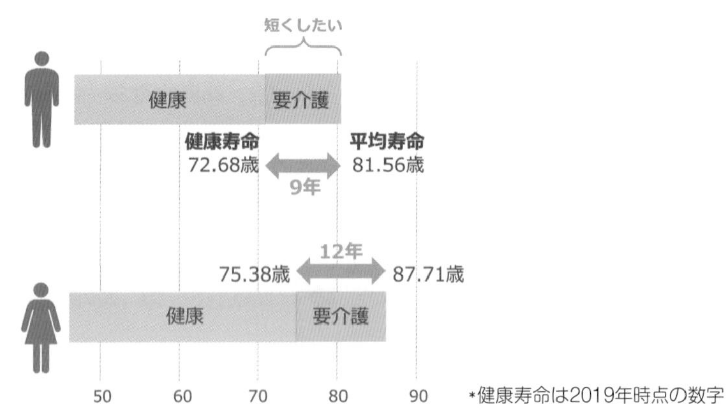

プラスα

高齢者が**健康的な生活**を送れているかどうかは、**自立した生活**を送れているかが１つの目安となります。60歳代後半〜70歳代前半に自立度が低下していく傾向にあります（**図5**）。

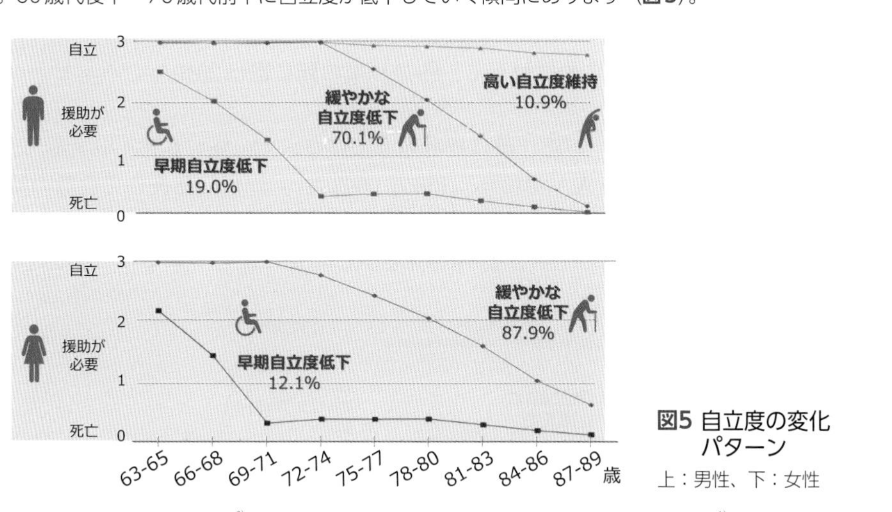

図5 自立度の変化パターン
上：男性、下：女性

［秋山弘子．科学．80(1)[6]，p.61／中央社会保険医療協議会総会（第341回）資料（総-2参考）[1]，p.11-12より］

POINT

9 日本の平均寿命・健康寿命は世界最長

日本人の**平均寿命**および**健康寿命**は世界最長となっています（**表1**、**表2**、2019年時点）。また、2020年はコロナの影響で先進国を含め多くの国で平均寿命が減少した中、日本は平均寿命が延伸した数少ない国の一つでした[7]。

表1 平均寿命の国際ランキング（WHO公表のデータ）

日本	84.3歳（男性：81.5歳、女性：86.9歳）
スイス	83.4歳（男性：81.8歳、女性：85.1歳）
韓国	83.3歳（男性：80.3歳、女性：86.1歳）
スペイン	83.2歳（男性：80.7歳、女性：85.7歳）
シンガポール	83.2歳（男性：81.1歳、女性：85.5歳）

表2 健康寿命の国際ランキング

日本	74.1歳
シンガポール	73.6歳
韓国	73.1歳
スイス	72.5歳
キプロス	72.4歳

［WHO. World Health Statistics 2019[8]，p.82-9より］

プラスα

医療の質や平等性という観点から評価して、日本の医療制度は191ヵ国中第１位に位置づけられました（**表3**、WHOによる評価、2000年）。

1位：日本
2位：スイス
3位：ノルウェー
・・・
6位：フランス
・・・
14位：ドイツ
15位：アメリカ

表3 医療制度の国際評価ランキング

評価の基準
①健康寿命
②医療サービスへのアクセスの良さ
③医療費負担の公平性　など

［WHO. World Health Report 2000[9]，p.176より］

POINT 10 超高齢社会では、出生数は減り、死亡数は増える

今後、**出生数**が**減少**し続けるのに対して、85歳以上の**死亡数**は2040年ごろをピークに**増加**し続ける見込みです（**図6**）。

ただし、2020年（1～12月）の死亡数は推計通りにはならず、逆に8,338人の減少となりました（2020年：137万2,755人，2019年：138万1,093人）。特に、肺炎の死亡数の減少が大きく、2019年よりも1万7,068人減となりました。死亡数の減少は、近年では2009年以来の11年ぶりの現象です。しかし、2021年の死亡数は増加に転じています（**図7**）。

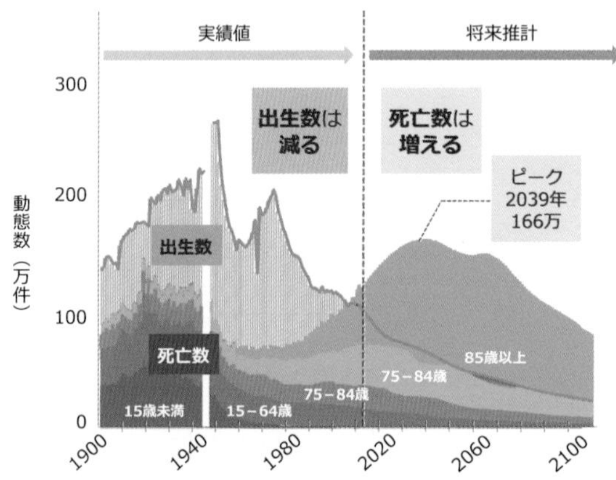

図6 出生数と死亡数の推移（1900～2110年）

［中央社会保険医療協議会総会（第341回）資料（総-2参考）[1]，p.6より］

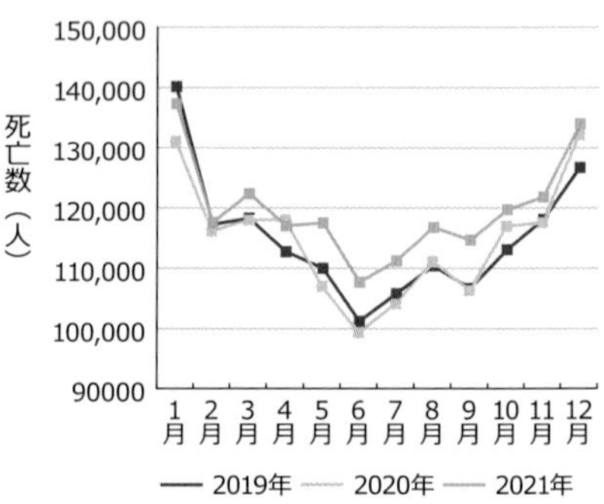

図7 2019～2021年の月別死亡数

※2021年の死亡数は確定数ではなく月報（概数）および速報を参照して作成。

［人口動態統計（確定数）の概況[10-11]／人口動態統計月報（概数）の概況[12]／人口動態統計速報[13]より］

POINT 11 死因順位の第1位は「がん」

がんによる死亡数は上昇を続けており、1981年以降は**死因順位の第1位**となっています。2020年をみてみましょう（**図8**）。

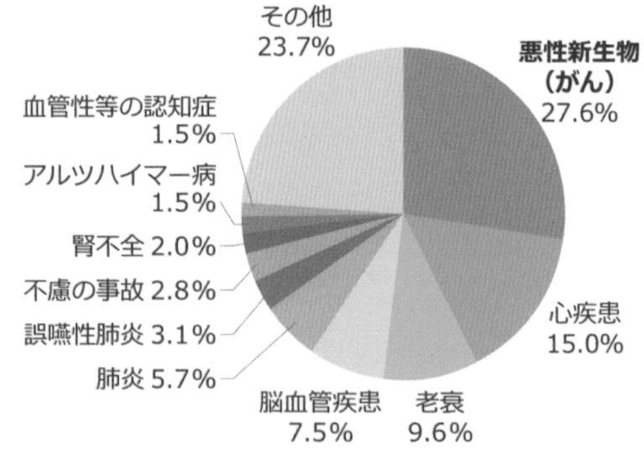

図8 主な死因別死亡数の割合（2020年）

［令和2年人口動態統計（確定数）の概況[11]，p.15より］

悪性新生物（がん）は全体の27.6%を占めており、全死亡者の約3.6人に1人にあたります。続いて、**心疾患**は15.0%、**老衰**は9.6%、**脳血管疾患**は7.5%、**肺炎**は5.7%の割合を占めています。

POINT 12 日本における出生数は減っている

日本における年間の**出生数**は、第1次ベビーブーム期には約270万人、第2次ベビーブーム期には約210万人に上りましたが、1975年に200万人を割り込み、それ以降毎年減少し続けてきました。1984年には150万人を割り込み、1991年以降は増加と減少を繰り返しながら、**緩やかな減少傾向**となっています（**図9**）。

婚姻件数についても、2020年は52万5,507組で、2019年よりも7万3,500組減少しており、出生数減少の問題はコロナ禍の影響で悪化したといわざるを得ない状況です[11]（ただし2019年前後の婚姻件数の増減は令和婚の影響もあり）。

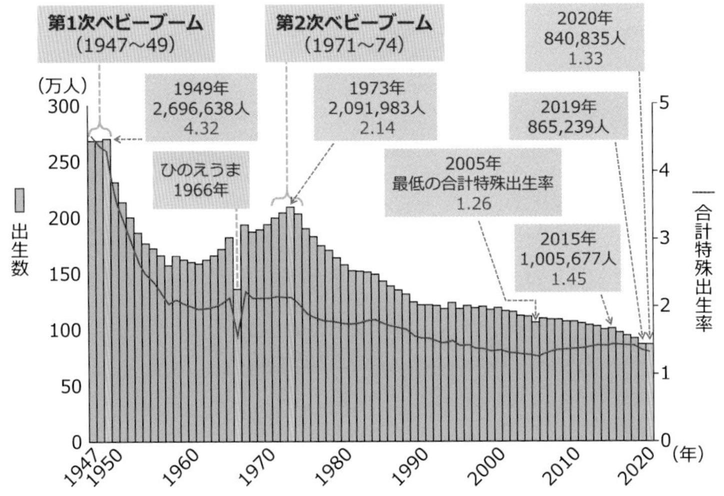

図9 出生数および合計特殊出生率の年次推移

［令和2年人口動態統計（確定数）の概況[11]，p.3-4／令和4年版少子化社会対策白書[14]，p.5より］

プラスα

合計特殊出生率

合計特殊出生率（1人の女性が生涯に産むことが見込まれる平均的な子どもの数を示す指標）をみると、第1次ベビーブーム期は**4.3**を超えていましたが、1950年以降急激に低下しました。その後、第2次ベビーブーム期を含め、ほぼ**2.1**台で推移していましたが、1975年に2.0を下回ってから再び低下傾向となり、2005年には過去最低である**1.26**まで落ち込みました。2006年からの10年は緩やかな上昇傾向となり、2015年には**1.45**まで上昇したものの、2016年以降は再び低下し、2019年は1.36、2020年は**1.33**となっています。

POINT
13 20歳代の出産が減っているのが合計特殊出生率の低下に影響している

女性の**年齢別出生率**（**図10**）をみると、そのピークの年齢と当該年齢の出生率が、1975年は**25歳**で0.22、1990年は**28歳**で0.16、2005年は**30歳**で0.10、2020年は**31歳**で0.10と推移しています。ピークの年齢は高くなり、当該年齢の出生率は低下しています。

合計特殊出生率の1970年以降の低下は、たとえば25歳時点の出生率を比べてみると、1975年は0.22であったものが、2020年は0.05に大幅に下がるなど、**20歳代における出生率の低下**が影響していると考えられます。

晩産化が進んでいる背景には、**晩婚化**の影響が大きいのではないかと考えられています。

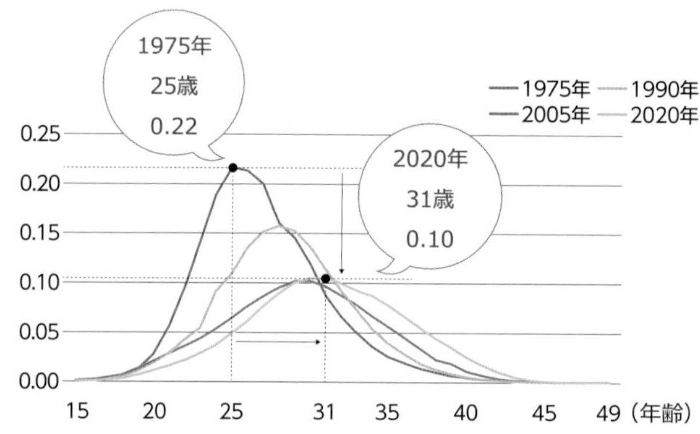

図10 女性の年齢別出生率

［令和4年版少子化社会対策白書[14]，p.9より］

POINT
14 晩婚が増え、晩産化が進む

未婚率を年齢（5歳階級）別にみると、2020年は30～34歳で男性はおよそ2人に1人（47.4％）、女性はおよそ3人に1人（35.2％）が未婚であり、35～39歳では男性はおよそ**3人に1人**（34.5％）、女性はおよそ4人に1人（23.6％）が未婚となっています（**図11**）。長期的にみると**未婚率は上昇傾向**が続いています。

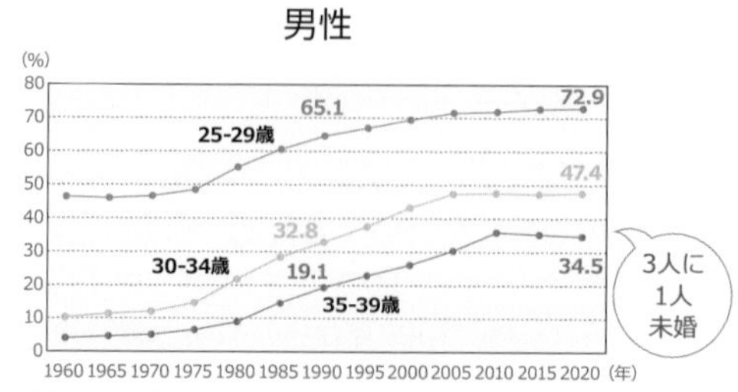

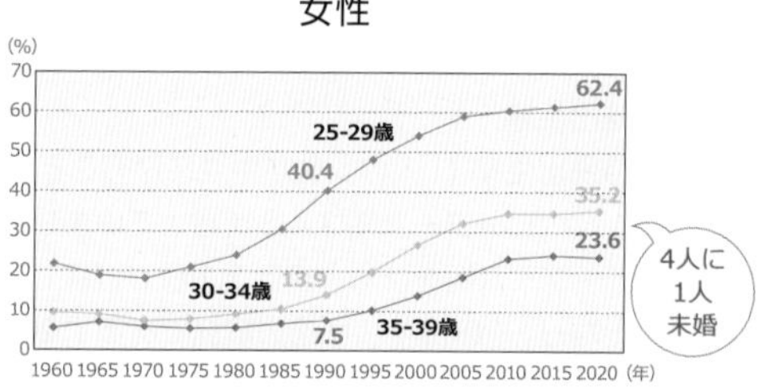

図11 年齢（5歳階級）別未婚率の推移

［令和4年版少子化社会対策白書[14]，p.11より］

POINT
15 50歳時の未婚も増えている

50歳時の未婚割合をみると、1970年は男性1.7％、女性3.3％であったのが、2015年には男性24.8％、女性14.9％、2020年には男性28.3％、女性17.8％と上昇しています（**図12**）。**未婚化・晩婚化**の流れが変わらなければ、今後も**50歳時の未婚割合は上昇が続く**と考えられます。

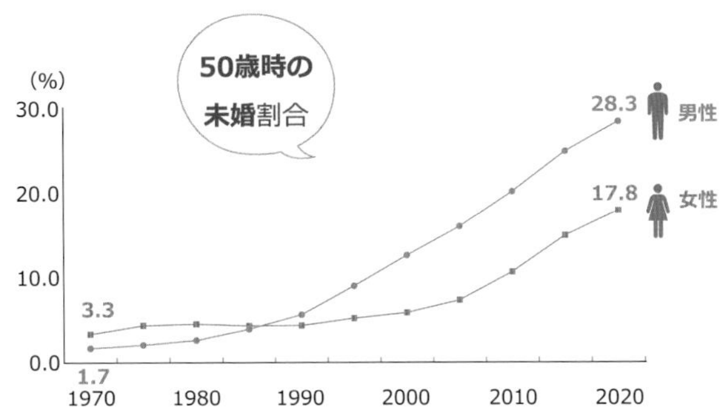

図12 50歳時の未婚割合の推移

［令和4年版少子化社会対策白書[14)]，p.12より］

文献

1) 厚生労働省．医療と介護を取り巻く現状と課題等．中央社会保険医療協議会総会（第341回）資料（総-2参考），2016年12月14日，5-12.
2) 国立社会保障・人口問題研究所．日本の将来推計人口（平成29年推計）．3.
3) 内閣府．"第1節 高齢化の状況"．令和4年版高齢社会白書．4，6-8，11.
4) 厚生労働省．在宅医療（その1）．中央社会保険医療協議会総会（第343回）資料（総-3），2017年1月11日，5.
5) 厚生労働省．健康寿命の令和元年値について．第16回健康日本21（第二次）推進専門委員会（資料3-1）．令和3年12月20日．
6) 秋山弘子．長寿時代の科学と社会の構想．科学．80(1)，2010，61.
7) OECD. Health at a Glance 2021：OECD Indicators. 81.
8) World Health Organization. World Health Statistics 2019: Monitoring Health for the SDGs. 82-9.
9) World Health Organization. World Health Report 2000. 176.
10) 厚生労働省．令和元年人口動態統計（確定数）の概況．
11) 厚生労働省．令和2年人口動態統計（確定数）の概況．3-4，15.
12) 厚生労働省．令和3年1～11月．人口動態統計月報（概数）の概況．
13) 厚生労働省．令和3年12月分．人口動態統計速報．
14) 内閣府．令和4年版少子化社会対策白書．5，9，11，12.

ひとこと これから迎える日本の人口減少は、経済や行政などすでに色々な分野で話題となってきましたが、効果的な方策はいまだ見出されていないのが現状だと思います。コロナの影響でさらに状況が悪化する中、今後国がどのような対策を講じるのかはまだ明確にはわかりませんが、日本社会は間違いなく縮小が進んでいます。このままいけば今の社会保障体制はいずれ破綻せざるをえず、そう遠くない未来に厳しい「撤退戦」が待ち受けているといえそうです。

索引 INDEX

た 行

な 行

は 行

ま 行

や 行

ら 行

欧文・数字

おわりに

本書の初版が2019年7月に出版されて以来、多くの医療関係者の方々から反響をいただきました。「イラストや図表が多くて理解しやすかった」「この本を参考に経営改善に取り組んでみます」といった声が多数あり、少しでもお役に立てたのかもしれないと思うと、筆者にとって大きな励みとなりました。しかし、診療報酬改定をはじめ医療経営をめぐる情勢の変化は速く、2～3年経てば一部の情報はすでに古くなり、トピック丸ごとほとんど過去のものとなってしまった箇所も出てきました。

本書改訂版では、骨格となる医療経営の「キモ」の部分はそのまま残しつつ、2022（令和4）年度診療報酬改定の内容を反映させるとともに、図表を含め統計データなどをすべて最新のものへと改め、新型コロナウイルス感染症による経営や公衆衛生上の影響にも言及しました。さらに、実務上の重要性が薄れたと考えられる箇所は削り、新たに「病床の捉え方・数え方」などのトピックを追加しました。

筆者が医療経営に興味を持ち始めたころ、実務的に役立つ医療経営の入門書を探し求めましたが、初学者にも経営の核心がわかるよう解説してくれるものにはなかなか出会えませんでした。経営は、やはり実際に経験してみないとその本質がつかみきれないことに加え、経営に関する話は実際の金銭的な利益に直結するものであり、そのコツを赤裸々に公開してしまえば、せっかく自分がこれまで手に入れてきた利益を失うことにもなりかねません。

しかし本書では、そうした事情をふまえたうえで、できるかぎり医療経営の核心に迫れるよう努めました。筆者らは、医療経営の問題はあくまで公衆衛生的な問題と捉えており、医療経営の改善は公衆衛生の改善に寄与するものと考えます。そのため、本書の解説の裏付けとなる経営分析は、ほとんどすべてが学術的な研究として取り組まれたものであり、その成果を少しでもわかりやすくお伝えできるよう心がけました。病院経営の実務に関わる際は、本書で解説したポイントを押さえているか否かで、経営改善の取り組み方に大きな違いが生じることと信じます。

本書の多くの内容は、筆者らが所属する奈良県立医科大学 公衆衛生学講座の教員や卒業生、関係者による研究成果がもととなっています。

公衆衛生学講座准教授の野田龍也先生、卒業生の和田千津子氏、西浦聡子氏、吉本和樹氏、福山麻里氏、国立保健医療科学院 医療・福祉サービス研究部部長（公衆衛生学講座臨床教授）の赤羽 学先生らの研究成果を参照することによって、本書の執筆は成しえました。また、奈良県立医科大学事務局の上野 聡氏、畑 浩之氏、川田耕平氏、久保友美子氏、三宅好子氏には、病院経営の実務において多くのご指導を賜りました。さらに、柳生奈美氏をはじめとする公衆衛生学講座のスタッフの皆様には、執筆にあたり多くのご支援をいただきました。この場をお借りし、感謝の意を表します。

あわせて、改訂版の執筆にあたっては、野坂直子氏をはじめメディカ出版編集室の皆様、（株）とみにんの三重野由紀子氏に大変なご尽力をいただきました。心より感謝申し上げます。

本書が、実際に病院経営の改善に取り組む際の一助となれば、筆者としては望外の喜びです。

2022年7月

奈良県立医科大学 公衆衛生学講座 博士研究員／
国立保健医療科学院 医療・福祉サービス研究部 研究員
中西康裕

著者 略歴

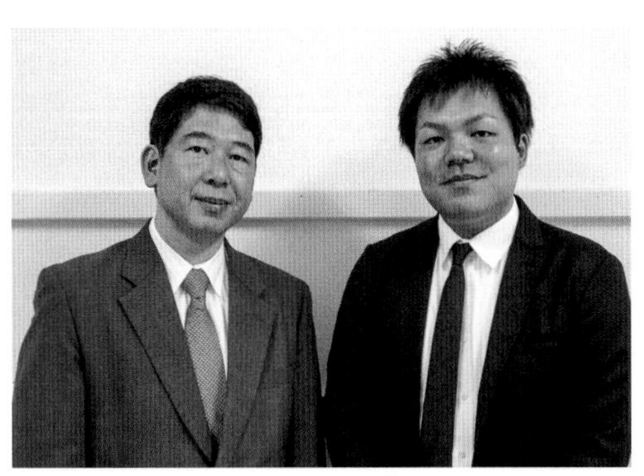

▶ 中西康裕（写真右）

奈良県立医科大学 公衆衛生学講座 博士研究員
国立保健医療科学院 医療・福祉サービス研究部 研究員

2010年天理大学卒業後、公立大学法人奈良県立医科大学入職。施設管理部門や病院経営部門、財務企画部門にて新病棟の建設、病院の経営・運営業務などに従事。2017年奈良県立医科大学大学院医学研究科にて医療経営学を専攻し、修士号（医科学）を取得。2021年同大学院博士課程にて公衆衛生学を専攻し、博士号（医学）を取得。2021年4月からは厚生労働省 国立保健医療科学院にて医療・介護政策などの研究に取り組む。

▶ 今村知明（写真左）

奈良県立医科大学 公衆衛生学講座 教授

1988年関西医科大学卒。1993年東京大学大学院医学系研究科修了後、厚生省入省。厚労省や文部省で保健行政を担当。東京大学医学部附属病院企画経営部長を経て2007年より現職。専門領域は公衆衛生、医療政策、食品保健、医療経営、医療経済。厚生労働省 医療計画の見直し等に関する検討会委員、社会保障審議会専門委員などを務める。

本書は、臨床看護のeラーニング「CandY Link」（メディカ出版）の「リーダー・マネジャー実践コース」コンテンツの書籍化です。書籍化にあたって、内容を抜粋・加筆修正・アレンジしています。
「CandY Link」は、続く（continue）・成果が上がる（Yield）・つながる（Link）をコンセプトにした、臨床で働く看護師が主な対象のeラーニングです。移動や休憩などのスキマ時間に、スマートフォンを使ってサクッと学ぶことができます。興味をもたれた方は、まず一度「無料体験版」をお試しください！
https://clpr.medica.co.jp/

CandY Link Books
改訂２版“中堅どころ”が知っておきたい医療現場のお金の話
－イラストでわかる病院経営・医療制度のしくみ

2019年７月５日発行　第１版第１刷
2021年５月20日発行　第１版第４刷
2022年９月15日発行　第２版第１刷

著　者　中西 康裕／今村 知明
発行者　長谷川 翔
発行所　株式会社メディカ出版
〒532-8588
大阪市淀川区宮原３－４－30
ニッセイ新大阪ビル16F
https://www.medica.co.jp/
編集担当　野坂直子
編集協力　株式会社とみにん
装丁・組版　カズミタカシゲ／イボルブデザインワーク
本文図解　cozue
印刷・製本　株式会社シナノパブリッシングプレス

ISBN978-4-8404-7882-3　Printed and bound in Japan

当社出版物に関する各種お問い合わせ先（受付時間：平日９：00～17：00）
●編集内容については、編集局 06-6398-5048
●ご注文・不良品（乱丁・落丁）については、お客様センター 0120-276-115